EIN WORT ZUVOR

Alle meine Patienten haben einen Wunsch: Sie wollen gesund bleiben beziehungsweise es wieder werden und ihre Leistungsfähigkeit und Lebenskraft bis ins möglichst hohe Alter steigern. Sie wollen sich in ihrem Körper wohlfühlen und jeden Tag mit Freude und Lebenslust ihren Zielen und Aufgaben nachgehen. Damit sie die vielfältigen Lebensmöglichkeiten voll genießen können. Damit sie auch schwere Zeiten und Aufgaben bestmöglich meistern können. Damit sie auch geistig und spirituell ein freudvolles Wachstum erfahren. Kurzum: Sie wollen besser leben und im Alter nicht auf Pflege angewiesen sein.

Um die Erwartungen meiner Patienten zu erfüllen, war und ist es mir wichtig, zu erforschen, zu erkennen und zu erfahren, welches die Hauptursachen von Krankheiten sind. Wenn wir wissen, was die Beschwerden auslöst, stoßen wir unweigerlich auch auf die besten Gesundmacher. Indem man die Ursache für eine Krankheit beseitigt, wird sie geheilt, gestoppt oder sogar von vornherein verhütet. Damit ist das Therapiekonzept relativ einfach: Die Hauptkrankmacher sollten gemieden und die Hauptgesundmacher wahrgenommen, aufgenommen oder geübt werden.

Es ist ernüchternd zu erkennen, dass die herkömmlichen etablierten Meinungen und Überzeugungen über das, was Menschen krank oder gesund macht, meist von dem abweichen, was im wirklichen Leben die besten und sichersten Erfolge zeigt. Es mag provokativ klingen, aber es wäre mit wenigen und kostengünstigen Maßnahmen sofort möglich, einen Großteil der heutigen Krankheitslast massiv zu senken. Das Gegenteil ist jedoch der Fall: In den vergangenen Jahrzehnten wurden weltweit mehrere Billiarden Dollar ausgegeben, um Krankheiten zu verhüten oder zu heilen. Und tatsächlich wurden sehr große Erfolge in der Hygiene, bei akuten Infektionskrankheiten, Notfällen, Unfällen und Verletzungen erzielt. Durch intensivmedizinische Maßnahmen können außerdem deutlich mehr Leben gerettet und erhalten werden. Doch chronischen Krankheiten steht die Medizin noch immer weitgehend machtlos gegenüber. Mehr noch: Die Fälle steigen in den Industrieländern stetig an. Mittlerweile machen chronische Erkrankungen wie Bluthochdruck, Arteriosklerose, erhöhte Blutfett- oder Blutzuckerwerte und Übergewicht ca. 80 Prozent aller registrierten Krankheiten aus. Die Folgen können tödlich sein, denn die chronischen Beschwerden enden nicht selten in akuten Krankheiten wie Herzinfarkt und Schlaganfall.

Zwar besagen die Statistiken, dass die Menschen immer länger leben. Beurteilt man den Gesundheitszustand der Bevölkerung jedoch weniger anhand der Lebenserwartung als an der Krankheitsstatistik, ergibt sich ein anderes, erschreckendes Bild: So schlecht wie heute war der Gesundheitszustand der Menschheit praktisch nie. Genauso sind trotz aller ausgeklügelten Sparbemühungen die Kosten im Gesundheitswesen, in der Pflege sowie durch frühzeitige Berufsunfähigkeit in den letzten Jahren markant gestiegen. Sie drohen sogar das Gesundheitssystem und die produktive Arbeitsfähigkeit unserer Gesellschaft zusammenbrechen zu lassen.

Dieses Buch soll Ihnen helfen, aus eigener Kraft gesund zu bleiben oder es wieder zu werden. Sie erfahren, welches die Hauptkrankmacher in unserer modernen Welt geworden sind und wie Sie Ihren Körper aktiv dabei unterstützen können, sich von diesen Gift- und Schadstoffen zu befreien. Damit haben Sie selbst effektive Werkzeuge in der Hand, um Krankheiten zu verhüten, zu lindern oder gar zu heilen.

Ich wünsche Ihnen dabei viel Erfolg und natürlich Gesundheit!

Joachim Mutter

ZUM GELEIT

Ich bin erschrocken, als ich dieses Buch gelesen habe. Über den Mut des Autors, über die Radikalität seines Ansatzes. Vieles von dem, was Joachim Mutter empfiehlt, wird weniger deswegen nicht von der konventionellen Wissenschaft gelehrt, empfohlen und beachtet, weil es untersucht und als falsch befunden wurde, sondern weil sich kaum jemand darum kümmert. Oder weil die Untersuchungen in Bereichen stattfanden, die »normale« Kliniker nicht interessieren. Joachim Mutter ist ein extrem belesener und wissenschaftlich wohl informierter Arzt. Im Unterschied zu vielen stützt er sich auf Grundlagenforschung und auf viel eigene Erfahrung. Konservative Kritiker mögen sagen: Das ist nicht wissenschaftlich bewiesen. Und sie haben recht. Es ist nicht bewiesen. Doch viele Praktiker und Patienten werden antworten: Wir haben aber gesehen, dass es funktioniert. Der Krebs ging weg. Die einsetzende Alzheimer-Krankheit wurde nicht schlimmer. Die Neurodermitis, die chronischen Schmerzen – sie sind geheilt. Das ist die klinische Erfahrung. Darum bin ich auch froh über dieses Buch. Ich bin froh, weil es mutige Leute braucht. Ich bin froh, weil es Anstoß gibt für Forschung und praktische Ansätze zeigt, wo man bisher dachte, man könne nichts tun. Und ich bin froh, weil ein Schwerpunkt auf dem Vermeiden und Vorbeugen von Krankheiten liegt. Wer sich nie fragt, warum er eigentlich krank ist, der sollte sich dieses Buch unter das Kopfkissen legen (es aber vorher lesen). Wer immer schon wissen wollte, welchen Beitrag er leisten kann, um gesund zu werden oder zu bleiben, der wird hier gute Ideen und erprobte Ratschläge finden.

Harald Walach
Leiter des Instituts für transkulturelle Gesundheitswissenschaften IntarG an der Europa-Universität Viadrina in Frankfurt/Oder

Viele Hochleistungssportler können in jungen Jahren beachtliche Extremleistungen erbringen. Doch nicht wenige müssen ihre Karriere wegen Krankheiten oder Gelenkschäden vorzeitig beenden. Ich bin überzeugt, dass für konstante Höchstleistungen eine optimierte Lebensweise, minimierte Giftbelastungen und erstklassige Ernährungsfaktoren maßgeblich sind. Durch das ausgefeilte »Dr.-Mutter-Konzept«, das meine persönlichen Belastungen, Stoffwechselwerte, Unverträglichkeiten und Ernährungsfaktoren berücksichtigt, stellten sich schnell Erfolge ein. Der entscheidende Vorteil des Therapieansatzes von Dr. Mutter gegenüber herkömmlichen Maßnahmen ist, dass die Gesundheit erhalten bleibt. Dafür bin ich sehr, sehr dankbar.
Wachgerüttelt durch Dr. Mutters frühere Fachbücher konnte ich mich schon bald für eine sichere Amalgamentfernung und natürliche Entgiftung begeistern. Eine für meinen Stoffwechsel und die wechselnden intensiven Trainingsphasen optimierte Ernährung und hochklassige Nahrungsergänzungsmittel haben entscheidend dazu beigetragen, dass ich auch mit 41 noch nicht zum »alten Eisen« gehöre und mit Weltklassesportlerinnen konkurriere, die 15 bis 20 Jahre jünger sind als ich. Und das in einer Sportart, in der maximale Schnellkraft und Spitzenausdauerleistungen erforderlich sind.
Ich freue mich, dass dieses einzigartige und wichtige Wissen nun an alle Menschen weitergegeben wird, die ihre Gesundheit und ihr Leben verbessern wollen. Dieses Buch darf in keinem Haushalt, keiner medizinischen Einrichtung oder Schule fehlen. Es ist für jeden lebenswichtig. Ich wünsche ihm darum eine weite Verbreitung und großen Erfolg.

Sabine Spitz
Radsportlerin und Olympiasiegerin

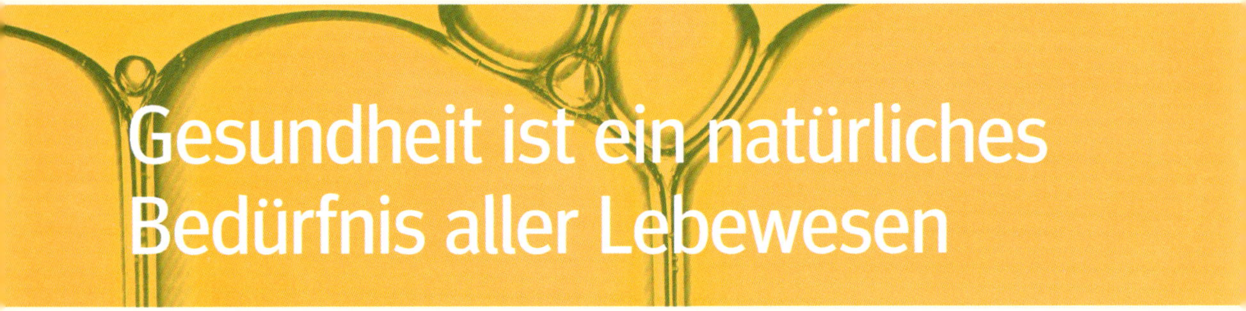

Gesundheit ist ein natürliches Bedürfnis aller Lebewesen

Ein ***bewusster Lebensstil*** *ist die beste Basis, möglichst lange gesund zu bleiben. Er hilft, sich vor den Hauptkrankmachern unserer Zeit zu* ***schützen****, und kann* ***Krankheiten verbessern*** *oder sogar heilen.*

UNSER KÖRPER ist seit Jahrtausenden darauf programmiert, sich zu bewegen, Sonnenlicht und saubere Luft aufzusaugen, natürliche gehaltvolle Nahrung zu verzehren und im Rhythmus der Jahreszeiten zu leben. Diese biologischen Reize führen dazu, dass wir uns bestmöglich entwickeln und gesund bleiben. Doch im Gegensatz zu unseren urzeitlichen Ahnen leben die meisten Menschen heute alles andere als »artgerecht«. Sie ernähren sich von mehr oder weniger industriell hergestellten, hochgezüchteten und genetisch manipulierten Nahrungsmitteln und Getränken. Sie halten sich im Vergleich zur Natur in relativ monotonen künstlichen Räumen, Städten oder Fahrzeugen auf. Ihr Auge nimmt nur noch einen Bruchteil der natürlichen Farbenreize auf, Temperaturunterschiede werden fast nur noch im Gesicht oder an den Händen wahrgenommen. Das Gehirn soll rund um die Uhr Höchstleistung erbringen, während der Körper die meiste Zeit relativ bewegungslos verharren muss. Die Dunkelheit der Nacht ist durch künstliche Lichtquellen gestört; dagegen gelangt das helle Sonnenlicht am Tage nicht immer in ausreichendem Maße durch die Abgasdunstglocken der Städte und noch weniger durch die Thermoverglasungen der Häuser. Statt entspannender Naturgeräusche nehmen unsere Ohren meist nervende Geräusche wahr, die als Lärm empfunden werden.

Zwar zielen fast alle naturheilkundlichen und sogar viele schulmedizinischen Maßnahmen darauf ab, dem Mensch einen Teil der verloren gegangenen Naturreize wiederzugeben. Man hofft, so Kontakt zum »inneren Arzt« aufzunehmen und die natürlichen Selbstheilungskräfte des Körpers zu aktivieren. Doch nicht immer gelingt dies ohne Probleme. Einer der Hauptgründe: Der moderne Mensch ist Zigmillionen künstlichen Substanzen in Lebensmitteln, Kosmetika und Arzneimitteln sowie Schwermetallen, Wohngiften, Feinstaub und Strahlungen ausgesetzt, die es bisher in der Menschheitsgeschichte nicht gab. Praktisch alle entfalten mehr oder weniger krankmachendes Potenzial und verursachen viele chronische Krankheiten – von Magenbeschwerden und Rückenschmerzen über Bluthochdruck und erhöhte Blutfette bis hin zu Alzheimer, Diabetes und Krebs. Denn sie …

- blockieren wichtige Enzyme und damit lebenswichtige Stoffwechselprozesse, wie zum Beispiel die ausreichende Bildung von Hormonen, die Produktion von Körperenergie (ATP) oder Körperbausubstanzen.
- erhöhen massiv den Vitalstoffverbrauch.
- behindern Wachstum und Erneuerung von Geweben (wie Nervenfasern und Bindegewebe).
- hemmen die Versorgung der Zellen mit lebenswichtigen Nährstoffen.
- blockieren den Abtransport von »Abfallstoffen«.
- erhöhen die Belastung des Körpers mit freien Radikalen, welche die Körperorgane schneller altern lassen, die Erbsubstanz zerstören oder verändern und bei der Entstehung von fast allen Krankheiten beteiligt sind.
- verursachen Entzündungsvorgänge im Körper, die zu Zell- und Gewebeschäden führen.

DEN KÖRPER BEFREIEN

Weil unnatürliche Schadfaktoren sich im Körper anreichern und die Gesundheit behindern können, reicht in einigen Fällen ein bewusster Lebensstil allein nicht aus, um wieder ganz gesund zu werden oder langfristig leistungsfähig zu bleiben. Hierzu sind weitergehende Maßnahmen notwendig, wie zum Beispiel das Entfernen von Metall- und Giftablagerungen aus dem Körper oder die Zufuhr hoch dosierter Vitalstoffe. Unabhängig von Ihrem derzeitigen Gesundheitszustand ist für eine dauerhafte Veränderung wichtig, dass der ehrliche Wunsch besteht, jetzt und in Zukunft gesünder, kraftvoller und glücklicher zu leben. Der Wille, gesund zu werden, hilft jedoch wenig, wenn die falschen Schritte eingeleitet werden. Um Krankheiten zu verhüten beziehungsweise zu überwinden, müssen Sie die wahren Ursachen für die Beschwerden erkennen. Anderenfalls behandeln Sie lediglich die Symptome, was den Körper auf Dauer immer mehr schwächt. Wer dagegen weiß, was die Beschwerden auslöst, stößt unweigerlich auch auf die besten »Gesundmacher«.

BASIS-(ENGIFTUNGS-)PROGRAMM

Zusammengefasst besteht das optimale »Gesundprogramm« aus vier höchst wirksamen Komponenten; jede einzelne Maßnahme für sich stärkt schon den Gesundungsprozess. Im Zusammenspiel potenziert sich ihre Wirkung noch:

1. Unser Körper braucht Nahrung (auch Flüssigkeit), die alle Wirkstoffe in der bestaufnehmbaren Form enthält. Dadurch werden jene Gene aktiviert, die dafür sorgen, dass wir gesund und vital bleiben (siehe Seite 98 ff.). Bis die neue Ernährung greift, müssen Sie dem Körper manchmal gezielt Vitalstoffe zuführen (siehe Seite 110 ff.).
2. Durch Entgiftungskuren und die Reduktion krankmachender Faktoren werden die Körperzellen von Ballast befreit. Lebensfunktionen und Energieproduktion kommen wieder in Gang (siehe Seite 128 ff.).
3. Maßnahmen wie Sauna oder Wechselbäder kurbeln den Stoffwechsel an und unterstützen so den Körper, sich von Giften und Schadstoffen zu befreien. Auch ausreichend natürliches Licht bringt eine Vielzahl gesunder Steuerungsmechanismen in Gang (siehe Seite 140 ff.).
4. Sport ist für die Gesundheit zwar nicht lebensnotwendig; die Punkte 1–3 sind deutlich wichtiger. Doch wenn Sie richtig trainieren, können Sie von der verjüngenden Wirkung profitieren (siehe Seite 148 ff.).

AMALGAM SÜSSSTOFFE
FEHLERNÄHRUNG ALUMINIUM
CHEMIKALIEN SCHWERMETALLE
KOHLENHYDRATE SCHIMMEL
ZUCKER HOLZSCHUTZMITTEL
SUCRALOSE FEINSTAUB
TRANSFETTE ENTZÜNDUNGEN
AMMONIAK MIKROWELLEN
4-MBC KONSERVIERUNGSSTOFFE
INDUSTRIESALZ KUNSTLICHT
QUECKSILBER ARZNEIMITTEL
ZAHNFÜLLUNGEN KOSMETIKA
KIEFERGIFTE ELEKTROSMOG
SCHADSTOFFBELASTUNG WLAN
FARBSTOFFE WEICHMACHER
ALLERGIE WIRKSTOFFMANGEL
FLUORID ANTIBIOTIKA
MOBILFUNKSTRAHLUNG AGE
IMPFUNGEN FERTIGNAHRUNG

Die wichtigsten Krankmacher

*Der moderne Mensch ist immer mehr Schadstoffen und **Umweltgiften** ausgesetzt, die seinen Körper mitunter stark **belasten**. Doch die **Gefahrenquelle** bleibt oft unerkannt. Denn nicht nur **Schwermetalle** oder giftige **Holzschutzmittel**, sondern auch Medikamente sowie **Zahnfüllungen**, technische Errungenschaften wie das **Mobiltelefon** und sogar Nahrungsmittel können die Gesundheit **ernsthaft gefährden**.*

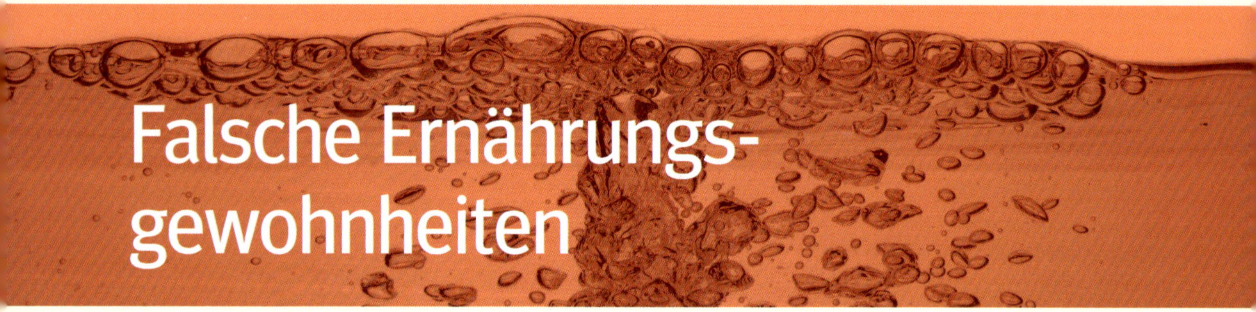

Falsche Ernährungs-gewohnheiten

*Unsere Nahrung wird immer **ärmer an Vitaminen**, Mineralstoffen, Spurenelementen und anderen gesundheitsfördernden **Vitalstoffen**. Dadurch wird der Körper nicht mehr optimal versorgt und erkrankt.*

FORSCHUNGSARBEITEN der letzten Jahre und Jahrzehnte an Zellkulturen und Tieren sowie Beobachtungsstudien an Menschen legen immer wieder den Schluss nahe: Von allen schädlichen (Umwelt-)Einflüssen spielt eine falsche Ernährung bei der Entstehung von Krankheiten die größte Rolle. Neben dem Mangel an lebenswichtigen Wirkstoffen (Vitalstoffe, wie Vitamine, Spurenelemente oder Pflanzenfarbstoffe) trägt sie maßgeblich zur krankmachenden Schadstoffbelastung bei. Denn viele Nahrungsmittel und Produkte daraus enthalten aufgrund moderner Anbaumethoden Chemikalien. Eine ungünstige Herstellung oder Zubereitung lässt zudem neue, schädliche chemische Moleküle entstehen. Selbst für Experten ist es schwer, die Frage, wie eine gesunde Ernährung auszusehen hat, klar zu beantworten. Daher sind sie gezwungen, Ergebnisse aus Tierversuchen und Beobachtungsstudien an Menschen ebenso zu berücksichtigen wie Ernährungsexperimente oder historische Überlieferungen. So zeigen beispielsweise archäologische Ausgrabungen von Leichenteilen eindrucksvoll, dass es bei unseren Vorfahren vor etwa 5000 bis 10.000 Jahren keinerlei Anzeichen von Karies, Zahnfehlstellungen und anderen heutigen Zivilisationskrankheiten gab (mit Ausnahme der Arteriosklerose). Ernährungsversuche an Tieren offenbaren dagegen: Wenn Tiere, unabhängig von der Tierart, die gebräuchliche menschliche Kost essen, leiden sie bald an den gleichen Krankheiten wie wir selbst. Mitunter treten zudem schon in der nächsten Generation Veränderungen wie Zahnfehlstellungen, eng stehende Beckenknochen (was bei Weibchen zu erschwerten Geburten führt), enge Nasenbögen (reduzierte Nasenatmung) sowie Verhaltensauffälligkeiten, Entwicklungsverzögerungen und übermäßige Aggressivität beziehungsweise Apathie auf. Um diese Schäden wieder rückgängig zu machen, müssen die Tiere über drei Generationen auf natürliche, artgerechte Weise gefüttert werden.

Dennoch können sich viele Menschen bis heute nicht vorstellen, dass ein so untergeordneter Vorgang wie die Nahrungsaufnahme Einfluss auf die Entwicklung des körperlichen und geistigen Wesens haben soll. Und so versorgen die meisten Nahrungsmittel, die der moderne Mensch zu sich nimmt, ihn zwar mit Energie, über die Jahre und Jahrzehnte führt die Fehlernährung aber auch zu den verschiedensten Krankheiten.

DIE NAHRUNG ENTHÄLT ZU WENIG VITALSTOFFE

Die krankmachende Wirkung der Fehlernährung beruht zum großen Teil auf einer verminderten Vitalstoffzufuhr. Deren überaus positive Wirkung auf den Körper wurde teilweise erst vor kurzem entdeckt und erforscht, und noch immer ist der Einfluss unzähliger (anderer) in der Nahrung vorkommender Substanzen bisher unbekannt. Es scheint jedoch unumstritten, dass sie für ein gesundes Leben unverzichtbar sind.
Zu den Vitalstoffen zählen neben den Vitaminen, Mineralstoffen und Spurenelementen auch sogenannte Vitaminoide wie Coenzym Q1 und Q10, Carnitin, alpha-Liponsäure und Lezithin, unzählige (bisher meist unerforschte) sekundäre Pflanzenstoffe, lebende Enzyme, wie zum Beispiel Katalase, Superoxiddismutase, Glutathionreduktase, ATPase, Proteasen, mehrfach ungesättigte Cis-Fettsäuren, Erbsubstanz (RNA und DNA, in allen lebenden Pflanzen, Bakterien und Tierzellen enthalten) sowie die bis vor einigen Jahren als nutzlos bezeichneten Ballaststoffe und Zuckerformen, die keinen Energiewert besitzen (etwa Ribose, die bei allen Lebewesen Bestandteil der biologischen Energiewährung ATP ist).
Der Hauptteil dieser Vitalstoffe findet sich in den Schalen und Häuten von Getreide, Samen, Nüssen, Wurzeln, Blättern und Früchten. Doch gerade diese werden durch die üblichen Zubereitungs- und Herstellungsverfahren entweder entfernt, ausgelaugt oder zerstört. Besonders deutlich wird dies bei den heutigen Hauptnahrungsmitteln Mais, Reis, Weizen und Zucker. Der überwiegende Teil dieser Nährmittel wird nicht als Vollkorngetreide oder als ganzes Zuckerrohr beziehungsweise ganze Zuckerrübe mit all den darin enthaltenen Vitalstoffen verzehrt, sondern in Form von geschältem weißem Reis, Auszugsmehlen oder Raffinadezucker.
Bis heute macht der übermäßige Konsum dieser billigen und kalorienreichen, aber vitalstoffarmen Nahrungsmittel Milliarden von Menschen krank. In einigen Fällen kommt es sogar zu absoluten Vitaminmangelkrankheiten, wie Skorbut (Mangel an Vitamin C), Beri-Beri (Vitamin-B_1-Mangel), Pellagra (Vitamin-B_3- oder Tryphtophanmangel), Blindheit (Vitamin-A-Mangel) und perniziöser Anämie (Mangel an Vitamin B_{12}). Noch viel öfter allerdings entwickeln sich durch eine chronische Minderversorgung mit Vitalstoffen über Jahrzehnte die klassischen Volkskrankheiten, wie Übergewicht, Bluthochdruck, Diabetes, Herzinfarkt, Schlaganfall, Rheuma, »Gelenkverschleiß« und Krebs.

WIR ESSEN ZU VIELE KOHLENHYDRATE

Kohlenhydrate (Zucker) in Getreide, Backwaren, Nudeln und Reis sind im Gegensatz zu Eiweiß und Fett keine lebenswichtigen Nährstoffe. Unsere Körperzellen benötigen zwar einen gewissen Anteil an Traubenzucker im Blut. Dieser wird aber auch aus Eiweiß und einigen Fettbausteinen gewonnen. Kohlenhydrate sind jedoch wie die beiden anderen Nährstoffe eine Energiequelle: Sie liefern pro Gramm 4,1 Kilokalorien und sind besonders kurzfristig verfügbar. Das heißt, der Körper muss sie nicht lange spalten und umbauen, um sie für die Energiegewinnung zu nutzen.

DER ZUCKERSTOFFWECHSEL

Damit eine Zelle die Glukose (Traubenzucker), die aus jedem verzehrten Kohlenhydrat entsteht, überhaupt aufnehmen kann, bedarf es eines weiteren Stoffs: Insulin. Dieses Hormon wird nach dem Verzehr von Kohlenhydraten in den Inselzellen der Bauchspeicheldrüse produziert und ins Blut ausgeschüttet. Es öffnet wie ein Schlüssel eine spezielle »Pforte« in der Außenhülle der Zellen (Glukosetransporter), durch welche die Glukose in die Zellen gelangt. Wurde der Zucker aus dem Blut in die Zellen »verfrachtet«, schließt sich die Zellmembran wieder. Die »Transaktion« ist abgeschlossen: Die Zellen sind versorgt, der Blutzuckerspiegel wieder gesunken.
Je mehr kohlenhydrathaltige Nahrungsmittel wir essen, desto öfter und umso stärker schnellt der Blutzuckerspiegel in die Höhe. Entsprechend intensiver arbeitet auch die Bauchspeicheldrüse, um ausreichend Insulin zu produzieren, das den Zucker zu seinem Zielort verfrachtet. Aufgrund des ständigen Zuckernachschubs sind die Zellen jedoch irgendwann bis zum Rand gefüllt – und machen erst mal die Schotten dicht. Um sich vor dem Überangebot zu schützen, entwickeln sie eine »Insulinresistenz«: Der Schlüssel passt nicht mehr ins Schloss, die Glukosetransporter sprechen nicht mehr auf normale Insulinmengen an.

Insulinresistenz und ihre Folgen

Die Bauchspeicheldrüse muss nun mehr Insulin ausschütten, um den Blutzucker regelrecht in die vollen Zellen zu zwingen. Gleichzeitig wird die Fettproduktion angekurbelt, damit der Körper aus nicht verbrauchten Kohlenhydraten erst einmal Energiereserven bildet, die er für schlechte Zeiten speichert. Weil Hungersnöte zumindest in der westlichen Welt jedoch der Vergangenheit angehören, werden die Fettdepots nicht aufgebraucht, sondern bleiben oft dauerhaft bestehen oder wachsen sogar noch. Das Problem der »Überzuckerung« wird dadurch nicht gelöst, im Gegenteil: Die Insulinresistenz nimmt zu und Diabetes entwickelt sich. Der Blutzucker ist jetzt chronisch erhöht, weil die Bauchspeicheldrüse letztendlich gar kein Insulin mehr produziert, das den Zucker aus der Nahrung in die Zellen befördert. Infolgedessen leiden wichtige Zellen, etwa im Gehirn und in den Nerven an einem Glukosemangel. Wissenschaftler vermuten, dass diese Unterversorgung Alzheimer verursachen kann. Die Insulinresistenz erhöht auch die Gefahr, an Krebs zu erkranken. Denn aggressive Krebszellen, die schnell Metastasen bilden und die gegen gängige Behandlungsformen wie Chemotherapie und Bestrahlung resistent sind, sind auf Glukose als Brennstoff angewiesen und wachsen daher bevorzugt bei hohen Blutzuckerwerten. Nicht zuletzt steigt durch den hohen Zuckergehalt der täglichen Nahrung auch das Kariesrisiko.

Ziel: ein stabiler Blutzuckerspiegel

Für einen harmonischen Zuckerstoffwechsel ist es wichtig, dass der Blutzuckerspiegel möglichst konstant und niedrig bleibt. Wer sich bewusst ernährt, vermeidet, dass Blutzucker und Insulin nach dem Essen rasant ansteigen und nach kurzer Zeit, wenn der Zucker in die Zellen verfrachtet wurde, ebenso rasant wieder fallen. Der Körper reagiert auf diese plötzliche »Unterzuckerung« mit Heißhunger, der oft mit Süßem bekämpft wird – ein Teufelskreis beginnt. Dabei würde es schon genügen, den Konsum von Zucker und Stärke einzuschränken beziehungsweise bei Brot und Beilagen wenigstens auf Vollkornprodukte zurückzugreifen. Denn die darin enthaltenen Kohlenhydrate werden viel langsamer und gleichmäßiger in das Blut abgegeben als reiner Zucker. Dadurch werden Blutzuckerspitzen vermieden. Allerdings sind Getreide und Getreideprodukte auch in Vollkornform keine optimale Menschennahrung. Denn die Körner enthalten neben zu vielen Kohlenhydraten auch Fraßschutzgifte (Stoffe, durch die sich Pflanzen vor dem Gefressenwerden schützen), die unsere Verdauung beeinträchtigen. Dies gilt besonders für hochgezüchtete Getreidearten, die keinen schützenden Spelz mehr besitzen. Von daher ist Weizen noch schädlicher als spelzhaltige Urformen, wie Dinkel, Emmer und Einkorn. Auch von Nackthafer ist abzuraten, außer man keimt ihn vor. Ein weiterer Nachteil von Getreide ist, dass es verhältnismäßig viel Omega-6-Fettsäure (siehe Seite 122 f.) enthält. Diese führt zu einer erhöhten Entzündungs- und Schmerzneigung, beschleunigt die Entwicklung fast aller Krankheiten und führt zu Muskelabbau. Darüber hinaus haben glutenhaltige

INFO

Wer wenig Zucker isst, bleibt länger jung!

In den vergangenen Jahrzehnten haben Wissenschaftler herausgefunden, dass unsere Gene nicht nur unser Aussehen bestimmen, sondern auch unser Befinden und dass sie sogar unsere Lebenserwartung stark beeinflussen können. Was viele Menschen aber noch nicht wissen, ist, dass die Ernährung einen wesentlichen Einfluss darauf hat, inwieweit die genetische »Mitgift« tatsächlich zum Tragen kommt.
Eine besonders spektakuläre Entdeckung machte 1993 die US-amerikanische Molekularbiologin Cynthia Kenyon: Sie entdeckte im Versuch mit Fadenwürmern, dass durch die Manipulation bestimmter Gene die Lebenserwartung der Tiere um das Sechsfache stieg – von den üblichen 20 auf bis zu 144 Tage. Verantwortlich dafür sind zwei Gene: DAF-2, das den Alterungsprozess beschleunigt, und DAF-16 (auch »Sweet sixteen« genannt), das diesen Prozess aufzuhalten vermag. Und ganz offensichtlich lässt sich durch eine bewusste Ernährung gezielt Einfluss auf die Genaktivität nehmen: Kohlenhydratreiche Kost verursacht hohe Insulinkonzentrationen im Blut, die wiederum das »Altmachgen« DAF-2 aktivieren. Umgekehrt hemmt ein gemäßigter Kohlenhydratkonsum das »Alterungsgen« und stärkt im gleichen Zug das »Jungbrunnen«-Gen DAF-16. Man hat festgestellt, dass Säugetiere, und somit auch der Mensch, ebenfalls diese beiden Gene haben.
Dauerhaft hohe Insulinwerte infolge eines starken Kohlenhydratkonsums hemmen außerdem nachweislich die Ausschüttung des Wachstumshormons HGH (Human Growth Hormon), das in der Hirnanhangdrüse produziert wird. HGH spielt eine wichtige Rolle beim Kampf gegen überflüssige Pfunde. Denn das Hormon bringt das Körperfett zum Schmelzen und lässt Muskeln wachsen, weil es den Fettaufbau hemmt und den Eiweißaufbau in der Leber steigert. Darüber hinaus scheint HGH ebenfalls ein wahres »Jungmacherhormon« zu sein.
Schon Anfang der 1990-Jahre zeigte eine US-amerikanische Studie, dass alte Menschen, die ein halbes Jahr Injektionen mit Wachstumshormon bekamen, nicht nur deutlich an Fett verloren und neue Muskelmasse ansetzten, sondern insgesamt fast 20 Jahre jünger erschienen. Weil der Körper 75 Prozent des HGH während des Schlafs bildet, sollten Sie daher zumindest am Abend auf den Verzehr von Kohlenhydraten verzichten.

Getreide (Weizen, Kamut, Roggen, Gerste, Hafer, Dinkel) einen weiteren Nachteil gegenüber glutenfreien Getreiden und Körnern (etwa Reis, Mais, Buchweizen, Quinoa und Amaranth). Denn bei immer mehr Menschen reagiert der Körper empfindlich auf das Klebereiweiß Gluten. Dieses hat eine leimartige Konsistenz, die schwer verdaulich ist und zudem die Darmzotten und das Hirn verstopfen kann. Dadurch können andere wichtige Nähr- und Vitalstoffe, wie Eiweiß, Vitamine und Spurenelemente, weniger gut aufgenommen werden.

WIE GESUND IST FRUCHTZUCKER?

Die Bauchspeicheldrüse schüttet direkt nach dem Genuss von Nahrungsmittel, die Fruchtzucker (Fruktose) enthalten – allen voran Früchte, aber auch natürliche Süßungsmittel und viele Fertigprodukte–, nur wenig Insulin aus. Daher betrachtete man diesen Zucker bisher als gesundheitlich unbedenklich. Man verwendete ihn sogar für spezielle süße Diabetikerprodukte, die wenige Broteinheiten (BE) enthalten oder überhaupt nicht auf die täglichen Broteinheiten angerechnet werden müssen. Ist Fruktose also die Lösung im »Zuckerkampf«? Leider ist genau das Gegenteil der Fall. Von allen kohlehydrathaltigen Zuckerarten ist Fruktose die schädlichste. Denn unser Körper kann aus Fruktose nicht sofort die körpereigene Energiewährung Adenosin-Tri-Phosphat (ATP) herstellen. Der Fruchtzucker muss dazu erst über energieaufwendige Zwischenstufen umgebaut werden. Weil er dabei in den meisten Fällen zunächst in Fettmoleküle umgewandelt wird, können durch einen hohen Fruktosekonsum die Blutfettwerte ansteigen – insbesondere die Neutralfette (Triglyzeride) und das schädliche LDL-Cholesterin (siehe Seite 20 f.). Darüber hinaus entsteht bei der Verwertung von Fruktose Harnsäure, die eine der Hauptursachen für die Übersäuerung des Körpers darstellt. Ein Zuviel an Harnsäure kann außerdem zu Nierenschäden, verkalkten Blutgefäßen und Gicht führen, bei der Harnsäurekristalle die Gelenke immer mehr zerstören.

Nicht zuletzt fördern die Abbauprodukte indirekt wieder die Insulinresistenz. Zum einen verkleben sie die »Zuckertüren« in den Zellmembranen. Zum anderen sind die Zellen so mit Fett gefüllt, dass bei normalen Insulinwerten keine Glukose mehr hineinpasst. Die Bauchspeicheldrüse schüttet daraufhin vermehrt Insulin aus, um den Blutzucker mit Gewalt in die Zellen zu drücken und den Blutzuckerspiegel wieder abzusenken. Was das bedeutet, haben Sie bereits erfahren. Hinzu kommt: Es ist bekannt, dass Zucker, vor allem Glukose, das Krebswachstum fördert. Bisher dachte man, dass Krebszellen Fruktose nicht verwerten können und der Verzehr daher erlaubt wäre. Heute weiß man jedoch, dass sich Bauchspeicheldrüsenkrebszellen mit Fruktose sogar deutlich schneller vermehren als mit Glukose. Dies zeigte eine Studie von Antony Heaney vom Jonson Cancer Center in Kalifornien 2010.

Weitere Nachteile von Fruchtzucker

Selbst auf den ersten Blick natürliche Lebensmittel wie Früchte (vor allem Mangos und Äpfel), Fruchtsäfte, Ahorn- und Agavendicksaft, Honig sowie Blütenpollen enthalten Fruktose. Die folgende Aufzählung zeigt, warum diese Nahrungsmittel nur eingeschränkt für eine gesunde Ernährung zu empfehlen sind.

- 2011 zeigten Untersuchungen an der Health & Science University in Oregon/USA, dass die Aufnahme von Fruktose anders als bei Glukose die Gehirnaktivität für 20 Minuten vermindert.
- Während Glukose das Hungerhormon Ghrelin hemmt und den Appetitzügler Leptin steigert, bewirkt Fruktose genau das Gegenteil und fördert so den Appetit noch mehr.
- Rund 30 bis 60 Prozent aller Mitteleuropäer können Fruktose im Darm nicht mehr gut auf-

INFO

Gefährliche Süße

Viele Fertigprodukte, Limonaden, Eis und Süßwaren enthalten heute Fruktose aus einem Sirup, der aus genmanipuliertem Mais gewonnen wird (High Fructose Cornsirup, kurz: HFCS), der einen besonders hohen Fruchtzuckeranteil aufweist. Eine Untersuchung des US-Instute for Agricuture and Trade Policy offenbarte 2009: Etwa 50 Prozent von HFCS enthält hochgiftiges Quecksilber, das bei der Herstellung in den Sirup gelangt. In einigen Proben wurde bis zu 570 mg des Schwermetalls pro Kilo HFCS gefunden. Schockierend, angesichts der Tatsache, dass der Durchschnitts-US-Bürger pro Jahr etwa 26 kg HFCS konsumiert.

nehmen. Sie leiden an einer Krankheit, die als Fruktosemalabsorption oder Fruchtzuckerunverträglichkeit bezeichnet wird. Typische Begleiterscheinungen: Verdauungsbeschwerden, Blähungen, Darmentzündungen und Durchfallneigung. Auch die Qualität der Darmflora (siehe Seite 23 und 72 ff.) verschlechtert sich.

- Fruktose kann anders als Glukose nur von der Leber verstoffwechselt werden. Dadurch steigt das Risiko für Leberkrankheiten (insbesondere Verfettung). Zudem erhöht Fruchtzucker die Insulinresistenz, die abermals den Fetteinbau in die Leber fördert.
- Fruktose wird im Körper schneller zu Fett umgewandelt als alle anderen Kohlenhydrate. Von 120 Fruktose-Kalorien werden über 30 Prozent zu Fett – und zwar zu besonders gefährlichem Bauchfett, das bis zu 27 Hormone bildet, die der Gesundheit schaden können. Im Vergleich: Bei Glukose wird nur ein Prozent der Kalorien in Fett umgewandelt.
- Fruchtzucker begünstigt Bluthochdruck, erhöhte Triglyzerid- und schlechte LDL-Cholesterinwerte. Außerdem ist Bauchfett ein großer Risikofaktor für Herz-Kreislauf-Erkrankungen.
- Übermäßiger Fruktosekonsum fördert Gelenkschmerzen, Arthritis und Gicht. Der Grund: Bauchfett produziert unter anderem schädliche Entzündungshormone. Zusammen mit einem durch Fruktose induzierten erhöhten Harnsäurespiegel begünstigt dies die Zerstörung des Gelenkknorpels und somit der Gelenke.

Um all diese »Nebenwirkungen« zu vermeiden, sollten Sie am Tag nicht mehr als 15 bis 25 Gramm Fruktose essen. Das entspricht in etwa zwei Datteln, zwei Bananen, eineinhalb Äpfeln oder einer halben Mango. Fruchtzucker aus erhitztem Obst (etwa Kompott) und Saft nimmt der Körper übrigens deutlich schneller auf, weil er nicht mehr an Pflanzenzellstrukturen gebunden ist, sondern in freier Form vorkommt. Empfindliche Personen sollten entsprechende Produkte daher meiden.

BRAUCHEN WIR ÜBERHAUPT KOHLENHYDRATE?

Auch wenn Zucker ein wichtiger Nährstoff ist, könnten wir auch ohne die Zufuhr von kohlenhydrathaltigen Nahrungsmitteln überleben. Denn der Körper ist in der Lage, aus bestimmten Eiweißbausteinen (»glukogene« Aminosäuren) sowie aus Glyzerin, einem kleinen Bestandteil des Fetts, selbst Glukose zu bilden. Weil die Neubildung von Glukose (Glukoneogenese) gleichmäßig und langsam verläuft, schwankt der Blutzuckerspiegel kaum. Die neue wirkstoffreiche Ernährung (siehe Seite 98 ff.) versorgt Sie ausreichend mit allen Bausteinen, die Sie für die Glukoneogenese benötigen. Zudem enthält sie in frischer Form nur langsam aufnehmbare Kohlenhydrate, sodass Insulinspitzen ausbleiben.

Künstliche Süßstoffe

Künstliche Süßungsmittel enthalten zwar meist keine Kohlenhydrate. Sie erhöhen aber häufig den Appetit und können so auf indirektem Weg ebenfalls dick machen. Manche können zudem ausgesprochen schädliche und giftige Wirkungen zeigen, allen voran Aspartam, Neotam und Sucralose.

ASPARTAM

Aspartam ist weltweit der meistgebrauchte Süßstoff (E951). Es besitzt etwa die 300-fache Süßkraft von Haushaltszucker und wird unter anderem in zuckerfreien Kaugummis und Bonbons, aber auch in Hustentropfen, Brausetabletten, Medikamenten oder Schleimlösern (ACC) sowie in vielen Light-Produkten eingesetzt. Auch manche Anti-Aging- oder Nahrungsergänzungsprodukte enthalten Aspartam.
Von allen Süßstoffen schmeckt Aspartam am zuckerähnlichsten. Es wurde jedoch nie auf seine toxikologische Wirkung getestet. Dennoch vermuten einige Fachleute und Ernährungsexperten, dass es die giftigste Substanz unter den zugelassenen Nahrungsmittelzusätzen ist. Sie machen Aspartam für eine Vielzahl von Beschwerden und Krankheiten mitverantwortlich, wie Epilepsie, Kopfschmerzen, Migräne, Unruhe, Übelkeit, Muskelkrämpfe, Gewichtszunahme, Hautrötung, Depression, Müdigkeit, Erregtheit, zu schneller Herzschlag, Schlaflosigkeit, Sehstörungen, Hörverlust, Tinnitus, Herzklopfen, Schwindel, schwerer Atem, Angstattacken, Geschmacksverlust, Bluthochdruck, Überfunktion der Schilddrüse, Lupus erythematodes (eine Autoimmunkrankheit), Gedächtnisstörungen und Gelenkschmerzen. Zudem soll Aspartam ein Mitauslöser für Hirntumore, Multiple Sklerose, Lymphome, Parkinson, Alzheimer, Karpaltunnelsyndrom, geistige Entwicklungsverzögerungen, Diabetes und Fibromyalgie sein.

Inhaltsstoffe und mögliche Wirkungen von Aspartam

- **Aspartat (Asparaginsäure):** Zu hohe Dosen dieser Aminosäure können im Gehirn Schäden auslösen: Aspartat begünstigt die Kalziumaufnahme der Nervenzellen, was wiederum zu vermehrtem oxidativem Stress und sogar zum Tod der Zellen führen kann.
- **Phenylalanin:** In zu hohen Mengen reduziert es die Bildung von Serotonin im Gehirn, wodurch es zu Depressionen und anderen psychischen Erkrankungen kommen kann. Darüber hinaus können hohe Phenylalanindosen Gehirnschäden auslösen.
- **Methanol:** Der »Fuselalkohol« ist etwa 8000-mal toxischer als Alkohol (Ethanol). Bekannt sind seine schädlichen Wirkungen auf die Nervenzellen, insbesondere auf das

Sehen. In der Leber wird Methanol zu Formalin und Formaldehyd umgewandelt, zwei toxische Zwischenprodukte, die das Organ weiter entgiften muss. Bei erblich bedingter Entgiftungsschwäche oder einer Vorschädigung der Leber kann dies nicht mehr in ausreichendem Maße geschehen.

- **Diketopiperazin (DKP):** Dieses Stoffwechselprodukt von Aspartam kann im Darm eine Verbindung mit Nitrit eingehen. Dabei entsteht N-Nitrosourea, ein starkes chemisches Gift, das in Tierversuchen Hirnkrebs auslöste und zu denjenigen Stoffen gerechnet wird, welche die »Brennkammern« in den Zellen (Mitochondrien) am stärksten schädigen können.

NEOTAM

E961, die Verbindung zwischen Aspartam und 3,3-Dimethylbutyraldehyd ist 30- bis 60-mal süßer als Aspartam und damit ca. 10.000-mal süßer als Zucker. Der Süßstoff ist seit 2010 in Europa zugelassen und hat ähnliche Nebenwirkungen wie Aspartam.

Wichtig: Bestandteile von Aspartam können ebenso wie die von Neotam weitreichende Auswirkungen auf den Hormonhaushalt haben. Neben der schon beschriebenen Insulinresistenz (siehe Seite 14) können sie auch zu einer Resistenz gegenüber Leptin führen. Normalerweise hemmt dieses Hormon den Appetit. Bei einer entsprechenden Leptinresistenz geht dieser Effekt verloren. Heißhunger, übermäßiges Essen und Übergewicht sind die Folgen. Und weil sich dabei vor allem das Bauchfett vermehrt, bleiben gesundheitliche Folgen wie Herz-Kreislauf-Erkrankungen nicht aus.

SUCRALOSE

Sucralose (E955) besteht aus einem Zuckermolekül Sucrose, das auf eine Weise an drei Chloratome gebunden ist, die so in der Natur nicht vorkommt. Sucralose ist etwa 600-fach süßer als Zucker. Angeblich soll der Süßstoff völlig ungiftig sein. Doch Studien und Erfahrungsberichte deuten auf seine enorme Schädlichkeit hin. Eine 2008 im Journal of Toxicology and Environmental Health veröffentlichte Tierstudie der Duke Universität in North Carolina/USA zeigte Folgendes: Sucralose

- zerstört die gute Darmflora zu 50 Prozent
- erhöht den pH-Wert des Darminhalts (wodurch der Körper verstärkt mit giftigem Ammoniak belastet wird)
- wird im Fettgewebe gespeichert
- erhöht das Körpergewicht

Tierstudien ergaben zudem, dass Sucralose

- die Zahl der roten Blutkörperchen reduziert
- unfruchtbar macht
- in hohen Dosen Gehirnschäden verursacht
- die Nieren vergrößert und verkalkt
- bei 50 Prozent der getesteten Hasen zu Fehlgeburten führt (bei der sucralosefreien Vergleichsgruppe: keine Fehlgeburt)
- die Sterberate bei Sucralose-Hasen auf 23 Prozent erhöht (Vergleichsgruppe: 6 Prozent)

Der US-amerikanische Arzt und Gesundheitsexperte Joseph Mercola sammelte daraufhin gemeinsam mit einer Selbsthilfegruppe Erfahrungen zu Sucralose. Die häufigsten Beschwerden: Kopf- und Bauchweh, verschwommenes Sehen, allergische Reaktionen, Gelenkschmerzen, Atemprobleme, Krampfanfälle, geschwollene Augen, Angstanfälle, Nasenlaufen und Depressionen.

WIR ESSEN ZU VIEL FLEISCH UND WURST

Herz-Kreislauf-Erkrankungen sind in den modernen Industrienationen die häufigste Ursache für menschliches Leid, vorzeitigen Tod und explodierende Kosten im Gesundheitswesen. Und sie gelten bis heute als absolut unheilbar, weshalb sie durch Blutfett- und Blutdrucksenker, Blutverdünner, das Auflösen von Blutgerinnseln (Lysetherapie), das Einsetzen von Stents und Herzschrittmachern, Bypassoperationen, Herztransplantationen und aufwändige Rehabilitationsmaßnahmen nur symptomatisch behandelt werden. Zwar konnte durch exzellente medizinische Notfallmaßnahmen die Sterblichkeit leicht verringert werden. An der Häufigkeit, mit der die Krankheiten auftreten, hat sich jedoch nichts geändert. Im Gegenteil: Sie ist aufgrund unserer Lebensweise sogar gestiegen. Die Suche nach einer wirksameren Therapie beschäftigt daher seit Jahrzehnten unzählige Ärzte und Wissenschaftler.
Einer dieser Forscher ist der Arzt und Herzchirurg Dr. Caldwell Esselstyne vom Herzzentrum Cleveland (Ohio), der 1994/95 zum besten Arzt der USA gewählt wurde. Esselstyne begann 1985 eine Studie mit 18 Patienten, die in den acht vorangegangenen Jahren an Angina pectoris (Brustschmerzen durch Sauerstoffmangel des Herzens wegen verengten Herzkranzgefäßen) litten, einen Herzinfarkt oder Schlaganfall erfuhren oder bei denen Bypassoperationen beziehungsweise Angioplastien (Aufmachen von verstopften Blutgefäßen) durchgeführt wurden. Das Ergebnis der Studie war revolutionär: Der Blutcholesterinspiegel sank im Mittel von 246 mg/dl auf 132 mg/dl, was bis heute mit keinem Medikament möglich ist. Doch die Herzkrankheiten wurden nicht nur gestoppt. Bei 70 Prozent der Studienteilnehmer öffneten sich die verstopften Blutgefäße sogar wieder. Die Durchblutung des Herzens wurde dadurch dramatisch verbessert; der Herzmuskel bekam mehr Sauerstoff und Nährstoffe. Und das bei einer Krankheit, von der die Schulmedizin behauptet, dass sie nicht wieder rückgängig gemacht werden könnte.

KLEINE VERÄNDERUNG, GROSSE WIRKUNG

Was hatte Esselstyne mit den Teilnehmern gemacht? Ganz einfach: Er hatte nur ihre Ernährung umgestellt. Seine Patienten verzichteten auf Fleisch, Fisch, Geflügel, Öle und Milchprodukte. Auch Fabrikzucker sowie Auszugsmehle (Weiß-, Graumehl) und Produkte daraus wurden vom Speiseplan gestrichen. Stattdessen durften die Teilnehmer nur noch pflanzliche, vollwertige Lebensmittel essen.
Zu den gleichen spektakulären Behandlungsergebnissen kam auch ein anderer US-amerikanischer Forscher. Dean Ornish, heute Direktor des Instituts für Präventive Medizin in Sausalito/Kalifornien, zeigte anhand seiner 1990 publizierten »Lifestyle Heart«-Studie, dass sich durch eine radikale Ernährungsumstellung (kombiniert mit Entspannung und mäßigem Ausdauersport) der Blutcholesterinspiegel um 40 Prozent senken lässt und Angina pectoris fast vollständig zurückgeht. Studien unter Bluthochdruck- und Asthmapatienten einer schwedischen Arbeitsgruppe der Universität Lund von 1984 und 1985, bei der die Patienten für die Dauer des Versuchs ebenfalls keine Tierprodukte, sondern nur Pflanzen essen durften, brachte ans Licht, dass neben der positiven Wirkung auf das Herz-Kreislauf-Lungen-System auch andere Krankheiten deutlich zurückgingen. Dazu zählen beispielsweise Rheuma, Migräne, Colitis ulcerosa (Geschwürige Darmentzündung), Schwindel, Müdigkeit, Nervosität, Ängste, Vergesslichkeit, Konzentrationsstörungen, Sehverschlechterung, Atemlosigkeit, Brustschmerzen, Herzrhythmusstörungen, hoher Puls, häufiges Wasserlassen in der Nacht, Schweißneigung sowie Hautausschläge.

WARUM SIND FLEISCH UND CO. SO UNGESUND?

Tiere stehen in der Nahrungskette auf einer höheren Stufe als Pflanzen und sammeln deshalb das Vielfache an Schadstoffen in ihrem Körper an. Dabei gilt die Regel, dass sich in Raubtieren und alten Tieren mehr Giftstoffe finden als in jungen Tieren und solchen Arten, die sich rein pflanzlich ernähren. Haie und Thunfische etwa können eine mehrtausendfache Belastung mit Chemikalien und Schwermetallen aufweisen wie Sardinen oder Heringe, ganz einfach, weil sie andere Fische fressen und sich der Schadstoffgehalt somit potenziert. Das Gleiche gilt in der Regel auch für Landtiere. Und nicht nur das Fleisch und die Innereien von Tieren sind belastet, sondern auch Eier und Milch sowie alle Produkte, die daraus gewonnen werden. Tiere und Tierprodukte aus Biohaltung sind zwar deutlich weniger belastet, weil das Futter nicht konventionell erzeugt und mit chemischen Giften behandelt oder genverändert wurde. Aber auch sie stehen in der Nahrungsmittelkette an letzter Stelle. Hinzu kommt, dass nicht alle Bioprodukte die gleichen Qualitätskriterien erfüllen (siehe Seite 105). Etwa einmal pro Woche Fleisch zu essen scheint zwar keine negativen Auswirkungen zu haben. Trotzdem sollten etwa 90 Prozent der Ernährung oder mehr pflanzlichen Ursprungs sein. Denn Mediziner der Universität Harvard haben herausgefunden, dass das Sterblichkeitsrisiko von Menschen, die jeden Tag Fleisch und Wurst essen, das von »Teilzeit-Fleischessern« um 20 Prozent übersteigt. Selbst wenn Sie ganz auf Fleisch verzichten, wird der Bedarf an Eiweiß, Eisen und Vitamin B_{12} durch die geschickte Auswahl der Lebensmittel zur Genüge gedeckt. Wer sich nach den Regeln ab Seite 98 ernährt, braucht sich also keine Gedanken um die Eiweißaufnahme zu machen – auch weil die Darmflora selbst Eiweiß herstellt (siehe Seite 73). **Wichtig:** Mindestens die Hälfte der Nahrung sollte frisch sein.

INFO

Höheres Krebsrisiko durch Fleischkonsum?

Vor 20 Jahren wurden vom Bundesgesundheitsamt, von der Universität Gießen und dem Deutschen Krebsforschungszentrum Heidelberg (DKFZ) unabhängig voneinander drei große Studien zum Gesundheitszustand von Vegetariern durchgeführt. Das Ergebnis: Wer kein Fleisch isst, leidet weniger unter Bluthochdruck und Übergewicht, ist weniger anfällig für Krankheiten (auch Krebs) und hat eine höhere Lebenserwartung. Die DKFZ Studie ermittelte neben einer 50-prozentig niedrigeren Todesrate durch Schlaganfall und Herzinfarkt sowie deutlich weniger Durchblutungsstörungen und Angina pectoris auch, dass das Krebsrisiko bei Männern um 50 Prozent, bei Frauen um 25 Prozent sank. Dagegen zeigen verschiedene Untersuchungen, die vom World Cancer Research Fund zusammengefasst wurden, dass die Häufigkeit von Brust- und Prostatakrebs mit dem Konsum von tierischen Produkten wächst. Dabei spielen nicht nur Fleisch, sondern auch Milchprodukte eine Rolle. So steigt zum Beispiel das Risiko für Prostatakrebs mit dem Verzehr von Milchprodukten um das Doppelte, für metastasierten und tödlichen Prostatakrebs sogar um das Vierfache.

Die Sache mit dem Cholesterin

Jahrzehntelang galt als unumstößlich, dass erhöhte Cholesterinwerte zu einer Verengung der Blutgefäße führen, die im schlimmsten Fall mit einem Herzinfarkt oder Schlaganfall enden. Daher warnen viele Fachleute bis heute vor dem Verzehr von Butter, Eier, (rotem) Fleisch und anderen tierischen Produkten.

Cholesterin ist wie alle Blutfette in geringen Mengen wichtig, um beispielsweise die fettlöslichen **Vitamine zu transportieren**. Zu viel davon, vor allem zu viel »schlechtes« LDL-Cholesterin, macht krank.

ZU VIEL FETT IST UNGESUND

Im Gegensatz zu tierischen Nahrungsmitteln, deren gesättigte Fettsäuren den Cholesterinspiegel im Blut in die Höhe treiben, können Pflanzenöle mit einem hohen Anteil an mehrfach ungesättigten Fettsäuren (zum Beispiel Distel-, Sonnenblumen-, Soja- und Rapsöl) dazu beitragen, den Cholesterinspiegel zu senken. Diese Empfehlung gehörte lange zum Repertoire von Ärzten und Ernährungswissenschaftlern. Doch die gut gemeinten Aufklärungskampagnen konnten den rapiden Anstieg der Herzinfarkte und Schlaganfälle nicht aufhalten. Das mag zum einen daran liegen, dass der Fettverzehr generell massiv zugenommen hat. Noch vor 150 Jahren aß man in deutschen Großstädten täglich etwa 50 bis 70 Gramm davon; heute sind es 120 bis 130 Gramm. Der Anteil an Ölen und damit auch an schädlichen **Transfettsäuren** ist dabei am meisten gestiegen. Und das hat Folgen. Denn diese Fette hemmen die Herstellung von lebenswichtigen Omega-3-Fettsäuren in unserem Körper. Forschungsergebnisse aus dem Jahr 2010 belegen mittlerweile sogar, dass gehärtete Pflanzenfette, die Trans-Fettsäuren enthalten (etwa Margarine), und herkömmliche, meist raffinierte Pflanzenöle, nicht nur besonders schädlich auf das Herz-Kreislauf-System wirken. Sie erhöhen wahrscheinlich auch das Krebsrisiko.

Wie gesund sind Pflanzenöle wirklich?

Der vermehrte Verbrauch von Pflanzenölen ist auch in anderer Hinsicht schädlich.
Im Idealfall nämlich sollte ein Mensch etwa gleich viel der Omega-6- und Omega-3-Fettsäuren aufnehmen **(im Verhältnis 1:1).** Doch handelsübliche Pflanzenöle (Distel-, Sonnenblumen-, Soja-, Raps- und Maiskeimöl) enthalten ein Übergewicht an Omega-6-Fettsäuren. Zu viele dieser Fettsäuren fördern die Blutgerinnung, Herzinfarkt, Arteriosklerose, Schlaganfall, Krebs und Entzündungsvorgänge im Körper. Um dies auszugleichen, müssten Fette mit sehr hohem Omega-3-Anteil aufgenommen werden. Die-

se Mengen sind nur in Leinöl, Leindotteröl, Perillaöl, Algenöl und Fischöl enthalten. Weil auch sie durch industrielle Herstellung, Erhitzen, Licht- und Sauerstoffeinfluss sowie lange Lagerung zu schädlichen Trans-Fettsäuren oder zu oxidierten Fettsäuren umgewandelt werden, sollten kaltgepresste Öle nur kalt verwendet, im Kühlschrank oder Gefrierfach gelagert und bald verbraucht werden. Denn auch Omega-3-Transfettsäuren und oxidierte Omega-3-Fettsäuren sind für den Körper schädlich.

KOHLENHYDRATE ERHÖHEN CHOLESTERIN

Lange Zeit hat es die Wissenschaft verblüfft, dass bei einigen Naturvölkern, wie den Somali-Hirten, Schweizer Bergbauern oder Masai-Nomaden, die traditionelle Nahrung zwar sehr viel Cholesterin enthält, sich aber trotzdem keinerlei Anzeichen für hohe Cholesterinwerte (etwa Cholesteringallensteine) finden lassen. Tierversuche zeigten schließlich, dass nicht der Fettkonsum, sondern der übermäßige Verzehr von Kohlenhydraten den Cholesteringehalt steigen lässt. Mittlerweile weiß man zudem, dass der überwiegende Teil des im Körper befindlichen Cholesterins nicht über die Nahrung aufgenommen, sondern in der Leber produziert wird. Besonders hoch ist die eigene Cholesterinproduktion dann, wenn ein absoluter oder chronischer Mangel an B-Vitaminen vorherrscht, der gerade durch isolierte Kohlenhydrate, wie Fabrikzucker und Auszugsmehlprodukte, begünstigt wird. Zum einen stecken diese Vitamine vor allem in der nicht mehr vorhandenen Schale. Zum anderen werden bei der Umwandlung von Kohlenhydraten zu Energie oder Fett B-Vitamine verbraucht. Zu guter Letzt führt der durch einen Vitamin-B-Mangel nicht vollständige Abbau der Kohlenhydrate zu einer Anhäufung von Brenztraubensäure (Pyruvat), die der Körper nicht weiter abbauen kann und die die Milchsäurespiegel erhöht, die wiederum Nervenstoffwechsel und Blutfettbildung beeinflussen.

WELCHE WERTE SIND NORMAL?

Anfang der 1980er-Jahre konnte der Biochemiker Colin Campbell zusammen mit chinesischen Forschern in der »China-Studie« zeigen, dass der Cholesterinwert einen guten Marker für Krankheiten darstellt. Je höher der Cholesterinwert über ca. 120 mg/dl liegt, desto kränker waren die Betroffenen. Dies gilt für alle Krankheiten eingeschlossen Arthrose, Übergewicht, Herzinfarkt und Krebs. Angesichts dieser Tatsache ist es ratsam, einen niedrigeren Cholesterinspiegel als den üblicherweise angegebenen Normwert **(Gesamtcholesterinwert von 150–220 mg/dl)** anzustreben.

Allerdings spielt auch die Zusammensetzung des Cholesterins eine Rolle. Je höher das »gute« HDL-Cholesterin ist, desto weniger Erkrankungen liegen vor. Umgekehrt ist ein hohes LDL-Cholesterin (»schlechtes« Cholesterin) ungünstig, insbesondere das oxidierte LDL-Cholesterin. Mit einer pflanzenbetonten Kost wird durch die hohe Aufnahme von Antioxidanzien die Oxidation von LDL jedoch verhütet. Zudem lässt die gesunde Ernährung den LDL- und den Gesamtcholesterinspiegel sinken und den HDL-Wert steigen.

ZU VIEL EIWEISS MACHT KRANK

An keinem anderen Nährstoff scheiden sich die Geister so wie am Eiweiß. Schon vor über 100 Jahren stritt die Wissenschaft darüber, wie viel der Körper davon braucht, um gesund und leistungsfähig zu bleiben. Und die »Eiweißfrage« ist bis heute nicht beantwortet.

Die weltweit bisher größte wissenschaftliche Studie zum Einfluss der Ernährung auf den Gesundheitszustand führte der langjährige Leiter des ernährungswissenschaftlichen Instituts der Cornell-Universität in Day Hall Ithaca/USA, Collin Campbell, durch. Die Ergebnisse seiner aus mehreren Untersuchungen bestehenden »China-Studie«, die als Gesamtwerk 2004 veröffentlicht wurde, zeigen, dass alle Volkskrankheiten (inklusive Krebs und Herzinfarkt) eines verbindet: Je mehr tierisches Eiweiß (Fleisch, Wurst, Milch und Milchprodukte und Eier) ein Mensch verzehrt, desto häufiger und früher treten negative gesundheitliche Veränderungen auf – unter anderem weil tierisches Eiweiß im Körper zu potenziell giftigen Endprodukten, wie Ammoniak, Schwefelsäure oder Harnsäure, abgebaut wird.

Collin Campbell wies außerdem in jahrelangen Tierversuchen nach, dass kaseinreiche Nahrung (also tierisches Eiweiß) Krankheiten hervorruft, die Tiere frühzeitig altern und sogar früher sterben lässt. Er untersuchte dabei unter anderem, wie die Tiere auf krebserregende Stoffe reagierten. Das Ergebnis war überraschend: Während Tiere, deren Futter 20 Prozent Kasein enthielt, Tumore entwickelten, blieben jene, die nur 5 Prozent Kasein am Tag zu sich nahmen, gesund. Im Gegensatz dazu hatte ein hoher Anteil an pflanzlichem Eiweiß keinerlei negative Auswirkungen auf die Gesundheit. Die Ernährung beeinflusste das Krebswachstum deutlich mehr als die verabreichten krebsauslösenden Substanzen.

Unzählige folgende Versuche, auch von anderen Arbeitsgruppen, kamen zum gleichen Ergebnis: Kuhmilcheiweiß und Proteine aus anderen tierischen Lebensmitteln steigern das Krebswachstum, pflanzliche Lebensmittel hemmen es.

WIE VIEL EIWEISS BRAUCHT DER MENSCH?

Für neugeborene Babys hat die Natur ein Nahrungsmittel vorgesehen, das sie mit allem versorgt, was sie brauchen: die Muttermilch. Dank ihrer Zusammensetzung bleibt das Baby gesund und kann sein Gewicht innerhalb der ersten sechs Monate verdoppeln. Nach dem ersten Jahr hat ein gestilltes Baby im Schnitt sogar den dreifachen Wert seines Geburtsgewichts erreicht.

Nie mehr im Leben ist der Bedarf an Eiweiß so hoch wie im ersten Jahr. Schließlich werden in dieser Phase eiweißhaltige Körperstrukturen wie Muskeln, Knochen, Immunsystem und Organe aufgebaut und vergrößert. Man könnte daher annehmen, dass Muttermilch besonders reich an Eiweiß ist. Das Gegenteil ist der Fall: Muttermilch enthält im Mittel nur 1,2 bis 2 Prozent davon und somit nur rund die Hälfte von Kuhmilch.

Viele Erwachsene vertragen keine Milch

Erwachsenen Säugetieren fehlt das Enzym Laktase, das den Milchzucker (Laktose) verdauen würde. Der Urzeitmensch vertrug nur als Säugling Milch. Erst vor rund 10.000 Jahren erschlossen sich einige Volksgruppen (vor allem in polarnahen Gebieten) im Zuge der Sesshaftwerdung Milch und Milchprodukte als neue Nahrungsquellen. Mit der Zeit bildete sich bei ihnen die Fähigkeit aus, den Milchzucker zu verdauen. Weltweit betrachtet verträgt jedoch der Großteil der Menschen bis heute im Erwachsenenalter keine Milch. Und selbst wenn sie nicht zu dieser Gruppe gehören, kann der Verzehr von Milch und Milchprodukten Nachteile mit sich bringen. In vielen Fällen belastet das Milcheiweiß das Immunsystem, was wiederum Allergien und Autoimmunerkrankungen begünstigen kann. Entgegen der landläufigen Meinung, ohne tierische Nahrungsmittel sei eine Versorgung mit nativem Eiweiß, Kalzium, Eisen, L-Carnitin oder Vitamin B_{12} nicht möglich, zeigen Untersuchungen wie die von Collin Campbell zudem deutlich, dass ein hoher Anteil tierischen Proteins die Gesundheit und die Lebenserwartung deutlich einschränken kann.

Es ist anzunehmen, dass Erwachsene weniger Eiweiß als Babys in der Wachstumsphase brauchen. Wenn also der Eiweißgehalt in der Säuglingsnahrung ca. 1,5 Prozent beträgt, müsste man dann später nicht mit weniger auskommen? Doch die wichtigsten tierischen Proteinquellen enthalten deutlich mehr davon: allein in Kuhmilch sind es 3,5 Prozent, Eiklar enthält 11 Prozent, Eigelb 16 Prozent, Fleisch und Fisch etwa 25 Prozent, Käse je nach Sorte 15 bis 40 Prozent Eiweiß. Pflanzliche Nahrung, wie Salate, Beeren und Wurzeln, weisen dagegen lediglich einen Eiweißgehalt von 0,5 bis 4 Prozent auf. Getreide enthält 7 bis 14 Prozent. Etwas mehr sind es bei Nüssen und Samen: über 20 Prozent. Am proteinreichsten sind Meeres- und Süßwasseralgen. Ihr Eiweißgehalt beträgt bis zu 80 Prozent. Kritiker entgegnen gerne, dass unser Körper pflanzliches Eiweiß weniger gut verwerten kann als tierisches. Doch dieses Argument können Sie angesichts des tatsächlichen täglichen Bedarfs getrost außer Acht lassen. Die Pflanzenkost deckt ihn trotzdem bei Weitem.

AUCH DARMBAKTERIEN PRODUZIEREN EIWEISS

Was die Frage nach dem Eiweißbedarf zusätzlich verkompliziert: Im Darm eines Erwachsenen finden sich etwa 1,5 Kilo Darmbakterien (Darmflora), die täglich hochwertiges rohes Eiweiß mit allen lebenswichtigen Aminosäuren bilden. Die Bakterien bestehen selbst größtenteils aus Eiweiß und enthalten zudem aktive Enzyme, hoch ungesättigte Fettsäuren, viele Vitamine (insbesondere das wichtige Vitamin B_{12} und das Wundervitamin K_2 sowie Vitaminoide, wie Coenzym Q10, L-Carnitin, alpha-Liponsäure, Nukleinsäuren, Ribose, Ribonukleinsäuren und ATP). Im Schnitt verdoppeln sich die Darmbakterien alle 20 bis 60 Minuten. Da die Darmbakterien eine kurze Lebensdauer haben und deshalb täglich millionenfach absterben, werden ihre Lebensstoffe frei. Ein Teil davon kann der Darm aufnehmen. Hinzu kommt, dass die Bakterien im Darm auch aus den pflanzlichen Ballaststoffen hochwertiges Eiweiß herstellen können.

INFO

Wie ballaststoffreich essen Sie?

Ballaststoffe sind weitgehend unverdaulichen Bestandteile aus (vorwiegend) pflanzlicher Kost. Sie sorgen nicht nur für ein besseres Sättigungsgefühl, sondern fördern auch die gesunde Darmflora (siehe Seite 24 f.). Allerdings isst der deutsche Normbürger pro Tag nur 15 Gramm Ballaststoffe – eindeutig zu wenig; unsere Vorfahren nahmen noch vor 100 Jahren rund 90 Gramm zu sich. Hier hilft nur eine gezielte Ernährungsumstellung (siehe Seite 98 ff.). Interessanterweise können Darmbakterien Ballaststoffe aus Getreide, Samen, Körnern und Nüssen weniger gut verwerten als solche aus Gemüse, Salat, Wurzelgemüse, Wildpflanzen, Blättern und Kräutern. Der Grund: Sie enthalten Hemmstoffe, die in der Natur als Gifte für potenzielle Schädlinge (Insekten, Pilze, Bakterien) dienen. Diese Fraßschutzstoffe hemmen beim Menschen die Verdauungsenzyme und wahrscheinlich auch einen Teil der Darmflora.

Im Gegensatz zu giftproduzierenden Fäulnisbakterien, deren Wachstum durch tierisches Eiweiß gefördert wird, wandelt die erwünschte gute Darmflora pflanzliche Ballaststoffe im Darm erst in Milchsäure und dann weiter zu Fett um. Dabei werden vor allem kurzkettige Fettsäuren, wie die Buttersäure (Butyrat), produziert. Diese kurbeln den Stoffwechsel an und steigern sogar die Fettverbrennung. Besonders Buttersäure dient zudem den Darmzellen als optimaler Energielieferant, macht sie gesund und bekämpft wirkungsvoll Entzündungen und Infektionen im Darm. Sie hemmt darüber hinaus sehr wirkungsvoll das Wachstum von Krankheitserregern und sogar von Krebszellen. Gemeinsam mit den anderen von der Darmflora gebildeten Milchsäuren sorgen die kurzkettigen Fettsäuren für ein saures Darmmilieu. Nur wenn der pH-Wert des Darminhalts unter 7 liegt, kann das hochgiftige Ammoniak (siehe Seite 25) in eine Form umgewandelt werden (NH_4), die nicht mehr ins Blut gelangt, sondern mit dem Stuhl ausgeschieden wird.

Zu viel Eiweiß zerstört die Darmflora

Wer krank ist, sich falsch ernährt oder im Lauf seines Lebens bereits viele Antibiotika einnehmen musste, hat deutlich weniger gute Bakterien im Darm. Dadurch fault beispielsweise Eiweiß, das unverdaut in den Darm gelangt – sei es, weil zu viel davon gegessen wird oder weil die Verdauungsorgane durch Fehlfunktionen nicht alles Eiweiß verdauen können. Dies wiederum fördert die Bildung von Leichengiften (Cadaverin, Putrescin, Skatol, Thioäther, Mercaptane) und Am-

INFO

Die Darmflora – wichtiger Bestandteil des Immunsystems

Der Darm ist das wichtigste Immunorgan des Menschen; etwa 80 Prozent unseres Abwehrsystems liegen hier. Die Darmflora nimmt direkt Einfluss auf die im Darm ansässigen Immunzellen und hilft so, übermäßige Entzündungsreaktionen zu unterdrücken. Die Darmflora säuert durch die bei der Spaltung der Ballaststoffe anfallende Milchsäure außerdem den Darminhalt an und bringt dadurch hochgiftiges Ammoniak zur Ausscheidung, das durch Eiweißfäulnis im Darm, aber auch bei Eiweißabbau in der Leber entsteht. Zugleich verdrängt sie krankmachende Erreger, wie zum Beispiel Fäulnisbakterien und üble Hefepilze (etwa Candida albicans). Eine 2011 publizierte Studie einer irischen Forschungsgruppe um John Cyran zeigt sogar, dass die Darmbakterien über den Vagus-Nerv (zehnter Hirnnerv) direkt Informationen an unser Gehirn senden können. Die Gabe eines Probiotikums konnte die Mengen des Nervenbotenstoffs GABA (gamma-Amino-Buttersäure) in verschiedenen Gehirnarealen positiv beeinflussen und so Depressionen und Ängstlichkeit vermindern. Nicht zuletzt kurbeln die Bakterien die Darmbewegung (Peristaltik) an und unterstützen so den Weitertransport und die Ausscheidung des Speisebreis – und der im Stuhl angereicherten Giftstoffe. Irgendwie versorgt die Darmflora uns sogar ein bisschen mit Nährstoffen: Von keimfreien Mäusen weiß man, dass sie 30 Prozent mehr Nahrung zu sich nehmen müssen, um dasselbe Körpergewicht zu halten wie »normale« Mäuse, in deren Darm Bakterien leben.

moniak (chemisches Zeichen: N). Ammoniak ist extrem basisch und einer der giftigsten Stoffe, die überhaupt im Körper vorkommen. Bei normaler Ernährung entstehen im Darm täglich fünf Gramm davon, bei fleisch- und eiweißreicher Kost sogar noch mehr.

Weil das Darmmilieu durch eiweißreiche Nahrung, Fäulnis und Ammoniak basisch (alkalisch) ist, liegt das giftige Ammoniak als elektrisch ungeladenes NH_3 vor. In diesem Zustand kann es mühelos durch die Darmwand ins Blut gelangen. Zwar kann eine gesunde Leber Ammoniak zu Harnstoff und der Aminosäure Glutamin umwandeln und dadurch weitgehend entgiften, sodass im Blut nur noch etwa 0,005 Gramm vorhanden sind. Doch schon diese Menge reicht aus, um latent müde zu machen. Ist die Leber krank und dadurch in ihrer Entgiftungsfähigkeit eingeschränkt, steigt der Ammoniakgehalt im Blut an und der Mensch wird müde und schläfrig. Bei einem kompletten Leberausfall, beispielsweise infolge einer Leberzirrhose, kann der Anstieg des Ammoniaks im Blut sogar schwere Bewusstlosigkeit bis hin zu einem lebensbedrohlichen Koma (Hepaticum) mit irreversiblen Hirnschäden verursachen. Hinzu kommt: Die Leber verbraucht beim Abbau des Ammoniaks viel Bicarbonat, das aus den Basenpufferreserven des Körpers stammt. Dies kann zu einer Übersäuerung des Organismus führen. Ein Teil des Harnstoffs gelangt außerdem wieder in den Darm, wo er durch die Darmbakterien in giftiges Ammoniak und Bicarbonat gespalten wird. Das macht den Darm noch basischer und fördert das Wachstum der krankmachenden Fäulnisbakterien um ein weiteres. Ein teuflischer Kreislauf. Nicht zuletzt begünstigt ein hoher Ammoniakblutspiegel nitrosativen Stress, der noch giftiger zu sein scheint als der durch aggressive Sauerstoffradikale verursachte oxidative Stress (ROS). Wie dieser zerstört er die Zellen und die Erbsubstanz und führt so zu frühzeitigem Altern, verursacht Krebs und andere Zivilisationskrankheiten. Zugleich blockiert das Ammoniakgas im Körper die Energieerzeugung in den Zellkraftwerken (Mitochondrien). Das zieht nicht nur einen Mangel an Energie nach sich. Nahezu alle bekannten chronischen Krankheiten werden mit einer reduzierten Mitochondrienfunktion in Zusammenhang gebracht (Mitochondropathie).

Was schadet den Darmbakterien noch?

Die guten Darmbakterien reagieren nicht nur höchst empfindlich auf zu viel tierisches Eiweiß. Auch Fertigprodukte, schnell aufnehmbare Kohlenhydrate und ganz besonders alle Arten von Zucker machen ihnen zu schaffen. Abgesehen von dieser Fehlernährung wird die Darmflora durch folgende Faktoren geschädigt:

- Antibiotika und Konservierungsstoffe (wie Benzoesäure in Aloe-vera-Gel oder Stevia-Extrakt)
- Fluor (in Zahnpflegeprodukten und Trinkwasser, siehe Seite 40 f.)
- chloriertes Wasser
- Schwermetalle (Silber, Quecksilber, Blei, Kadmium, Zinn, Kupfer, Gold, Palladium, Platin)
- Süßstoffe (Sucralose und Aspartam)
- geschwefelte Nahrungsmittel (beispielsweise Trockenfrüchte, Wein)
- Basenpulver, die bis in den Dickdarm gelangen; der Darminhalt kann basisch werden und so das Wachstum der guten säureliebenden Darmbakterien behindern beziehungsweise Fäulnisbakterien unterstützen.
- antibakterielle Kosmetikprodukte
- Parasitenerkrankungen
- Rückstände von Pflanzenschutzmitteln und Chemikalien in Wasser und Nahrung (gilt nicht für Bio-Nahrung)
- hochfrequente elektromagnetische Felder; sie können Bakterien im Wachstum hemmen und wahrscheinlich zudem die Darm-Blut-Schranke

öffnen (Syndrom des »löchrigen Darms«). Auf diese Weise gelangen unverdaute Nahrungsbestandteile ins Blut und lösen daraufhin verstärkt Nahrungsmittelallergien und Unverträglichkeiten aus. Auch Krankheitserreger können leichter in die Blutbahn vordringen und Infektionen (häufig unerkannte chronische) nach sich ziehen.

INFO

So unterstützen Sie die gute Darmflora

Der wichtigste Beitrag zur Förderung der gesunden Darmflora ist zweifelsfrei eine Ernährung, die viel unverdauliche rohe Ballaststoffe enthält (mehr dazu erfahren Sie ab Seite 98). Darüber hinaus ist es sinnvoll, regelmäßig fermentierte Nahrungsmittel mit noch lebenden Bakterien auf den Tisch zu bringen, wie zum Beispiel rohes Sauerkraut, milchsauer vergorenes Gemüse, über Nacht eingeweichte Samen (beispielsweise Leinsamen) und fermentierte Sojaprodukte (allen voran Natto, ein Produkt aus vergorenen Sojabohnen, das Sie im gut sortierten Asialaden erhalten). Die in diesen Produkten enthaltene rechtsdrehende Milchsäure hat einen wachstumsfördernden Effekt auf die säureliebende Darmflora, die daraufhin selbst wieder Milchsäure produziert.
In einigen Fällen kann es sinnvoll sein, Darmbakterien als Kapsel (Probiotika) einzunehmen. Oral zugeführte Milchsäure sorgt darüber hinaus dafür, dass mit dem Stuhl vermehrt giftiger Ammoniak ausgeschieden wird. Das wiederum entlastet die Leber, außerdem werden weniger körpereigene Basenreserven (Bikarbonat) verbraucht.

UNSERE NAHRUNG IST VIEL ZU SALZIG

Vermutlich steht Salz schon seit Jahrtausenden auf dem Speiseplan des Menschen. Lange Zeit wurde es jedoch in erster Linie dazu verwendet, Lebensmittel wie Fleisch oder Fisch länger haltbar zu machen. Salz war rar und daher vor allem den oberen Bevölkerungsschichten vorbehalten. Es mussten viele Jahrhunderte vergehen, bis das »weiße Gold« dank des großflächigen Abbaus in den unterirdischen Salzstöcken für jedermann erschwinglich wurde. Heute ist Salz in aller Munde beziehungsweise Körper. Und wie bei so vielen Rohstoffen, die im Zuge der Industrialisierung zur preiswerten »Massenware« wurden, konsumieren wir weit mehr davon, als unserem Körper und unserer Gesundheit zuträglich wäre.

WARUM SALZ KRANK MACHT

Salz ist eine Verbindung zwischen den Elementen Natrium und Chlor. Beide Mineralien sind in geringen Mengen lebensnotwendig für den Körper. Allerdings sind sie in unserer Nahrung, auch in Pflanzen, in ausreichender Menge vorhanden. Daher stellt sich die Frage, ob die zusätzliche Aufnahme von Salz gesundheitsschädlich ist. Die Antwort ist eindeutig: Studien aus dem Jahr 2010 belegen, dass eine verringerte tägliche Aufnahme von Kochsalz (minus 3 Gramm) die Häufigkeit von koronaren Herzerkrankungen um 60.000 bis 100.000 pro Jahr reduziert. Auch die Todesfälle durch Schlaganfall, Herzinfarkt und andere Todesursachen lassen sich in ähnlichen Größenordnungen reduzieren. Bluthochdruck lässt sich durch eine Einschränkung des Kochsalzverbrauchs innerhalb von nur drei Monaten deutlich senken. Im Gegensatz dazu haben Personen, die täglich mehr als vier Gramm Natrium zu sich nehmen – das entspricht zehn Gramm Kochsalz – ein doppelt so hohes Risiko für einen Schlaganfall. Das zeigt eine 2011 publizierte Studie unter Leitung von Hannah Gardener von der Universität Miami. Experimentell konnte gezeigt werden, dass Kochsalz die Blutgefäße verkrampfen lässt und weniger elastisch und flexibel macht. Kalium, der natürliche »Gegenspieler« von Natrium, verändert dagegen die Stoffwechsellage in Richtung basisch und reduziert das Risiko für Herz- und Kreislauferkrankungen. Daher verringert eine hohe Kaliumaufnahme das Risiko für Schlaganfälle und Infarkte. Kalium kommt besonders in frischen pflanzlichen Lebensmitteln vor, wie sie auch die empfohlene Ernährungsweise vorsieht.

Zu viel Natrium, zu wenig Vitalstoffe

Durch die heutige Ernährung mangelt es den meisten Menschen jedoch nicht nur an Kalium, sondern auch an Magnesium und Kalzium. Im Vergleich zu unseren Urzeitahnen führen wir dem Körper heute fünfmal so viel Natrium zu, aber nur noch rund ein Drittel an Kalium sowie zweieinhalbmal weniger Kalzium und Magnesium. Ziel sollte sein, wieder auf die ursprüngliche Zufuhr von etwa elf Gramm Kalium, 3,6 Gramm Natrium, mehr als 400 Milligramm Magnesium und etwa 700–1200 Milligramm Kalzium zu kommen. Während Kalium und Magnesium hauptsächlich in den Zellen vorkommen, liegen Kalzium und Natrium vorwiegend außerhalb der Zelle. Sie müssen in einem gut geregelten Gleichgewicht stehen und sind voneinander abhängig. Zum Beispiel entsteht automatisch ein Kaliummangel, wenn Magnesium fehlt, denn Magnesium fixiert Kalium in der Zelle. Ohne Magnesium kann der Knochen auch nicht genug Kalzium in die Knochen einbauen. Eine Kalziumgabe gegen Knochenentkalkung verpufft dann wirkungslos. Magnesium und Kalium helfen auch gegen zu hohen Blutdruck, Herzrhythmusstörungen, Durchblutungsstörungen, Müdigkeit und zu schnellen Puls.

SO VIEL SALZ DARF SEIN

Die Weltgesundheitsorganisation und Fachgesellschaften empfehlen daher eine täglich maximale Natriumaufnahme von 3,8–6 Gramm (für Ältere und Kranke wird die Obergrenze bei 3,8 g veranschlagt). Das Nationale Institut für Gesundheit in London strebt sogar eine niedrigere Obergrenze von lediglich 3 Gramm Natrium pro Tag an; das entspricht 7,5 Gramm Kochsalz. Der durchschnittliche Bürger verzehrt jedoch deutlich mehr: über zehn Gramm pro Tag sind es in der Regel, das meiste davon versteckt in Fertigprodukten und Backwaren. Natürlich gewachsene Lebensmittel enthalten von sich aus Salze, sodass Sie in der Küche eigentlich nicht mehr salzen müssen. Wenn Sie nicht unter Bluthochdruck leiden oder Krebs haben, dürfen Sie nach Geschmack aber auch etwas Stein- oder Kristallsalz verwenden. Diese natürlichen Salze stammen aus Ablagerungen der Urmeere und es finden sich in ihnen noch winzige Spuren an Elementen, die auch in diesen Gewässern enthalten waren. Auch Meersalz ist erlaubt, allerdings finden sich darin bereits Stoffe, die durch den Menschen in das Meer gelangt sind (zum Beispiel manche Umweltgifte). Verzichten Sie auf jeden Fall auf Industriesalz, also raffiniertes Salz. Es enthält in einigen Fällen zugesetzte Rieselhilfen aus Aluminium, anorganisches Jod oder potenziell schädliches Fluorid. Manches Raffinadesalz wird zudem mit Folsäure angreichert. Zwar mangelt es vielen Menschen an diesem Vitamin. Trotzdem sollten Sie das Defizit nicht einfach über einen erhöhten Salzkonsum ausgleichen. **Tipp:** Ein gesunder Salzersatz sind auch Gewürzmischungen sowie Salat- und Pizzakräuter. Doch Vorsicht: Viele Fertiggewürze und Salatsaucen enthalten gesundheitsschädliches Glutamat. Werfen Sie daher immer einen kritischen Blick auf die Verpackungsangaben.

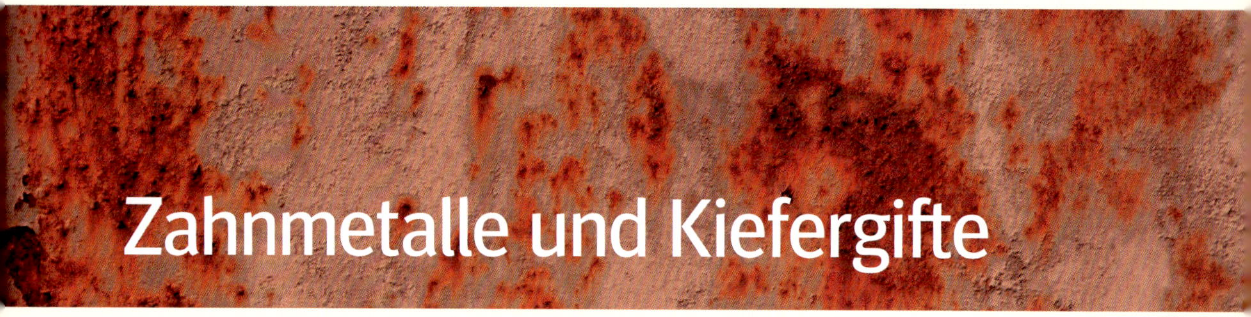

Zahnmetalle und Kiefergifte

***Füllungen** und **Zahnersatz** können verschiedene **Schadstoffe** in den Körper abgeben und so nicht nur den Zahn- und Kieferbereich, sondern auch den allgemeinen **Gesundheitszustand** stark beeinflussen.*

GLAUBT MAN DEM deutsch-amerikanischen Arzt Dietrich Klinghardt, Experte für Schwermetall und Schwermetall-Ausleitung, sind Giftstoffe in den Zähnen und Kiefern sowie Kieferentzündungen an der Entstehung von etwa 60 bis 70 Prozent aller Krankheiten beteiligt. Fast immer ist eine falsche Ernährungsweise dafür verantwortlich, dass Zähne und Zahnfleisch geschädigt werden und zahnmedizinische Behandlungen nötig sind, bei denen hochgiftige Substanzen zur Anwendung kommen. Einige dieser Fremdstoffe – allen voran Quecksilber – zerstören Zahnbein, Zahnfleisch und Kiefergewebe und verursachen chronische und meist unbemerkte Entzündungen der Zahnwurzeln und Kieferknochen. Ihre Wirkung beschränkt sich zudem nicht nur auf den Mundraum. Die aus den Zahnmaterialien frei werdenden Giftstoffe werden im ganzen Körper aufgenommen. Bei Schwangeren gelangen sie über die Plazenta sogar in den Körper des ungeborenen Kindes.

Metalle im Mund und im Kiefer können wie eine Antenne wirken und Strahlungen aus dem Stromnetz, von Mobilfunkantennen, Handys, WLAN, Schnurlostelefonen, Fernsehen und Radio um ein Vielfaches verstärken. Zwar trifft das auch auf Metalle in anderen Körperregionen zu, doch die nur wenige Zentimeter vom Mund und Kiefer gelegenen Nerven- und Gehirngewebe werden durch Zahn- und Kiefermetalle besonders starken Strahlungsfeldern ausgesetzt, die schon ohne »Verstärkung« zahlreiche Beschwerden auslösen, wie Kopfschmerzen, Migräne, Schwindel, Ohrgeräusche, Verspannungen, Schlafstörungen und Blutdruckschwankungen. Metalle im Mund können zudem allergieartige Reaktionen des Immunsystems auslösen, die sich nicht nur in Hautausschlägen und Schmerzen äußern, sondern auch in einem andauernden grippeähnlichen Zustand. Die Betroffenen haben zwar kein Fieber, leiden jedoch unter Muskelschmerzen, Müdigkeit und Erschöpfung, zuweilen auch Depressionen.

BESONDERS GIFTIG: AMALGAM

Alle Fremdstoffe, die in der Zahnmedizin Verwendung finden, sind mehr oder weniger giftig (toxisch). Das quecksilberhaltige Amalgam ist jedoch bei Weitem das gefährlichste. Zellversuche zeigten, dass es mehrfach toxischer als andere Schwermetalle und 100- bis 800-fach giftiger als die giftigsten Kunststoffbestandteile ist. In den 1990er-Jahren ergaben Studien in mehreren nordischen Ländern, dass ein Drittel der Gesamtkosten des Gesundheitssystems vermeidbar wären, wenn in der Zahnmedizin kein Amalgam mehr zum Einsatz käme. Trotzdem ist das Metall seit über 160 Jahren weltweit das gebräuchlichste Zahnfüllmaterial. Nicht selten finden sich Amalgamreste auch unter Kronen, im Kieferknochen oder als »Amalgamtätowierungen« in der Mundschleimhaut (kleine graue oder rote Verfärbung durch eingelagerte Amalgampartikel).

Eine deutsche Studie mit etwa 20.000 Teilnehmern (Tübinger Amalgamstudie 1995/1996) fand bei der Hälfte der Teilnehmer so viel Quecksilber im Speichel, dass die geltenden deutschen Grenzwerte für Trinkwasser mehrfach überschritten wurden. Über 30 Prozent der Speichelproben überstiegen die Sicherheitsgrenzwerte der WHO für die tägliche Aufnahme. Und je höher die Quecksilberwerte im Speichel waren, desto mehr gesundheitliche Beschwerden konnten gefunden werden. Eine finnische Arbeitsgruppe des Nationalen Instituts für öffentliches Gesundheitswesen in Turku wies 2002 bei 20 Prozent der Speichelproben so hohe Quecksilbermengen nach, dass sie sogar über den geltenden Grenzwerten für Abwasser lagen.

WAS MACHT AMALGAM SO GEFÄHRLICH?

Quecksilber, der Hauptbestandteil von Amalgam, ist das giftigste nicht radioaktive Element; von rund sechs Millionen bekannten Stoffen gilt es als das Sechstgiftigste. Es wirkt etwa zehnmal zerstörerischer auf Nervenzellen als Blei und jeweils etwa dreimal so sehr wie Arsen und Kadmium. Aufgrund seines hohen Quecksilbergehalts wird es sogar als hochgiftiger Sondermüll eingestuft, sobald es sich außerhalb des menschlichen Mundes befindet. Im Gegensatz zu den anderen genannten Giften kann Quecksilber aber schon bei Raumtemperatur verdampfen. Unser Körper nimmt die hochgiftigen Dämpfe zu 80 Prozent über die Lunge auf, er kann aber auch Haut und Schleimhäute durchdringen und gelangt von den Nervenendigungen im Mundbereich und Nasen-Rachen-Raum sowie vom Riechnerv über die Nervenbahnen direkt ins Gehirn.

Quecksilberquelle Nummer 1

Einmal im Körper angelangt, wird Quecksilber über das Blut sehr schnell in die Organe transportiert und dort abgelagert. Dabei ist es wie Blei ein ausgewiesenes Speichergift, das sich über die Zeit der Belastung in den Körperorganen anreichert. Die Halbwertszeit für Quecksilber im Gehirn beträgt bis zu 30 Jahre. Das bedeutet, es dauert 30 Jahre, bis das Gift im Gehirn zur Hälfte abgebaut ist – und auch das nur, sofern kein weiteres Quecksilber aufgenommen wird.

Die Weltgesundheitsorganisation (WHO) schätzt Amalgam seit 1991 als die größte Quecksilberquelle des Menschen ein. Sie kann nicht einmal einen Grenzwert angeben, unterhalb dessen Gesundheitsschäden auszuschließen sind. Zwei Beispiele aus der Forschung:

- In-vitro-Untersuchungen ergaben, dass schon extrem niedrige Quecksilberkonzentrationen die Nervenzellen massiv schädigen (in einem Versuch 0,02 ng/g, in einem anderen 36 ng/g). Diese Konzentrationen sind über 1000-fach beziehungsweise fast zehnfach geringer als die Mittelwerte, die man in Gehirnproben verstorbener Amalgamträger nachweisen konnte (300 ng/g). Im Nierengewebe, in der Schilddrüse und den

Hirnanhangsdrüsen fanden sich in anderen Studien zum Teil sogar 1000 ng/g Quecksilber.

- Anhand von Studien an Quecksilberdampf ausgesetzten Goldminenarbeitern auf den Philippinen konnte gezeigt werden, dass diese trotz objektiver klinischer Zeichen einer Quecksilber-Vergiftung die in Deutschland geltenden Grenzwerte für Quecksilber im Urin, Blut oder Haar zu einem Großteil unterschritten. Ihre Messwerte würden demnach hierzulande als nicht quecksilbervergiftet gelten und die Männer würden kein Geld von den Berufgenossenschaften erhalten.

INFO

Amalgamalarm für Schwangere

Während der Schwangerschaft gelangt Amalgamquecksilber mühelos durch die Plazenta in den Körper des ungeborenen Kindes. Die Organe von Kindern, deren Mütter während der Schwangerschaft Amalgamfüllungen hatten, weisen daher deutlich mehr Quecksilber auf. Die erhöhte Schwermetallbelastung des Embryos wird für verschiedene Schäden verantwortlich gemacht, etwa für Entwicklungsverzögerung, eine geringere Intelligenz, Autismus, Aufmerksamkeitsdefizitsyndrom, Allergien, Infektanfälligkeit und Neurodermitis. Nach der Geburt können diese durch Impfstoffe, die Aluminium, Thiomersal (hochgiftige Quecksilberform), Formaldehyd oder Antibiotika (Gentamycin, Natamycin) enthalten, noch verschlimmert werden, wie Boyd Haley, ehemaliger Direktor des chemischen Instituts der Universität Kentucky/USA, nachwies. Andere Studien, etwa an der Universität Arizona in Tempe/USA (2007), zeigen, dass sich in den Milchzähnen von autistischen Kindern mehr als doppelt so hohe Quecksilberwerte finden als normalerweise. Möglicher Grund: Die Kinder müssen in den ersten zwölf Lebensmonaten deutlich mehr Antibiotika einnehmen, und die behindern die Ausscheidung von Quecksilber.

Gefährliche Kombination

Die Giftigkeit von Quecksilber wird durch andere Metalle, wie Aluminium, Blei, Silber, Gold, Eisen, Titan, Palladium, Kadmium, Arsen, Nickel, Zinn und Kupfer, aber auch durch Umweltgifte, wie Fluor, Plastikweichmacher, Holzschutzmittel, Glutamat und Rückstände in Lebensmitteln, verstärkt – manchmal um das 10- bis 100-Fache. Das männliche Hormon Testosteron verstärkt die Quecksilbergiftigkeit ebenfalls um das Vielfache. Dies könnte ein Grund dafür sein, warum bei Jungen und Männern deutlich mehr Autismus oder Amyotrophe Lateralsklerose, eine Erkrankung des motorischen Nervensystems (kurz: ALS), auftreten. Denn diese Krankheiten können ihre Ursache in einer Quecksilberbelastung haben.

VERSTÄRKTE QUECKSILBERGEFAHR

Das Quecksilber aus Amalgamfüllungen wird vor allem beim Kauen (insbesondere Kaugummikauen), Zähneputzen (bei Verwendung von Zahncremes mit Schleifmittel), bei der professionellen Zahnreinigung und Zahnsteinentfernung sowie bei einer Fluoridierung freigesetzt. Auch heiße Speisen und Getränke (durch Wärme wird mehr Quecksilberdampf freigesetzt), Zucker und Stärke (führt zur Säurebildung, welche die Freisetzung von Quecksilber aus Amalgam fördert), Säuren und Zähneknirschen (Bruxismus) fördern die Freisetzung. Umgekehrt können Amalgamfüllungen auch die Ursache von Zähneknirschen sein. Denn Quecksilberablagerungen an den sympathischen Nervenganglien des Na-

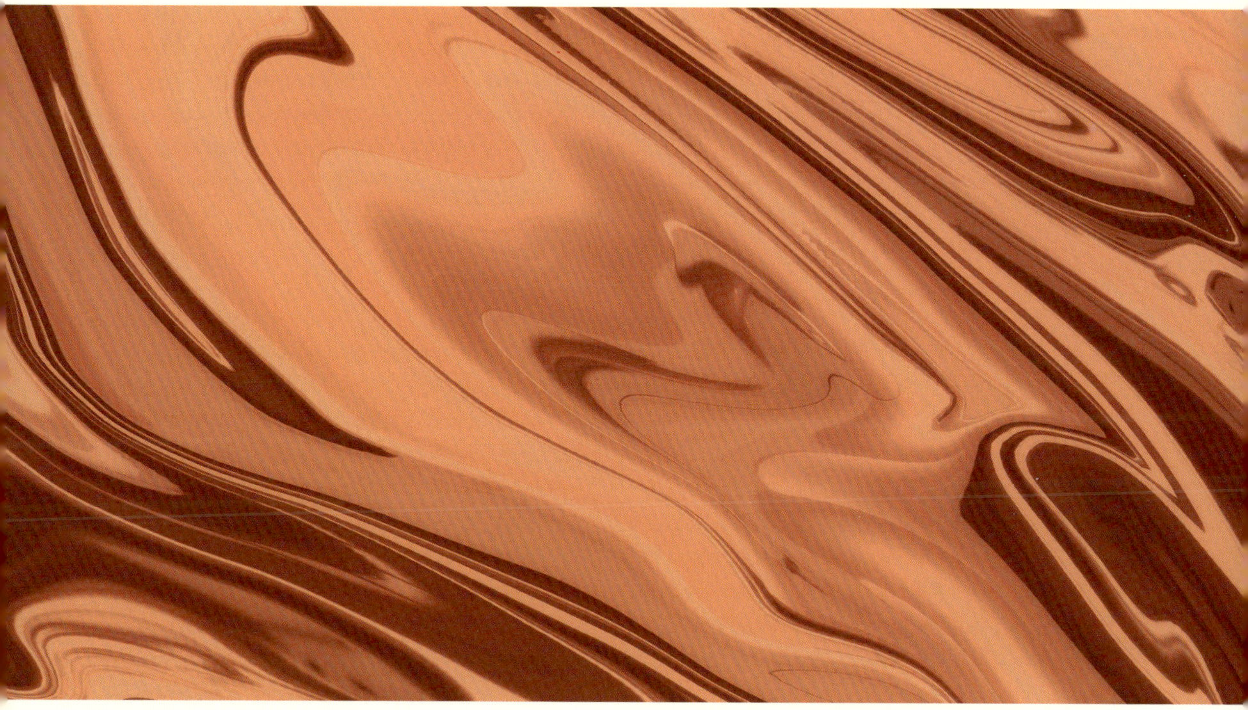

ckens und der Kaumuskulatur setzen möglicherweise die Spannung der Kiefermuskulatur hoch. Neuste Studien deuten sogar darauf hin, dass elektromagnetische Strahlungen, wie sie von Mobilfunkgeräten, Schnurlostelefonen und WLAN ausgesendet werden, die Quecksilberfreisetzung aus Amalgam verstärken. Eine verstärkte Quecksilberfreisetzung und Korrosion wird zusätzlich durch andere Zahnmetalle beobachtet (Goldkronen, Zahnspangen, Brücken und Titanimplantate). Wenn diese Metalle im Mund aufeinandertreffen, entstehen außerdem zuweilen elektrische Ströme und Spannungen, die Schleimhaut und Nerven reizen, Schmerzen und Geschmacksphänomene verursachen können. Manche amalgambedingten Krankheiten werden jedoch erst durch das ungeschützte Entfernen von Amalgam ausgelöst. Wie beim Legen und Polieren wird nämlich auch beim Entfernen von Amalgamfüllungen für 30 bis 90 Minuten das 100- bis 1000-Fache an Quecksilberdampf freigesetzt. Auch feinste Bohrstäube gelangen mit der Atemluft in die Lunge und setzen sich dort fest. Amalgamsplitter können beim hochtourigen Bohren (100.000 U/min) zudem auch in das Zahnfleisch oder in den Kieferknochen gelangen und von dort den Körper weiter vergiften.

BESCHWERDEN DURCH AMALGAM

Quecksilber geht im Organismus unter anderem besonders feste Bindungen mit Schwefelgruppen ein. Durch die Quecksilberbindung wird die Eiweißstruktur der Zellen verändert und die Enzymfunktionen meist irreversibel blockiert. Wichtige Stoffwechselvorgänge, wie Energieerzeugung, Wachstum, Proteinbildung und Hormonbildung, kommen zum Erliegen, was vielerlei Arten von Beschwerden oder Krankheiten auslösen kann. Weil Quecksilber zudem die Schädlichkeit anderer Umweltgifte erhöht, reagieren Amalgambelastete oft besonders empfindlich auf weitere Schadfaktoren, wie Alkohol, Abgase (Auto, Zigaretten), Farben und Lacke.

Späte Folgen

Durch die kontinuierliche Quecksilberaufnahme reichert sich das Metall über Jahre im Körper an. Beschwerden treten in der Regel daher erst Jahre oder Jahrzehnte nach dem Einbringen von Amalgamfüllungen auf. Ob es zu negativen Auswirkungen kommt, hängt außerdem immer auch von anderen Belastungsfaktoren ab. Nicht zuletzt spielen auch die Ernährung, die Versorgung mit lebenswichtigen Vitalstoffen und erblich bedingte Empfindlichkeiten eine wichtige Rolle, ob, wann und welche Krankheiten auftreten. Unabhängig von der individuellen Reaktion des Körpers auf das Quecksilber ergaben praktisch alle Studien, dass sich der Gesundheitszustand der Probanden nach der vorsichtigen Amalgamentfernung (ohne Einbau neuer Zahnmetalle) um rund 70 bis 80 Prozent verbesserte. So zeigte zum Beispiel die Münchner Amalgamstudie von 2008 mit 46 Personen, dass sich unter anderem chronische Kopfschmerzen, Konzentrationsschwäche, Depression, Müdigkeit, Sehstörungen, Hautprobleme, Nervosität, Schlaflosigkeit, Schwäche und Infektanfälligkeit erstaunlich stark und dauerhaft verbessern. Manche wissenschaftlichen Studien belegen zudem, dass Quecksilber und somit Amalgam als größte Quecksilberquelle selbst schwere, vor allem auch neurologische Krankheitsbilder auslösen kann, wie Alzheimer, Parkinson, Epilepsie, Autismus, AD(H)S und Multiple Sklerose. 1995 veröffentlichte das Bundesministerium für Bildung, Wissenschaft, Forschung und Technologie (BMBF) zudem, dass Gold- und Quecksilbersalze Autoimmunerkrankungen auslösen können. Immer mehr Mediziner empfehlen daher, bei Zahnfüllungen auf Amalgam zu verzichten beziehungsweise vorhandene Füllungen mit umfangreichen Schutzmaßnahmen entfernen zu lassen.

GOLDLEGIERUNGEN

In seiner reinen Form wäre Gold viel zu weich für Zahnersatzmaterial. Daher wird es meist nur als Legierung eingesetzt, das heißt, dem Gold werden andere Bestandteile wie Platin, Kupfer, Palladium, Silber, Iridium, Indium oder Zink beigemengt. Das Problem dabei: All diese Bestandteile lösen sich im aggressiven Mundmillieu wie auch das Gold selbst mehr oder weniger schnell aus der Verbindung und lagern sich dann in den Organen ab.

MÖGLICHE BESCHWERDEN

Es gibt, beispielsweise von der schwedischen Immunologin Vera Stejskal, zahlreiche Berichte über Beschwerden, Krankheiten und Unverträglichkeitsreaktionen, die durch Goldlegierungen verursacht werden. Vor allem ältere Goldlegierungen können Probleme verursachen, weil sie Palladium enthalten können. Dieses Metall ist toxikologisch zwar nur wenig geprüft und mögliche giftige Wirkungen sind noch unklar. Aber das ehemalige Bundesgesundheitsamt (jetzt BfArM) teilte bereits 1993 bei einem Expertengespräch mit, dass gehäuft Meldungen über Unverträglichkeiten nach Eingliederung von Palladiumlegierungen eingegangen seien, die folgende Symptomatik umfassten:

- Metallgeschmack
- Muskelschmerzen
- Sehstörungen
- Zittern
- Kopfschmerzen

- Depressionen
- Kreislaufbeschwerden
- Mundentzündungen
- Leber- und Nierenfunktionsstörungen
- Bronchitis
- Ekzeme
- Herzrhythmusstörungen
- Leukopenie

Befindet sich unter einer Goldkrone noch eine Amalgamfüllung, kann es zudem zu elektrischen Strömen und Spannungen kommen (siehe auch Seite 31) – ganz abgesehen von der weiterhin bestehenden Quecksilberbelastung für den Körper. Viele Menschen erfuhren und erfahren daher nach Einsetzen von Goldlegierungen manchmal sogar eine Verschlimmerung der zuvor durch Amalgam verursachten Beschwerden.

Falls Sie nie Amalgam im Mund hatten, können hochgoldhaltige Legierungen ohne Palladium oder Platin akzeptiert werden. Sinnvoller ist es allerdings, langfristig auf metallfreie Hochleistungskeramik (Zirkonoxid) als Zahnmaterial

INFO

Mögliche Beschwerden durch Amalgam

In der bisher größten publizierten Studie an über 400 schwedischen Testpersonen aus dem Jahr 2002 fanden sich 31 Hauptbeschwerden*, die bei Teilnehmern mit Amalgam vermehrt auftraten und die sich nach der (entsprechend geschützten) Entfernung dauerhaft verbesserten:

- chronische Müdigkeit
- Kältegefühl beziehungsweise übermäßiges Frieren
- Probleme des Rachens
- Schmerzende Lymphknoten der Achseln oder des Nackens
- unangenehmes Gefühl in der Muskulatur
- Muskelschmerzen
- abnormale Müdigkeit nach körperlicher Anstrengung
- Kopfschmerzen
- Gelenkbeschwerden
- Lichtempfindlichkeit
- zeitweise Sehverschlechterung
- Vergesslichkeit
- Übererregtheit
- Erfahrung des Nicht-normal-Seins
- Schwierigkeiten, normal zu denken
- Konzentrationsschwäche
- Depression
- Schlafstörungen
- Verwirrtheit und Unruhe
- Tinnitus
- unangenehmes Gefühl in Händen und Füßen
- Zittern oder Krämpfe der Muskulatur
- Schulterschmerzen
- Herzprobleme
- Magen-Darm-Beschwerden
- Probleme beim Wasserlassen
- Hautausschläge
- häufige Infektionen
- Entzündungen oder Wunden der Mundschleimhaut
- Schmerzen der Zähne, des Kiefers oder Gesichts
- Metallgeschmack

*Beschwerden nach Häufigkeit geordnet

zurückzugreifen, die mit ungiftigen Klebern beziehungsweise Zementen eingebracht werden können. Denn auch wenn Gold und seine Legierungsbestandteile lange nicht so giftig sind wie Amalgam: Sie schaden den menschlichen Zellen, da sie Zellbestandteile in ihrer Funktion behindern und freie Radikale erzeugen können. Zudem treten nicht selten Allergien gegen diese Schwermetalle auf.

WURZELTOTE ZÄHNE UND KIEFERENTZÜNDUNGEN

Der amerikanische Zahnarzt Weston Price (1870–1948) führte vor rund 90 Jahren beeindruckende Experimente durch. Er zog Patienten mit Rheuma, Unterleibsentzündungen, Herzbeschwerden und anderen chronischen Krankheiten wurzeltote Zähne und implantierte sie unter die Haut von Kaninchen. Wie durch einen bösen Fluch litten die Nager nach kurzer Zeit an den gleichen Krankheiten wie die menschlichen »Zahnspender«. Price wiederholte den Versuch mit desinfizierten oder sterilisierten Zähnen. Auch diesmal erkrankten die Kaninchen. Offensichtlich setzten die toten Zähne – egal ob unbehandelt oder keimfrei – giftige Substanzen und Bakteriengifte frei, die dem Organismus der Tiere schadeten.

NÄHRBODEN FÜR KRANKHEITSERREGER

Unter dem Mikroskop erkennt man, dass jeder einzelne Zahn von zahlreichen feinen Kanälen (Dentinkanäle) durchzogen ist, die aneinandergereiht eine Länge von über zwei Kilometern ergeben können. Ein gesunder Zahn spült selbst die feinsten dieser Dentinkanäle und dadurch auch das umgebende Zahnbett mit einer Flüssigkeit von Bakterien frei. Daher können sich nur schwer Krankheitserreger festsetzen. Bei toten und wurzelbehandelten Zähnen funktioniert dieses System nicht mehr. Stirbt ein Zahn ab (häufige Ursachen dafür sind Karies, Zahnfleischentzündungen, Quecksilber aus Amalgamfüllungen, Schleiftrauma und giftige Klebstoffe), verfaulen die den Zahn durchdringenden abgestorbenen Nerven und Blutgefäße. Bei einer Wurzelbehandlung kann nur das im Hauptwurzelkanal befindliche organische Material entfernt und desinfiziert werden. Die seitlichen Wurzelkanäle dagegen und das teils kilometerlange Röhrensystem bleiben unangetastet. Die aus Eiweiß und Fett bestehenden Nerven- und Blutgefäßreste in ihnen zerfallen zu leichengiftartigen Substanzen. Unter anderem entstehen dabei Schwefelwasserstoff, Mercaptan, Putrescin, Kadaverin, Skatol und Thioäther – allesamt sehr toxische Stoffe, die über das Blut auch in andere Organe gelangen können. Gleichzeitig besetzen Bakterien die Zahnkanäle und die Zahnfleischtaschen, weshalb nach ein bis zwei Jahren auch im umliegenden Gewebe Zahnfleisch- und Zahnbeinentzündungen entstehen können.
In wurzeltoten und ehemals oder aktuell amalgamgefüllten Zähnen können zudem bestimmte Krankheitserreger im Zahn und der Wurzelspitze vorhandene Quecksilberablagerungen zu besonders giftigen organischen Quecksilberformen umwandeln. Auch die bei der Behandlung in den Wurzelkanal eingebrachten Chemikalien selbst sind oft giftig; zuweilen enthalten sie sogar Arsen, Formaldehyd oder Kadmium. Über das Zahnbein gelangen diese Gifte in den Kiefer und den gesamten Körper. Zu guter Letzt stellen wurzeltote und wurzelbehandelte Zähne ein Störfeld im Körper dar. Denn sie blockieren die Kanäle im Körper (Meridiane), durch welche die Lebensenergie ungestört zu den Organen fließen soll.

ENTZÜNDUNGEN IM KIEFER

Im Kiefer befindliche Entzündungen können die gleiche negative Wirkung verursachen wie wurzeltote Zähne. Dies ist umso fataler, weil die Entzündungen nach der Entfernung eines Zahns im Kieferknochen zurückbleiben. Bei der Entfernung eines Weisheitszahns können während der Heilung der Extraktionswunde Baktieren in die Wunde gelangen und luftdicht verschlossen werden. Auch dadurch können sich im Kieferknochen Entzündungen bilden, die sich von dort über Jahre hinweg unbemerkt im Knochen aus-

INFO

Parodontitis

Allein in Deutschland sind etwa 33 Prozent der Bevölkerung von Entzündungen des Zahnhalteapparates (Parodontitis) betroffen: Bestimmte Bakterien setzen sich in die Zahnfleischtaschen, bilden Beläge und verursachen Entzündungen und weiteren Rückgang des Zahnfleisches. In den entzündeten Gebieten bilden sich in der Regel ähnliche Gifte und Stoffwechselprodukte von Krankheitserregern wie bei toten Zähnen. Die Entzündung kann sich zudem am Zahnhals immer tiefer in Richtung Wurzelspitze und Kieferknochen vorarbeiten und schließlich zur Lockerung und Ausfall des Zahns führen. Und es bleibt nicht bei lokalen Folgen. Paradontitis wirkt sich auch negativ auf den gesamten Körper aus. Nach einer Zusammenfassung im Deutschen Ärzteblatt vom 29. April 2011 erhöht sie das Risiko für Herzinfarkte um das Zwei- bis Dreifache, für Diabetes sowie Arthritis um das Sechsfache und für Schlaganfälle sowie Frühgeburten um das Siebenfache.
Das Paradontitisrisiko wird durch jahrzehntelange Fehlernährung mit entsprechendem Vitalstoffmangel noch erhöht. Denn dieser schwächt das Immunsystem ebenso wie Rauchen. Ablagerungen von kohlenhydrathaltigen Essensresten am Zahnhals, die sich mit der Zeit zu regelrechten Belägen und Zahnstein entwickeln können, wirken sich negativ auf den Zahnhalteapparat aus. Deshalb sollten Sie durch eine entsprechende Ernährung vorbeugen beziehungsweise den Zahnstein regelmäßig beim Zahnarzt entfernen lassen. Mögliche potenziell giftige Substanzen, wie Fluorid oder Quecksilber, könnten die Bindegewebsfasern des Zahnhalteapparats ebenfalls schädigen.
Auch bewusstes oder unbewusstes Zähneknirschen kann durch Überlastung des Zahnhalteapparats zu Paradontitis führen. Nicht zuletzt kann auch falsche Mundhygiene Gefahren mit sich bringen: Zu häufiges Zähneputzen (mit zu viel Druck, zu harten Zahnbürsten und schleifmittelhaltigem Zahnpflegemittel) kann zu einem zu schnellen Rückgang des Zahnfleisches und damit zu besseren Besiedlungsmöglichkeiten für Bakterien führen.
Um Parodontitis von vornherein zu vermeiden, empfiehlt sich eine Ernährungsumstellung auf natürliche, wirkstoffreiche Kost. Auch Zähneputzen mit weicher Zahnbürste und nur leichtem Druck (in etwa dem Gewichtes einer Orange entsprechend) sowie die Paradontitisbehandlung beim Zahnarzt sind wirksam. Als Zahnpflegemittel eignen sich Natriumbicarbonat, Xylit-Pulver und Pflanzenöle (siehe Kasten Seite 39), zum Beispiel Salbei und Thymian. Zahnseide reinigt effektiv die Zahnzwischenräume. Sie sollte jedoch nur vorsichtig und nach Anleitung angewendet werden, damit das Zahnfleisch nicht geschädigt wird.

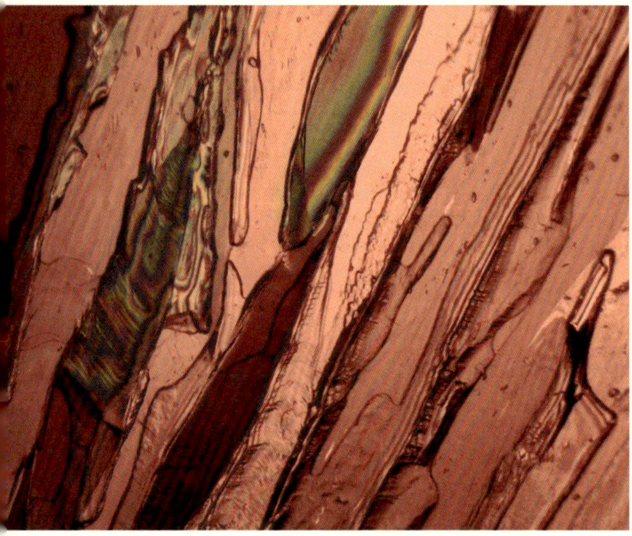

breiten. Sie schmerzen in der Regel nicht und sind in normalen Röntgenaufnahmen oft nicht auszumachen; dazu bedarf es moderner dreidimensionaler Aufnahmen mittels Digitaler Volumen Tomographie (DVT) oder Ultraschalldiagnostik (Cavitat).

TOXISCHE MESSUNG

In Gewebeproben entzündeter Kieferareale und toter Zähne bilden sich verschiedene Entzündungshormone (Zytokine) – unter anderem der Entzündungsstoff RANTES, das bei vielen Krankheiten, insbesondere auch bei Krebserkrankungen, wachstumsfördernd wirkt. Mithilfe eines speziellen Tests (OroTox), der vom ehemaligen Leiter des chemischen Institutes der Universität Kentucky, Professor Boyd Haley, entwickelt wurde, können Zahngifte im Mund nachgewiesen werden. Der Test kostet pro Zahn etwa 50 Euro und kann bei manchen Zahnärzten durchgeführt werden. Ergibt die Messung sehr niedrige toxische Werte, können die Zähne im Mund bleiben. Bei hohen Werten ist dagegen eine Entfernung zu empfehlen. Naturheilkundlich orientierte Ärzte empfehlen ebenso wie der 1998 verstorbene deutsche Krebsforscher Dr. Josef Issels grundsätzlich, tote Zähne bei schweren Krankheiten und Krebs entfernen und Kieferentzündungen unbedingt behandeln zu lassen. Als Zahnersatz bieten sich metallfreie Brücken oder metallfreie Zirkonimplantate an.

TITANIMPLANTATE

Titanimplantate galten lange Zeit als gut verträglich. Weil Titan zu den unedlen Metallen zählt, bildet es beim Kontakt mit Sauerstoff an der Oberfläche eine Oxidschicht, die es vor Korrosion schützen soll. Trotzdem lassen sich nach einer neusten Studie, einer Forschergruppe um Alfredo Sanz-Medel von der Universität Oviedo in Spanien (2011), bei Menschen mit Titanimplantaten (Platten, Prothesen) deutlich mehr Titanpartikel im Blut nachweisen als bei titanfreien Personen. Gleichzeitig findet sich nach Erfahrung von Zahnärzten beim Ausbau von Titanimplantaten eine selbst mit dem bloßen Auge erkennbare graue Verfärbung im umgebenden Gewebe. Ein Blick ins Mikroskop zeigt, dass sich hier vermehrt Zellen des Immunsystems finden, die Titanpartikel enthalten. Wegen dieser Beobachtungen ist Titan ebenso wie aufgrund vielfach beschriebener Unverträglichkeitsreaktionen in letzter Zeit verstärkt in die Kritik geraten. So veröffentlichte zum Beispiel eine Forschergruppe um den Zellbiologen Jürg Tschopp an der Uni Lausanne 2011 bedenkliche Forschungsergebnisse: Titandioxid wird von unseren Immunzellen ähnlich verarbeitet wie Asbestfasern. Es werden Entzündungsstoffe freigesetzt, die über die Jahre zu schweren Krankheiten führen könnten, wie Krebs, Alzheimer und Herzinfarkt. Auch ein Forschungsbericht der Technischen Universität München aus dem Jahr 2011 bekräftigt das Schädigungspotenzial von Titandioxid. Es erhöht das Stresshormon Noradrenalin und lässt dadurch das Herz schneller schlagen. Die gesundheitlichen Nachteile liegen auf der Hand: Eine höhere Herzfrequenz kann unabhängig von anderen Risikofaktoren zu einem verfrühten Tod führen. Laut einer 2009 von einer Arbeitsgruppe der Universität von Californien in Los Angeles um Robert Schiestl publizierten Untersuchung an Mäusen soll Titandioxid zudem Genschäden verursachen. An 54 Patienten mit chronischer Müdigkeit, Schmerzen an Gelenken, Muskeln und Nerven, Depressionen, Hautausschlägen, multipler Chemikalienunverträglichkeit und neurologischen Beschwerden konnte zudem 2006 nachgewiesen werden, dass durch die Entfernung der Titanimplantate eine dramatische Verbesserung des Gesundheitszustandes erreicht werden kann.

TIPP

Achtung, Titan

Titan ist nicht nur in Implantaten enthalten. Es wird als Titanoxid wegen seiner weißen Farbe gern als Färbemittel und Weißmacher eingesetzt. Man findet es beispielsweise in Nahrungsergänzungsmitteln und Medikamenten, in Reinigungs- und Sonnenschutzmitteln sowie in Kaugummis und Zahncremes (auch in Bioprodukten).
Titandioxid, das in der Regel als Nanopartikel verwendet wird, hat in Zellversuchen schädliche Wirkungen gezeigt. Der kritische Blick auf die Verpackung lohnt sich daher auch, wenn (noch) keine Allergie besteht. Andere Bezeichnungen für Titandioxid in der »Zutatenliste« sind: E171, CI 77891, Pigment White 6, Titanium dioxide, titanium (IV) oxide, titanium oxide rutile, dioxotitanium und Titanium oxide (TiO_2).

WIE LÄSST SICH TITAN NACHWEISEN?

Titan ist nicht nur in Implantaten enthalten, sondern auch in vielen Medikamenten, Vitaminpillen oder Sonnenschutzcremes. Vermutlich reagieren bis zu 15 Prozent der Bevölkerung auf die Aufnahme dieses Titandioxides mit meist unspezifischen Beschwerden, die von Migräne, Müdigkeit und Antriebslosigkeit bis hin zu Herzrhythmusstörungen reichen können. In der Praxis treten zudem immer mehr Fälle von zum Teil schweren systemischen Erkrankungen auf, die möglicherweise auf Titan zurückzuführen sind, etwa Rheuma, Parkinson, Depressionen sowie eine Vielzahl anderer Beschwerden.

»Schleichende« Vergiftung

Weil die Beschwerden erst verzögert nach Aufnahme von Titan (etwa in Medikamenten) auftreten und über 24 Stunden anhalten, können Betroffene und Ärzte sie dem Auslöser oft nicht zuordnen. Genauso können auch nach der Implantation von Titan Wochen oder Monate vergehen, bis Beschwerden oder Krankheiten auftreten. Obwohl Immunreaktionen auf Titan also nicht selten sind, bleiben sie doch mithilfe herkömmlicher Tests, wie zum Beispiel einem Provokationstest der Haut (Epikutantest) oder einem Lymphozytentransformationstest (LTT-Test), unentdeckt. Denn im Gegensatz zu anderen Metallen reagiert Titan nicht gut mit körpereigenen Eiweißen und so bilden sich auch keine allergieauslösenden Antigene. Man kann daher davon ausgehen, dass bei einem nicht unerheblichen Teil der Bevölkerung mentale Probleme und chronische Erschöpfungszustände durch den unabsichtlichen und regelmäßigen Konsum von Titandioxid verursacht werden.

Für den Nachweis von Immunreaktionen wird daher ein spezieller LTT (MELISA-Test) und ein Titan-Stimulationstest beim Hausarzt empfohlen (Kosten 70–100 Euro). Bei einem positivem Ergebnis und deutlichen Beschwerden empfiehlt es sich, die titanhaltigen Implantate entfernen zu lassen und titanhaltige Medikamente, Zahn- und Sonnenschutzcremes zu vermeiden.

MÜSSEN ALTE IMPLANTATE UNBEDINGT ENTFERNT WERDEN?

Grundsätzlich sind Titanimplantate im Kieferbereich – und hier wegen der Nähe zum Gehirn insbesondere im Oberkiefer – kritischer zu bewerten als Implantate in anderen Körperarealen, wie zum Beispiel an der Hüfte. Denn Mund und Kieferraum gehören zu den am stärksten innervierten Körperbereichen, weshalb Titanpartikel viel besser in das Nervengewebe gelangen können. Hinzu kommt: Wenn Sie Amalgamfüllungen haben oder hatten, befindet sich im Kieferknochen vermehrt Quecksilber. Die in den kontaminierten Kieferknochen eingeschraubten Titanimplantate können dann zu einem »Batterieeffekt« führen, bei dem verstärkt Quecksilber freigesetzt wird. Darüber hinaus wirken Titanimplantate wie Antennen und verstärken die Strahlenbelastung des Gehirns durch Handys und andere schnurlose Hightech-Geräte.
Tatsächlich brachte die Entfernung der Titanimplantate schon bei vielen Patienten eine gesundheitliche Verbesserung oder sogar eine vollständige Heilung. Allerdings ist der Eingriff sehr aufwendig und daher sicherlich nicht in jedem Fall angebracht. Besonders wenn keine schweren Krankheiten oder Sensibilisierungen vorliegen, kann man versuchen, den allgemeinen Gesundheitszustand erst einmal mit den im zweiten Kapitel dieses Buches beschriebenen Maßnahmen zu verbessern. Nur wenn keine Besserung eintritt, sollten Sie über eine Entfernung nachdenken.

Als Alternative für Titanimplantate eignet sich die neuere Generation von Zirkonoxidkeramik. Dieses Material ist dem Titan von seiner Haltbarkeit her mindestens ebenbürtig. Seine mechanischen Eigenschaften sowie die Verträglichkeit sind sogar deutlich besser.

KUNSTSTOFFE

Kunststoffe sind aus unserer heutigen Welt nicht mehr wegzudenken – und sie machen leider auch vor unserem Körper nicht halt. Wir nehmen ihre Bestandteile beispielsweise über Nahrungsmittel und Getränke auf, die in Kunststoffbehältern oder -flaschen verpackt sind. Zahnfüllungen, Zahnspangen und Kleber aus Kunststoff tragen in nicht unerheblichem Maß ebenso zur Belastung bei. Denn viele kunststoffhaltige Zahnfüllmaterialien und Kleber, beispielsweise Komposite, basieren auf Acrylaten, die unter UV-Licht bestenfalls zu 95 Prozent härten. Die Rest-Acrylmonomere können über die Dentinkanäle des Zahns oder über den Speichel in den Körper eindringen und dort auch Entzündungen oder allergische Symptome auslösen. Dasselbe gilt bei in Zahnlabors gefertigten Füllungen.
Manche Kunststofffüllungen können zudem bis zu drei Monate Formaldehyd freisetzen. Dieser Giftstoff kann Haut, Atemwege und Augen reizen, Allergien verursachen, Gedächtnisleistung und Konzentrationsfähigkeit herabsetzen und im schlimmsten Fall sogar Krebs auslösen. Einige Kunststoffbestandteile mit den exotischen Namen BIS-GMA, TEGDMA und HEMA wirken darüber hinaus genverändernd und krebserzeugend.

DAS RISIKO MINIMIEREN

Es gibt Kunststoffmaterialen, die arm an Acrylat und Bisphenol sind oder sogar ganz ohne diese Giftstoffe auskommen. Darüber hinaus kann der

Zahnarzt durch eine fachgerechte Technik die Aushärtung des Kunststoffs verstärken. Dazu trägt er jeweils nur dünne Schichten auf und härtet diese jeweils mit dreifacher Lichtleistung möglichst lange.
Wenn Sie auf Nummer sicher gehen wollen, können Sie vor der Verwendung mithilfe einer einfachen Blutuntersuchung (LTT-Test) die Verträglichkeit der verschiedenen Kunststofffüllungen testen lassen (Adressen entsprechender Labors finden Sie auf Seite 204; Kosten ca. 100 Euro). Allerdings ist dieser Test keine Garantie, ob Sie in der Zeit nach dem Einbau nicht doch eine Unverträglichkeit entwickeln. Grundsätzlich jedoch gilt die Empfehlung: Lassen Sie im Kaubereich keinen Kunststoff einsetzen, sondern entscheiden Sie sich für Inlays oder Teilkronen aus Keramik (mit Zement eingesetzt).

INFO

Zahncremes

Für die Auswahl von Zahncremes oder Mundspüllösungen gilt der Grundsatz: Greifen Sie nur zu solchen Produkten, die Sie ohne gesundheitliche Gefahr schlucken können – auch wenn das bedeutet, dass etwa 90 Prozent aller Produkte auf dem Markt nicht in die engere Wahl kommen. Denn sie enthalten Fluoride (siehe Seite 40 f.), die während des Zähneputzens über die Mundschleimhaut aufgenommen werden. Weitere kritische Inhaltsstoffe in Zahnputzmitteln und Spüllösungen sind Titandioxid (siehe Seite 37), giftiges Zinn, Strontium und nicht unbedenkliche Desinfektionsmittel.
Nicht zuletzt enthalten viele handelsübliche Zahncremes Schleifmittel, die mit der Zeit immer mehr die Zahnoberfläche (Zahnschmelz) angreifen und sogar giftiges Quecksilber aus Amalgamfüllungen freisetzen können.
Mit den folgenden Mitteln können Sie Ihre Zähne ohne Bedenken putzen:

- **Xylit,** ein Zuckeralkohol aus der Apotheke, beseitigt kariesauslösende Mundbakterien und fördert die Speichelproduktion. Speichel wiederum kann den Zahn remineralisieren. Geben Sie zum Zähneputzen einen halben Teelföffel Xylitpulver in den Mund, speicheln Sie es ein und putzen Sie erst dann mit der trockenen Zahnbürste die Zähne. **Wichtig:** Benutzen Sie nur Xylit aus Baumrinde. Aus Mais gewonnenes Xylit stammt meist von genmanipulierten Pflanzen.
- **Natriumbicarbonat** (Natron) ist in jedem Supermarkt oder Drogeriemarkt erhältlich. Es hat eine ausgesprochen gute Reinigungsfähigkeit, fängt zahnschädigende Säuren im Mundraum ab und verhütet so die Kariesbildung. Man streut das Pulver auf die nasse Zahnbürste und putzt damit wie gewohnt die Zähne.
- **Kräuteröle** aus der Apotheke, insbesondere Salbei- und Thymianöl, lassen sich ebenfalls zur Pflege von Zähnen und Zahnfleisch einsetzen. Geben Sie einfach einen Tropfen Öl auf die Zahnbürste und putzen Sie damit wie gewohnt die Zähne.

Ganz wichtig: Putzen Sie Ihre Zähne nie unmittelbar nach dem Verzehr von sauren Speisen oder Früchten. Denn die Säure im Essen macht den Zahnschmelz weicher, Bürsten und Schleifmittel in Zahncremes hinterlassen so feine Rillen in der Zahnoberfläche.

Fluor – schützt es wirklich vor Karies?

Unter allen chemischen Elementen weist Fluor die größte Elektronegativität auf. Das bedeutet, dass sich Fluor sofort und sehr fest mit anderen Elementen oder Molekülen verbindet. Aus diesem Grund kommt es in der Natur nie isoliert vor, sondern bildet zum Beispiel mit Kalzium Kalzium-, mit Natrium Natriumfluorid.

Die USA und sieben weitere Industrienationen setzen dem Trinkwasser seit vielen Jahren Fluor zu, weil es angeblich Karies verhindern kann. Aus dem gleichen Grund wird Fluorid seit Jahrzehnten weltweit auch in Zahncremes, Mundspüllösungen und als Tabletten gegen Karies eingesetzt. Fluor findet sich darüber hinaus in vielen Psychopharmaka, in Antibiotika, Chemotherapeutika und in Mitteln gegen Knochenerweichung (Osteoporose). Selbst Kochsalz setzt man es seit einiger Zeit zu – und damit ist es automatisch auch in vielen Fertignahrungsmittel und Backwaren enthalten. Nicht zuletzt steckt Fluor in Abgasen, wasserabweisender Kleidung, Antihaftkochgeschirr, Klebestreifen und Skiwachsen. Weil es in Insektenvernichtungsmitteln zum Einsatz kommt, finden sich sogar in manchen konventionell angebauten Früchten, Beeren und Nüssen sowie in Mehl und Trockeneipulver Fluorverbindungen.

FLUOR KANN KARIES BEGÜNSTIGEN

Die **»Überversorgung« mit Fluorid** bleibt nicht ohne Folgen: Nach Angaben von Zahnärzteorganisationen weisen mindestens 15 bis 20 Prozent aller Kinder in Deutschland eine Fluorose (chronische Fluorvergiftung) auf, die durch eine Überdosierung von Fluoriden bedingt ist. Es bilden sich kleine weiße oder braune Flecken im Zahnschmelz, die lebenslang bestehen. Fluor macht die Zähne und die Knochen brüchiger, sie verlieren ihre Elastizität.

Statistisch betrachtet nahm die Karieshäufigkeit bei Kindern zwar in den letzten Jahren ab. Ob, wie oft behauptet, die Fluorprophylaxe im Säuglingsalter dafür verantwortlich ist, sei dahingestellt. Tatsächlich ist in den beiden vergangenen Jahrzehnten der Anteil gesundheitsbewusster Mütter stark gestiegen. Frauen stillen mehr und bieten ihren Babys vollwertige Nahrung an. Sie wissen, dass in vielen Babytees und -breien sehr viel Zucker steckt, dass Dauernuckeln am Fläschchen den Zähnen schadet und Zahnhygiene schon im Babyalter beginnen sollte. Es scheint also immer wahrscheinlicher, dass **Karies kein Fluormangelproblem** ist. Das hat auch die Schweizer Stadt Basel erkannt. Dort stoppten die Verantwortlichen 2003 nach 41 Jahren die Trinkwasserfluoridierung. Der Grund: Die Kariesrate unterschied sich gegenüber unfluoridierten Gegenden nicht. Dagegen wurden bedenkliche **Überdosierungserscheinungen** bekannt, wie Zahn- und Knochenfluorose. Es gab sogar Hinweise dafür, dass die Krebsrate stärker anstieg – eine Beobachtung, die auch auf andere Städte mit fluoridiertem Trinkwasser zutrifft. Einsatz und Dosierung von Fluoriden wird daher immer kritischer diskutiert. Heute raten sogar die amerikanische Seuchenbehörde CDC und die Zahnärztegesellschaft ADA, früher stärkste Verfechter von Trinkwasserfluoridierung, davon ab, Säuglingen fluoridiertes Wasser zu geben.

SCHÄDLICHE NEBENWIRKUNGEN

Fluor ist wie Quecksilber oder Blei kein **lebensnotwendiges Element** und hat daher keinerlei biologische Funktion im Körper. Im Gegenteil: Fluoride

- hemmen in höchstem Maße körpereigene Enzyme, blockieren dadurch viele Stoffwechselvorgänge und lassen Knochen sowie Bindegewebe verkalken und härter werden.
- beschleunigen den Alterungsprozess. Sie zerstören das Kollagen, verringern so die Elastizität des Bindegewebes und fördern den Rückgang des Zahnfleisches.
- fördern möglicherweise die frühzeitige Verkalkung der Zirbeldrüse, die für die Produktion des Hormons Melatonin verantwortlich ist. Melatonin regeneriert das Nervensystem, macht jung, sorgt für gesunden Schlaf und wirkt als starkes Antioxidans.
- reichern sich in der Schilddrüse an und können eine Ursache für Schilddrüsenunterfunktion und Schilddrüsenkrebs sein.
- können den Blutzucker oder eine Insulinresistenz erhöhen und Diabetes verstärken.
- stehen im Verdacht, Krebserkrankungen, insbesondere Knochentumore, zu fördern.
- schädigen möglicherweise das Gehirn und verursachen eine Abnahme der Intelligenz. Kinder, die fluoridiertes Wasser (Fluorgehalt unterhalb der Grenzwerte der US-EPA) erhielten, hatten doppelt so oft geistige Entwicklungsverzögerung wie in einer »fluorfreien« Vergleichsgruppe. Außerdem finden sich unter ihnen dreimal weniger Kinder mit mittlerem oder hohem Intelligenzquotient.
- können durch chemische Reaktionen zu einer verstärkten Quecksilberfreisetzung aus Amalgamfüllungen führen. Fluor fördert die Aufnahme von anderen giftigen Metallen (etwa Aluminium) in den Körper und in das Gehirn. Zudem verstärken Fluoride die giftigen Wirkungen von Quecksilber und Kunststoffen deutlich.

WENIGER IST MEHR

Reduzieren Sie die Aufnahme, indem Sie auf **fuorfreie Mundhygienemittel** ausweichen. Wenn Sie in einer Region leben oder Urlaub machen, in der das Trinkwasser mit Fluor angereichert wird, sollten Sie das Wasser mithilfe eines Destilliergeräts, Umkehrosmose oder gleich zu **ionisiertem Basenwasser** mit Vorreinigung durch KFD-Filtersysteme oder zu Mineralwasser (nur in Glasflaschen) greifen. Sprechen Sie mit Ihrem Arzt oder Apotheker über Alternativen zu fluorhaltigen Medikamenten. Verzichten Sie zudem weitgehend auf fluoridiertes Salz, Teflongeschirr, Fluorwachs für Ski und fluorhaltige Textilien.

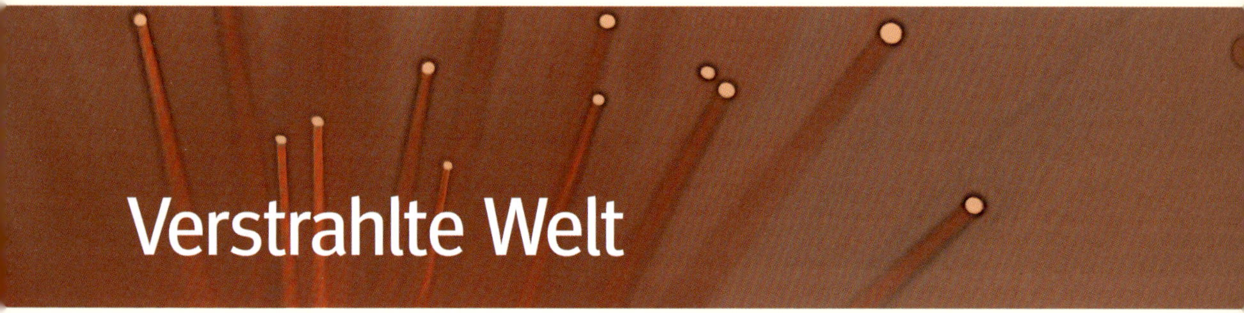

Verstrahlte Welt

*2011 forderte der Europarat die Regierungen der EU auf, die **Grenzwerte** für Funk und Mobilfunk deutlich zu senken. Das Europaparlament vergleicht die **Gefahren durch Mobilfunk** mit denen von Asbest.*

ALLEIN IN DEUTSCHLAND gibt es über 100 Millionen Handyverträge, weltweit sind über fünf Milliarden Mobiltelefone in Betrieb. Abgesehen von Säuglingen und hochbetagten Senioren nutzt mittlerweile faktisch jeder Erdenbürger den Mobilfunk. Doch mit Sicherheit wissen nur die allerwenigsten, welche gesundheitlichen Gefahren von den kleinen Geräten ausgehen.

Im Mai 2011 stufte die Internationale Krebsforschungsagentur der Weltgesundheitsorganisation (WHO) Mobilfunk als »möglicherweise krebserregend« (Stufe 2B) ein. Damit steht Mobilfunk auf der gleichen Stufe wie Pestizide, DDT, Chloroform, Pilzgifte, Autoabgase, Schwermetalle (Blei), Bakterien und Viren wie das Humane Papilloma Virus (HPV), das unter anderem Gebärmutterhalskrebs verursachen kann. Auch die russische Strahlenschutzkommission (RNC-NIRP) schlug im April 2011 Handyalarm: Der immense Anstieg an Erkrankungen in den letzten zehn Jahren, besonders unter Kindern und Jugendlichen, sei besorgniserregend. So stiegen zum Beispiel die Zahl der Erkrankungen des Zentralnervensystems sowie der Immunsystemstörungen bei Jugendlichen um 85 Prozent. Bei Kindern unter 14 Jahren treten verschiedene Krankheiten, wie zum Beispiel Gehirnkrebs, ADHS, Depressionen und Bluthochdruck um über 60 Prozent häufiger auf. Der Leiter der Strahlenschutzkommission, Jury Grigoriev, gibt zu bedenken: »In den Vier-Jahres-Kontrollen von 196 Kindern im Alter von sieben bis zwölf Jahren, welche alle Benutzer von mobilen Kommunikationsgeräten waren, wurde im Vergleich zu der Kontrollgruppe ein stetiger Rückgang der kognitiven Funktionen festgestellt.« Vereinfacht gesagt bedeutet dies, dass diese Kinder weniger schlau sind als ihre Altersgenossen.

Dies bestätigte 2010 auch die Epidemiologin Leeka Kheifets von der Universität für öffentliche Gesundheit in Los Angeles: »Siebenjährige Kinder, die im Mutterleib und nach der Geburt

Mobiltelefonen ausgesetzt waren, haben ein höheres Risiko für Verhaltensprobleme.« Schon zwei Jahre zuvor konnte ihre Forschungsgruppe nachweisen, dass Kinder häufiger hyperaktiv sind oder Verhaltensstörungen zeigen, wenn ihre Mütter während der Schwangerschaft schnurlos telefonierten. Wenn diese Kinder vor ihrem siebten Lebensjahr auch noch selbst ein Handy gebrauchten, kam es bei 25 Prozent zu seelischen Problemen, 34 Prozent hatten Schwierigkeiten mit Altersgenossen, 35 Prozent zeigten Hyperaktivität und 49 Prozent ein auffälliges Verhalten.

INFO

Zell- und Tierschäden in Experimenten

Versuche mit menschlichen Zellen und Tieren zeigen mehr als eindeutig: Mobilfunk, UMTS und WLAN unterhalb der geltenden Grenzwerte dringen tief in den Körper ein, verändern das Erbgut (eine Voraussetzung für die Entstehung von Krebs und Erbkrankheiten), erhöhen die Belastung mit schädlichen freien Radikalen, öffnen die Blut-Hirn-Schranke, lassen schädliche Eiweiße ins Gehirn kommen und dort ablagern, reduzieren die Gedächtnisleistung, schwächen das Immunsystem, verstärken die Wirkung bestimmter Enzyme (MMP8), die das Bindegewebe auflösen, können Parodontitis auslösen und uns früher altern lassen, schädigen die Samenzellen (Spermien und die Nachkommen), führen zu Unfruchtbarkeit, vermindern bei männlichen Tieren die Testosteronwerte (männliches Hormon), können das Auge schädigen, verändern die Gehirnfunktion, töten Nervenzellen, verändern die Schilddrüsentätigkeit und erhöhen das Krebsrisiko. Mobilfunkbestrahlte Ratten (eine Stunde Strahlung pro Tag) leben nur halb so lang wie unbestrahlte Tiere.

GEFÄHRLICHE ELEKTROMAGNETISCHE FELDER

Handys senden künstliche, hochfrequente elektromagnetische Felder (HF-EMF) aus. Die modernen schnurlosen Kommunikationssysteme benutzen dabei digital gepulste Strahlungen. Das heißt, die Funkwellen werden nicht wie die Lichtstrahlen der Sonne analog (kontinuierlich) abgestrahlt, sondern portionsweise und salvenartig abgefeuert. Könnte man sie sehen, glichen sie den kurzen, aber heftigen Lichtblitzen eines Stroboskops. Sie ahnen vermutlich schon, dass so ein pulsartig abgestrahltes Licht eine ganz andere biologische Wirkung hat als gleichmäßiges Licht. Und so sind auch die Spitzenenergiewerte der Funkpakete um ein Vielfaches höher als die Mittelwerte, nach denen sich die Grenzwerte richten.

Wissenschaftler wiesen anhand von Elektroenzephalogrammen (EEG) nach, dass die Strahlung die menschlichen Gehirnwellen durcheinanderbringen kann. Erste Studien dazu liefen in den 1990er-Jahren an der Universiät Rostock. Neue Studienergebnisse der Universität Toronto (Kanada) zeigen außerdem, dass auch Herzschlag und Herzfunktion aus dem Takt gebracht werden können. Das Fatale ist: Die Veränderungen zeigen sich nicht nur während eines Telefonats. Sie bleiben bis zu 40 Minuten nach dem Handygespräch bestehen. Und nicht nur das Handy ist gefährlich. Ähnliche Strahlungen wie Mobilfunk, TETRA, UMTS und LTE (dritte und vierte »Mobilfunkgeneration«) senden auch Schnurlostelefone (DECT), Funkinternet (WLAN), Funk-Babyphone, schnurlose Telespiele, moderne elektronische Heizungsmesszähler, intelligente Stromzähler (Smart Meter), Funk-DSL-Anlagen und in Zukunft auch Autos und Wasserzähler aus. Nicht zu vergessen die vielen Millionen Sendemasten, die ebenfalls permanent strahlen. Dabei sind die technischen Strahlungen der rund 20.000 Weltallsatelliten sowie des terrestrischen Funks, wie Radio, Fernsehen, Radar, Amateur- und privaten Sendeanlagen, noch gar nicht mitgezählt.

KRANK DURCH HANDY UND WLAN

Ein Arzt aus Naila konnte schon 2004 nachweisen, dass Menschen, die länger als fünf Jahre in der Nähe von Mobilfunktürmen wohnen, bis zu dreimal häufiger und früher an Krebs sterben. Mittlerweile gibt es noch mehr wissenschaftliche Untersuchungen, die diese Ergebnisse bestätigen. So untersuchten beispielsweise 2011 Forscher der Universität Belo Horizonte/Brasilien 219.873 Einwohner: Je näher die Menschen an Mobilfunkanlagen lebten, desto häufiger starben sie an Krebs. Doch nicht nur das Krebsrisiko ist erhöht. Studien aus Spanien, Frankreich, Deutschland und Österreich belegen, dass Anwohner von Mobilfunkanlagen häufiger über Schlafstörungen, Depressionen, Gelenkbeschwerden, Infektanfälligkeit, Hautveränderungen, Sehstörungen. Bauchbeschwerden, Kribbeln der Füße, Tinnitus, Schwindel, Kopfschmerzen, Tagesmüdigkeit, Blutdruckschwankungen und Gedächtnisstörungen klagen als andere Menschen. Weil sich die Fließeigenschaften des Blutes durch Mobilfunkstrahlung verändern, kann auch die Glukoseaufnahme des Gehirns sinken. Die Nerven leiden, weil sie nicht mehr ausreichend mit Energie versorgt werden, das Alzheimer-Risiko steigt möglicherweise. Sogar die Hormonwerte verändern sich: Der Stresshormonpegel ist erhöht, die antidepressiven Nervenbotenstoffe wie Phenyletanolamin und Dopamin dagegen erniedrigt. Das fördert die Entstehung von Depressionen und Burnout-Syndrom. Das Jugend- und Schlafhormon Melatonin wird gehemmt, was das Risiko für Bluthochdruck, Krebs und verfrühtes Altern deutlich erhöht. All diese Auswirkungen betreffen, wie schon gesagt, nicht nur Mobilfunkanlagen, sondern praktisch alle Kommunikationsfunkanwendungen. Auch vom Handy selbst gehen gesundheitliche Gefahren aus. Alle verfügbaren Studien ergaben, dass Langzeit-Mobilfunktelefonierer häufiger Hirnkrebs, Augenkrebs und Mundspeicheldrüsenkrebs bekommen. Bei männlichen Vieltelefonierern sind oft sogar die

INFO

Zu hohe Grenzwerte

Die Grenzwerte für Mobilfunkstrahlung wurden vor über 14 Jahren von der Internationalen Kommission zum Schutz vor nichtionisierenden Strahlen (ICNIRP), einem privaten Verein bei München, festgelegt und von einigen Staaten, auch Deutschland, übernommen, ohne sie weiter zu überprüfen. Doch die Werte sind viel zu hoch und schützen allenfalls kurzzeitig vor Verbrennungen. Langzeitauswirkungen und biologische Wirkungen, wie zum Beispiel Krebs, wurden nicht berücksichtigt. Zum Glück haben mittlerweile verschiedene Organisationen und Regierungen die ICNIRP-Grenzwerte als falsch, zu hoch und gesundheitsschädlich eingestuft. Auch das EU-Parlament (Beschluss 2008/2211(INI) vom 2. April 2009) forderte die Regierungen zur Senkung der Grenzwerte auf. Der Europarat forderte daraufhin im Mai 2011 eine Grenzwertsenkung und ein WLAN-Verbot in Schulen. Zumindest Frankreich hat die Handynutzung für Kinder bereits verboten.

Spermien (Samenzellen) geschädigt; deren Qualität reduziert sich allein schon dadurch, dass die Männer ein Handy in der Hosentasche tragen. Dazu gibt es mittlerweile über 20 Studienergebnisse. Besonders gefährlich scheinen die Strahlen zu sein, wenn sich Metalle im Körper befinden. Eine finnische Arbeitsgruppe konnte 2006 bis 2009 nachweisen, dass die Strahlenstärken sich an den betroffenen Regionen bis um das 700-Fache verstärken. In unserer modernen Welt lebt es sich daher vielleicht besser ohne Zahnmetalle, Piercings, Metallschmuck oder Metallbrillen.

IMMER MEHR MENSCHEN SIND ELEKTROSENSIBEL

Auch wenn längst nicht jeder Handybesitzer sofort an Krebs erkrankt: Schätzungen des Bundesamtes für Strahlenschutz zufolge geben etwa acht Prozent der Bevölkerung an, wissentlich elektrosensibel zu sein. Allein in Deutschland sind damit immerhin über sechs Millionen Menschen betroffen – Tendenz steigend. Weil die meisten Menschen jedoch nicht wissen, dass Strahlungen ihre Beschwerden auslösen können, geht so mancher Wissenschaftler von einer weitaus höheren Dunkelziffer aus. Zu den häufigsten Symptomen, unter denen Elektrosensible leiden, wenn sie Strahlung (auch mit einer Latenz von Stunden und Tagen) ausgesetzt sind, zählen: Erschöpfung, Kopfschmerzen, Müdigkeit, Schlafstörungen, Reizbarkeit, Nervosität, Depressionen, Gedächtnisstörungen, Konzentrationsschwäche, Schwindel, Ohrgeräusche, Herz-Kreislauf-Störungen, Hör- und Sehstörungen, Hautbrennen, Nasenbluten, Verwirrtheit, Gesichtsfeldeinengung und Blutzuckerabfall bis hin zur Bewusstlosigkeit. Und die Strahlung macht nicht nur selbst krank. Sie hindert den Körper möglicherweise auch daran, sich von anderen Giftstoffen zu entledigen. Das zeigt eine US-amerikanische Studie aus dem Jahr 2007. Der Epidemiologe George Carlo fand heraus, dass autistische Kinder, die sich einige Zeit in einer funkarmen Umgebung aufhielten, vermehrt Quecksilber entgiften konnten und dabei klinische Verbesserungen zeigten. Diese positive Wirkung beschränkt sich nicht nur auf Kinder. Praktisch alle Personen, ob krank oder gesund, fühlen sich nach einer Stunde bis einer Woche in einer funkarmen Umgebung deutlich vitaler und erfahren oftmals wundersame Heilungen.

SCHUTZ VOR STRAHLUNG

Um das Risiko, das von den elektromagnetischen Strahlen ausgeht, zu reduzieren, genügt es für Gesunde oft schon, sich an die offiziellen Verlautbarungen des Bundesamtes für Strahlenschutz zu halten: Weichen Sie, wann immer dies möglich ist, auf schnurgebundene Kommunikationssysteme aus. Begrenzen Sie die Dauer des Handytelefonats. Nutzen Sie kein WLAN, wenn es Alternativen gibt. Sie verringern die Belastung zusätzlich, wenn Sie das Handy erst ans Ohr halten, wenn die Verbindung steht; vorher ist die Sendeleistung besonders hoch. Auch bei schlechtem Empfang steigt die elektromagnetische Strahlung. Am besten ist es, über die Freisprechanlage zu telefonieren. Wählen Sie zudem ein Handy mit möglichst niedrigen SAR-Wert (spezifische Absorptionsrate). Faustregel: maximal 0,6 Kilowatt pro Kilo Körpergewicht. Darüber hinaus gilt der Rat, sich gegen Strahlen von außen (Sendemasten, Nachbarn in Mehrfamilienwohnungen) abzuschirmen. Die Abschirmmaterialien bestehen aus metallhaltigen Farben und Putzen oder einem feinen Gewebe, das in der Regel Silber oder Edelstahl enthält. Die Metalle reflektieren die von außen kommende Strahlung. Je nach Abschirmleistung (gemessen in dB, wobei in der Regel mindestens 50 dB benötigt werden) betragen die Kosten für einen Quadratmeter Abschirmgewebe 50–100 Euro.

Schwermetalle als Hauptkrankmacher?

Neben Quecksilber in Zahnfüllungen spielen noch andere ***giftige Schwermetalle*** *bei der Entstehung von Krankheiten eine große Rolle. Sie gelangen über verschiedene Wege in den* ***menschlichen Körper****.*

Bereits vor rund 50 Jahren erkannte der Schweizer Arzt Walter Blumer, dass die Anwohner einer viel befahrenen Straße häufiger an Krebs, Herzinfarkt und Schlaganfall verstarben. Verantwortlich dafür sei, so vermutete Blumer, das Blei aus Autoabgasen, welches die Betroffenen in hohem Maße über die Atmung aufnahmen. Der Arzt versuchte daraufhin, das Schwermetall durch Infusionen aus dem Körper seiner Patienten zu leiten. Und tatsächlich konnte er auf diese Weise die Sterberate massiv senken.

EIN LEBEN LANG VERGIFTET

Der Körper speichert nicht nur Blei, sondern auch die anderen auf den folgenden Seiten genannten Schwermetalle in erster Linie in der Leber, den Nieren, der Lunge und im Gehirn. Sie lagern sich dort in den Zellen ab und gehen feste Verbindungen mit körpereigenen Enzymen ein, sodass diese ihre Aufgaben nicht mehr erfüllen können. Dadurch nimmt unter anderem auch die Entgiftungsleistung ab.

Weil Schwermetalle keine Halbwertszeit haben (Zeitspanne, in der die Hälfte einer Substanz vom Organismus ausgeschieden wird), bleibt die Belastung ein Leben lang bestehen, wenn der Betroffene nicht selbst Schritte einleitet, um die Gifte auszuleiten. **Empfehlung:** Schwermetalldepots lassen sich am besten mithilfe von Chelatbildnern, wie DMPS und DMSA, nachweisen und ausleiten (siehe Seite 134 ff).

ALUMINIUM

Aluminium ist zwar kein Schwer-, sondern ein Leichtmetall. Nichtsdestotrotz beeinflusst es die Gesundheit negativ, weil es zu Osteoporose, Depressionen und Nervenschäden führen kann. Zugleich verstärkt es die giftige Wirkung von Quecksilber um ein Vielfaches. Aluminium ist in manchen Impfstoffen (siehe Seite 50 ff.), Kochgeschirr, Backpulver, als Streuhilfe in einigen Kochsalzen, in Deodorants und in manchen Magenmitteln enthalten. In einigen Gebieten wird es auch dem Trinkwasser zugesetzt (Aluminiumsulfat). Es verhindert die Verklumpung bei Nahrungsmitteln, bindet Gerüche (Deo), Magensäure (Magenmittel) und durch die Chlorung von Trinkwasser gebildete Schlieren. Weil wir heute mit Softdrinks, Fertigprodukten und Brausetabletten viele künstliche Säuren aufnehmen, zum Beispiel künstliche Zitronensäure oder Phosphorsäure, gelangt immer mehr Aluminium auch ins Gehirn. Denn Säure fördert die Aluminiumaufnahme im Darm und im Gehirn. Bei gleichzeitiger Quecksilberbelastung kann dadurch das Risiko für eine Alzheimer-Erkrankung steigen. **Wichtig:** Weil auch die sanften Ausleit-Mittel Heilerde und Zeolith (siehe Seite 132) oft Aluminium enthalten, sollten Sie diese nicht mit Früchten, Vitamin C oder anderen säurehaltigen Lebensmitteln zu sich nehmen.

ARSEN

Es gibt unterschiedliche Arsenformen. Im Gegensatz zu organischen Arsenverbindungen sind anorganische Formen hochgiftig und können zu Haarausfall, Nervenschädigungen, Entzündungen der Schleimhäute und Krebs führen. Arsen findet sich in Meeresfrüchten und Fischen.
Tipp: Arsen kann leicht mit DMPS (siehe Seite 135 f.) ausgeleitet werden.

BARIUM UND BERYLLIUM

Barium und Beryllium werden ähnlich verstoffwechselt wie Blei. Barium kann die Knochen, die Niere oder das Gehirn schädigen. Beryllium kann in Zahnlegierungen und im Trinkwasser vorhanden sein und zu Sensibilisierungen des Immunsystems und damit zu entzündlichen Erkrankungen führen. Es könnte zudem eine Mitursache von Sarkoidose sein, bei der sich mikroskopisch kleine Knötchen in dem betroffenen Organgewebe, insbesondere der Lunge, bilden.
Wichtig: Verwechseln Sie nicht Barium mit Bariumsulfat, das in der Medizin als Kontrastmittel für Röntgenaufnahmen des Magens oder Darms verwendet wird. Dieses Mittel ist eine Verbindung von Barium mit Schwefel. Oral verabreicht nimmt der Körper es nicht ins Blut auf. Es ist daher ungiftig.

BLEI

Besonders belastet sind Luft und Erde im Umkreis viel befahrener Straßen, da Benzin lange Tetraethylblei als Antiklopfmittel zugefügt wurde; erst ab dem 1.1.2000 wurde bleihaltiges Benzin in der EU endgültig aus dem Verkehr gezogen. Staub und Spielsand in Städten enthält ebenfalls noch immer reichlich Blei aus Zeiten des bleihaltigen Benzins. Zigarettenrauch führt zu einer zusätzlichen Bleibelastung. So verwundert es kaum, dass in unseren Knochen etwa 10- bis 1000-mal mehr Blei nachzuweisen ist als in denen unserer Vorfahren. Dabei zeigt zum Beispiel eine 2006 veröffentlichte, an fast 14.000 Erwachsenen durchgeführte Studie von Wissenschaftlern des Epidemiologischen Instituts der Tulane Universität in New Orleans/USA, dass schon Blutbleiwerte über 20 µg/l, die weit unterhalb der anerkannten Grenzwerte von 100 µg/l liegen, zu einer erhöhten Sterblichkeit durch Herzinfarkt, Schlaganfall und anderen Erkrankungen führen können. Zudem korrelierten die Bleiwerte in den Rippen von älteren Menschen mit der Erkrankungshäufigkeit von Gehirnerkrankungen (wie Demenz und Parkinson) und Knochenerkrankungen (zum Beispiel Osteoporose) wie eine Studie des japanischen Nationalen Instituts für Umweltmedizin herausfand. Bleibelastungen können unter anderem zu Depressionen, Müdigkeit, Wortfindungs- und Denkstörungen, Verstopfung, Haarausfall, Herzinsuffizienz, Bluthochdruck, Arteriosklerose, Intelligenzverlust, Knochenerweichung, Arthrose und Hyperaktivität führen sowie Schäden an Nerven, Nieren und Leber nach sich ziehen. Weil Blei sogar Krebs auslösen kann, wird es von der Weltgesundheitsorganisation zudem auf der Liste der krebserregenden Stoffe geführt. **Empfehlung:** Die Ausleitung mittels Chelatbildnern ist eine effektive Methode, um Bleibelastung zu reduzieren und die meisten dieser Krankheiten zu verhüten oder sogar ursächlich zu behandeln.

EISEN

Diesem lebenswichtigen Spurenelement kommt vor allem bei der Sauerstoffversorgung und im Immunsystem eine wichtige Rolle zu. Es ist in rotem Fleisch, Leber und grünem Blattgemüse enthalten. Zwar können vor allem Frauen wegen der regelmäßigen Monatsblutungen an Eisenmangel leiden. Eine Vielzahl von Personen haben jedoch eher zu viel davon im Körper und sollten daher nicht noch zusätzlich Eisenpräparate nehmen. Dies betrifft insbesondere Menschen, die ein oder zwei Gene für die Eisenspeicherkrankheit Hämochromatose in sich tragen (das sind immerhin etwa 10 Prozent der Bevölkerung). Typische Symptome dafür sind Müdigkeit, Schmerzen im Oberbauch sowie im Gelenk des Zeige- und Mittelfingers, dunkle Hautpigmentierungen, ständiges Durstgefühl, Gewichtsverlust oder Ausbleiben der Monatsblutung.
Zu viel Eisen führt zu vermehrtem oxidativem Stress und somit zu Zellschäden und Anfälligkeit für virale Erkrankungen, insbesondere Hepatitis. Eine Studie konnte 2011 sogar zeigen, dass die regelmäßige Eisenaufnahme die Sterblichkeit erhöht. Es ist auch bekannt, dass zu viel Eisen zu schweren Krankheiten führen kann, wie Krebs, Alzheimer, Parkinson, Herzinfarkt und Schlaganfall. Der Körperbestand von Eisen wird im Blut mit dem Marker Ferritin gemessen. Dieser sollte im unteren bis mittleren Bereich von 50–100 µg/l liegen. **Empfehlung:** Zu viel Eisen lässt sich durch regelmäßiges Blutspenden, Aderlass oder mithilfe von EDTA (siehe Seite 138) und Desferroxamin ausleiten.

KADMIUM

Abgase, Zigarettenrauch, Nickel-Kadmium-Batterien, verschiedene Kunststoffe und manche Zahnwurzelfüllungen enthalten giftiges Kadmium, das die Nieren schädigt, Osteoporose begünstigt und sogar zu Krebs führen kann. Bluthochdruck, chronische Schmerzen und Geschmacksverlust können weitere Symptome einer zu hohen Kadmiumbelastung sein. **Wichtig:** Urinuntersuchungen sind auch bei einer starken Belastung nicht immer aussagekräftig. Zwar ist der Kadmiumgehalt im Anfangsstadium einer Nierenschädigung erhöht. Ist das Organ jedoch geschädigt, kann es das Schwermetall nicht mehr ausscheiden; dementsprechend sind nur noch geringe Kadmiumwerte nachzuweisen.

KUPFER

Kupfer ist zwar ein lebenswichtiges Spurenelement und wichtg für das Immunsystem, die Blutbildung, Antioxidanzien und Bindegewebe. Oft haben Menschen aber eher einen Kupferüberschuss, sodass es nicht auch noch zusätzlich durch Medikamente zugeführt werden sollte (eine Ausnahme ist es, wenn Sie langfristig Zink einnehmen oder mit Chelatbildnern ausleiten). Zu viel Kupfer ist eindeutig ungesund: Es gilt als mögliche Ursache für Schizophrenie, Bluthochdruck, Stottern, Müdigkeit, Kopfschmerzen, Muskel- und Gelenkschmerzen, Autismus, Hyperaktivität, Depression, Schlaflosigkeit, Prämenstruelles Syndrom, frühzeitiges Altern und Alzheimer. Studien der Rush Universität Chicago belegen sogar, dass Menschen, die gleichzeitig viel Kupfer (auch über Multivitaminpräparate) und viel Fett aufnehmen, vermehrt an Demenz erkranken. Weiterhin deutet eine 2011 veröffentlichte Studie an etwa 40.000 Frauen, durchgeführt von der Universität Kuopio (Finnland), darauf hin, dass die regelmäßige Einnahme von Kupfer mit einem höheren Sterblichkeitsrisiko verbunden ist. Besonders gefährdet sind Menschen, welche die Erbinformation für die Kupferspeicherkrankheit (Morbus Wilson) tragen. Bei ihnen lagert sich Kupfer vermehrt in Leber, Auge, Gehirn, Herz und Bauchspeicheldrüse ab und schädigt diese Organe. **Wichtig:** Weil Kupfer ein Bestandteil von Amalgam ist, kann für Menschen mit entsprechenden Zahnfüllungen automatisch auch die Kupferbelastung steigen. Auch Trinkwasserleitungen (vor allem in alten Leitungssystemen) können Kupfer enthalten. Ist das Wasser weich (geringer Härtegrad), kann sich das Metall leichter von kupferhaltigen Wasserrohren lösen und in den Körper gelangen. **Tipp:** Erfragen Sie die Trinkwasserqualität bei Ihrem Wasserwerk. Weitere natürliche Kupferquellen sind Leber und Kakao.

PALLADIUM UND PLATIN

Palladium und Platin sind fast immer in Goldlegierungen für Zahnersatzmaterialien enthalten. Sie entweichen aber auch als Aerosol, also fein verteilt in der Luft, den Abgaskatalysatoren von Autos. Daher haben sich die Umweltwerte seit Einführung des Katalysators deutlich erhöht. Dabei können schon geringe Mengen Beschwerden auslösen, so wie bei Goldlegierungen, die nur einen Palladiumanteil von 1 bis 3,5 Prozent aufweisen. Dies trifft besonders dann zu, wenn in der Legierung auch Kupfer enthalten ist, da diese dann korrosionsanfälliger ist. Eine Übersichtsarbeit der WHO von 2002 besagt, dass Palladium durch Bindung an Proteine, Aminosäuren, Erbsubstanz und Schwefelgruppen zudem wichtige körpereigene Enzyme an der Arbeit behindern kann. Auch Allergien oder Autoimmunerkrankungen wurden beschrieben. **Tipp:** Lassen Sie Zahngold mit Palladium und Platin entfernen und tragen Sie keinen entsprechenden Schmuck.

SILBER

Weil Silber ausgesprochen desinfizierend wirkt, findet es sich zunehmend in Funktionskleidung und Gebrauchstextilien. Auch in der Naturheilkunde wird es aus diesem Grund häufig eingesetzt. Dabei kann Silber durchaus negative Auswirkungen auf die Gesundheit haben. Es wird mit dem Auftreten von Allergien, Autoimmunkrankheiten, Angst, Vergesslichkeit, Denkstörungen, Kopfschmerzen, Schwindel, abnehmender Belastbarkeit und rheumatischen Beschwerden in Verbindung gebracht. Einige Experten raten daher vor silberimprägnierten Textilien und Silberzubereitungen gegen Krankheiten ab. Selbst das Bundesamt für Risikobewertung betrachtet die breite Anwendung von Silber zur Desinfektion als kritisch. **Wichtig:** Amalgamträger weisen höhere Silberwerte auf. Gleichzeitig macht Silber Quecksilber giftiger.

ZINN

Zinn ist in höheren Dosierungen, besonders in seiner organischen Form, giftig. Es kann Leber- und Hirn schädigen sowie Schmerzerkrankungen auslösen. Das giftige Metall findet sich in der Innenbeschichtung mancher Zahnpastatuben und in PVC-Böden. Es ist außerdem ein Bestandteil von Amalgam. Weil die Farben, mit denen Schiffe gestrichen werden, ebenfalls zinnhaltig sind, finden sich hohe Konzentrationen in Meeresfrüchten und Fischen. Hochgiftige organische Zinnverbindungen (TBT/Tributylzinn und TPT/Triphenylzinn) werden wegen ihrer desinfizierenden Wirkung außerdem in der Textilindustrie eingesetzt, TPT zudem in Pflanzenschutzmitteln, etwa für Kartoffeln, Erdbeeren und Zuckerrüben. **Tipp:** Stellen Sie auf Biolebensmittel um (kein EU-Bio).

IMPFEN: EINE NICHT IMMER UNUMSTRITTENE GESUNDHEITSVORSORGE

Als in den 90er-Jahren des 18. Jahrhunderts der Engländer Edward Jenner einen Impfstoff gegen Pocken entwickelte, begann in ganz Europa eine medizinische »Revolution«. Seitdem forschten Wissenschaftler wie Louis Pasteur, Robert Koch oder Emil von Behring nicht nur über die Ursachen für Infektionskrankheiten, etwa Pest, Tollwut, Diphtherie, Tetanus und Tuberkulose, sondern entwickelten auch Impfstoffe, um die bis dahin meist tödlichen Erkrankungen zu bekämpfen. Es vergingen jedoch abermals rund eineinhalb Jahrhunderte, bis in den 1950er- und 1960er-Jahren mit der in vielen Ländern der Erde flächendeckenden Schluckimpfung zur Bekämpfung der Kinderlähmung das Zeitalter der breit angelegten Impfkampagnen begann.

Beim Impfen verabreicht der Arzt einen abgeschwächten (Lebendimpfstoff) oder abgetöteten (Totimpfstoff) Krankheitserreger, damit das Immunsystem des Impflings Abwehrstoffe gegen diesen Erreger bildet. Auf diese Weise soll der Infektions- und Krankheitsprozess, der während einer natürlichen Infektion mit der Bildung einer Immunität gegen den Erreger entsteht, abgekürzt werden. Anschließend ist der Geimpfte immun gegen eine erneute Infektion.

KRANK DURCH IMPFUNGEN?

Trotz anfänglicher Misserfolge setzte sich das Impfen in vielen Ländern der Erde schnell durch und wird bis heute als eine der größten Errungenschaften der Medizin bewertet.

Impfungen sind wichtig für die Gesundheit. Doch immer wieder geraten Impfstoffe unter Verdacht, Entwicklungsstörungen im Kindesalter, Allergien und andere Krankheiten auszulösen. Einige Impfstoffe enthalten Substanzen, welche die Nervenzellen schädigen können.

Und so gab es von Anfang an auch Kritiker: Sie argumentieren unter anderem, dass genaue Analysen der Zahlen verschiedener Infektionskrankheiten zeigen, dass die Krankheitsfälle vielerorts bereits zurückgingen, bevor überhaupt Impfungen und Massenimpfungen einsetzten. Verantwortlich dafür sei vermutlich die Einführung von modernen Hygienemaßnahmen (zum Beispiel Quarantänemaßnahmen bei Pocken) sowie eine bessere Ernährung.

Tatsächlich werden manchmal Menschen durch Impfungen krank. Beschriebene »Nebenwirkungen« sind beispielsweise Burnout-Syndrom oder Depressionen, chronische Müdigkeit, Rheuma, Herz-Kreislauf-Erkrankungen, Unruhezustände, Multiple Sklerose, chronische Schmerzen oder Hormonstörungen, bei Kindern auch Autismus. Nicht immer ist der Zusammenhang auf den ersten Blick eindeutig. Manchmal fällt erst bei der zufälligen Musterung des Impfpasses auf, dass die darin notierten Impfzeitpunkte mit den kurz danach auftretenden ersten Krankheitszeichen korrelierten. Allein in den USA haben die staatlichen Behörden bis zum 6.8.2008 über 1,8 Milliarden Dollar als Ausgleich wegen bleibender und schwerer Impfschäden an 2480 Betroffene oder Angehörige bezahlt. Als Impfschäden wurden dort unter anderem Gehirnentzündungen, bleibende Gehirnschäden, Entwicklungsstörungen, Lähmungen, Autoimmunerkrankungen (wie Multiple Sklerose oder Lupus erythematodes), Darmentzündungen, Autismus und auch Todesfälle anerkannt.

WICHTIGE STUDIENERGEBNISSE

Es gibt eine beachtliche Zahl an Studien, die eine schädigende Wirkung von Impfbegleitstoffen nachweisen. Doch obwohl sie in renommierten Zeitschriften publiziert wurden und in nationalen Bibliotheken sowie Literatursuchdiensten weltweit verfügbar sind, werden sie in den offiziellen Impfbewertungen wenig beachtet oder uminterpretiert. Auch die Wirksamkeit einiger Impfungen ist nicht eindeutig belegt: Bei den »Mumpsepidemien« in den USA 2006 (über 6500 Mumpsfälle) und 2010 (über 100 Mumpsfälle) waren etwa 70 Prozent der Erkrankten gegen Mumps geimpft. Es stellt sich daher die Frage: Kann es sich bei allen diesen Fällen tatsächlich um »Impfversager« handeln?

INFO

Empfohlene Impfungen

In Deutschland ist die Ständige Impfkommission (STIKO) in Berlin für die Impfempfehlungen zuständig. Mögliche Impfnebenwirkungen bewertet das Paul-Ehrlich-Institut (PEI) in Langen.
Folgende Impfungen werden in Deutschland aktuell empfohlen: Tetanus, Diphtherie, Keuchhusten, Hämophilus influenzae Typ b, Kinderlähmung, Hepatitis B, Pneumokokken (alle ab 2. Lebensmonat, jeweils mit drei nachfolgenden Grundimmunisierungsimpfungen bis zum 14. Lebensmonat), Meningokoken, Masern-Mumps-Röteln, Windpocken (ab 11.–14. Lebensmonat und im 15.–23. Lebensmonat), Tetanus, Diphtherie und Keuchusten sollten im 5. und nochmals im 9.–17. Lebensmonat wieder geimpft werden, Kinderlähmung (nur im 9.–17. Lebensjahr). Weiterhin werden für Mädchen die dreimalige Impfung gegen HPV (ein Erreger von Gebährmutterhalskrebs) und für Personen ab 60 die jährliche Grippeimpfung empfohlen. Die Durchimpfungsraten bei Säuglingen und Kleinkindern betragen über 90 Prozent.

Eine neue Metaanalyse, für die alle Studien zur Wirksamkeit der Grippeimpfung genauestens nachgeprüft wurden, kommt ebenfalls zu einem negativen Urteil. Dr. Thomas Jefferson, Leiter des Impfstoffbereichs der hochrangigen Cochrane-Vereinigung in Rom, war beauftragt worden (unter anderem auch von der Europäischen Kommission), die Sicherheit und die Effektivität von Grippeimpfstoffen für Kinder, Erwachsene, im Gesundheitswesen Beschäftigte oder ältere Menschen zu analysieren. Die Ergebnisse waren ernüchternd: Es konnte nicht eindeutig bestätigt werden, dass die Grippeimpfung Komplikationen und schwere Fälle der Grippe verhüten kann. Auch die Sterblichkeit älterer Personen wird wohl nicht gesenkt. Dagegen sind die möglichen Nebenwirkungen, insbesondere bei Kindern, Anlass zur Sorge und sollten genauer überprüft werden. Jefferson steht mit seinen impfkritischen Daten nicht allein da. Eine 2012 veröffentlichte Studie zu Grippeimpfungen wird im unabhängigen Arzneimittelbrief folgendermaßen zusammengefasst: »Die bisherigen Grippeschutzimpfungen haben nach einer neuen Metaanalyse von Studien mit strengen Einschlusskriterien eine unzureichende Wirksamkeit. In manchen Jahren scheint sie ganz zu fehlen. Belastbare Daten für die Wirksamkeit bei Menschen über 65 Jahren gibt es bisher nicht.« Eine weitere Meldung kam 2011 aus England. Dort wurde die Impfung gegen Pneumokokken, ein häufiger Erreger für Lungenentzündung, für Erwachsene über 65 Jahren gestoppt – wegen beobachteter Unwirksamkeit.

SÄUGLINGSSTERBLICHKEIT UND ANZAHL DER IMPFUNGEN?

Im Mai 2011 kam eine bedenkliche Studie heraus, die auf Daten aus 33 hoch entwickelten Staaten basiert. Der Journalist und Direktor des ThinkTwice Global Vaccine Institute Neil Miller und der Epidemiologe und Medizinsachverständige Gary Goldmann konnten für 2011 zeigen, dass in Ländern, in denen Säuglinge bis zum ersten Lebensjahr häufig geimpft werden, die Säuglingssterblichkeit erhöht ist. An der Spitze steht der »Impfweltmeister« USA (26 Impfdosen in den ersten zwölf Lebensmonaten). Dort sterben 6,2 von 1000 Lebendgeburten innerhalb der ersten zwölf Monate (auch am plötzlichen Kindstod) – das sind im Jahr 28.000 Babys. Verglichen dazu ist die Todesrate von schwedischen oder japanischen Säuglingen, die bis zum Ende des ersten Lebensjahres nur zwölf Impfungen erhalten, um über die Hälfte geringer. Und das, obwohl die USA weltweit die höchsten Gesundheitsausgaben pro Kopf aufweisen. Übrigens: Deutschland steht mit zum Studienzeitpunkt empfohlenen 18 Impfungen bis zum zwölften Lebensmonat im Hinblick auf die Säuglingssterblichkeit im Mittelfeld. (ca. 4 von 1000 Kindern sterben hierzulande bis zum zwölften Lebensmonat am plötzlichen Kindstod). Doch es bleibt abzuwarten, wie sich die Kindersterblichkeit in Deutschland entwickeln wird: Nach den neusten STIKO-Impfempfehlungen vom Herbst 2011 sind bis zum elften Lebensmonat nun 28 Impfdosen empfohlen, ab dem 15. Monat 41 und bis zum fünften Lebensjahr 44. Im Alter von 9 bis 17 Jahren sollen es dann insgesamt 48 Impfdosen sein. Bei Mädchen kommen wegen der HPV-Impfung noch insgesamt drei Impfungen dazu, macht 51.

INFO

Mehr Impfungen, weniger Gesundheit?

In den USA werden weltweit die meisten Impfungen verabreicht. Bis zum sechsten Lebensjahr erhalten Kinder 48 Impfdosen; bis zum 18. Lebensjahr sind es dann 69 Impfdosen für insgesamt 16 Impfungen.

Tatsache ist, dass in den USA rund die Hälfte aller Kinder – immerhin etwa 32 Millionen – chronisch krank sind. Sie leiden unter anderem an Asthma, Lernstörungen, Epilepsie, geistigen Entwicklungsstörungen, ADHS oder Autismus. 2011 wurde von der US-amerikanischen Medizinbehörde IOM eine Analyse aus mehr als 1000 Impfstudien bezüglich schädlicher Wirkungen durchgeführt. In die Analyse einbezogen wurden die Impfungen gegen Masern-Mumps-Röteln, Windpocken, Grippe, Hepatitis A und B, Humanes Papilloma Virus, Diphtherie, Tetanus, Keuchhusten und Meningitis. Das brisante Ergebnis: »Impfungen sind nicht frei von Nebenwirkungen oder unerwünschten Gesundheitseffekten«. Das IOM fand überzeugende Hinweise für 14 schwere Nebenwirkungen: Lungenentzündung, Gehirnentzündung, Gehirnhautentzündung, Leberentzündung, Maserngehirnentzündung, Epilepsie, Gelenkschmerzen, Anaphylaxie (schwerste und bedrohlichste Form einer allergischen Reaktion), Bewusstlosigkeit, Schleimbeutelentzündung des Schultergelenks, Augenentzündungen. Bei weiteren 135 Krankheiten (unter anderem ADS, Autismus, Diabetes, Multiple Sklerose und Lähmungen), die kurz nach dem Impfen entstanden, konnte das IOM nicht eindeutig Impfungen als Ursachen bestimmen – aber eben auch nicht eindeutig ausschließen. Trotzdem werden in USA weiterhin Zwangsimpfungen empfohlen, die Liste, gegen was man sich impfen lassen soll, wächst jährlich an.

MELDEPFLICHT FÜR NEBENWIRKUNGEN

Seit dem 1.1.2001 besteht in Deutschland laut Infektionsschutzgesetz (IfSG) Meldepflicht für Nebenwirkungen durch Impfungen. Bis 2005 wurden daraufhin dem Bundesinstitut für Impfstoffe und biomedizinische Arzneistoffe (Paul-Ehrlich-Institut) insgesamt 5949 Fälle von Nebenwirkungen durch Impfungen gemeldet, davon 4135 schwerwiegende. Das Robert-Koch-Institut, zentrale Einrichtung der Bundesregierung auf dem Gebiet der Krankheitsüberwachung und -prävention in Berlin, meldete für den Zeitraum von 2001 bis einschließlich 2005 1872 nach dem IfSG gemeldete Impfkomplikationen, davon 43 Todesfälle und 496 Fälle mit bleibenden Schäden.

WAS MACHT IMPFEN RISKANT?

Jose Dorea, Professor für Gesundheitswissenschaften an der Universität Brasilia, hat 2011 alle Impfstudien zusammengefasst, die bis dahin weltweit in wissenschaftlichen Zeitschriften publiziert wurden. Er untersuchte dabei die Wirkung von Thiomersal, jenem umstrittenen quecksilberhaltigen Inhaltsstoff, der sich als Konservierungsstoff in über 90 Prozent der weltweit eingesetzten Impfstoffe findet (wenn auch nicht mehr oft in den reichen Ländern). Das Ergebnis ist eindeutig: Die Impfungen führen auch in niedrigsten Dosierungen zu Zellschäden in menschlichen und tierischen Geweben und bei Tieren zum Absterben von Nervenzellen im Gehirn. Weiterhin fanden sich Hinweise für Entwicklungsverzögerungen und Verhaltensstörungen bei Versuchstieren, wie sie beispielsweise auch bei Kindern mit Autismus oder Aufmerksamkeitsdefizitsyndrom beobachtet werden.

Andere Forscher wiederum waren erschrocken darüber, wie sich das in den meisten Impfstoffen zur Wirkverbesserung (Adjuvans) enthaltene Aluminium auf die Nervenzellen von Tieren auswirkte. Der kanadische Neurowissenschaftler Chris Shaw vermutet als Schlussfolgerung seiner Studien sogar, dass Aluminium in Impfstoffen zu Parkinson und ALS sowie anderen neurodegenerativen Erkrankungen und dem Golf-Krieg-Syndrom (GWS) beiträgt. Prof. Dr. Christopher Exley, Biochemiker und Forscher an der Keele Universität in Staffordshire/England, bringt die in den Impfungen enthaltenen Aluminiumteilchen mit Autoimmunerkrankungen, chronischem Müdigkeitssyndrom und Muskel- sowie Gehirnentzündungen in Zusammenhang. Laut dem US-amerikanischen Arzt und Radiologen David Ayoub könnten die Aluminiumpartikel in den Impfstoffen auch ADHS, Alzheimer und Autismus auslösen. Der Grund: Aluminium ver-

INFO

Veröffentlichte Impf-Nebenwirkungen

- Impfungen können das Abwehrsystem behindern. So verursacht etwa die Tetanusimpfung bei HIV-Positiven einen Abfall der wichtigen T-Abwehrzellen. Gesunde zeigen eventuell eine erhöhte Anfälligkeit für HIV-Infektionen.
- Kinder können nach einer DTP-Impfung (Diphtherie, Tetanus, Keuchhusten) deutlich mehr an Durchfallerkrankungen, Fieber und Husten leiden als vor der Impfung.
- Nach einer Masernimpfung kann der körpereigene Botenstoff alpha-Interferon, der für die Abwehr von Virusinfektionen wichtig ist, zurückgehen; der Wert regeneriert sich mitunter auch nach einem Jahr nicht.
- Es gibt Hinweise, dass Impfungen die Entstehung eines Typ-1-Diabetes fördern.

stärkt im Gehirn die Giftigkeit des »anpeitschenden« Nervenbotenstoffs Glutamat, der für fast alle Nerven- und Hirnerkrankungen verantwortlich gemacht wird. Aluminium aus Impfungen erhöht zudem die Belastung mit schädlichen freien Radikalen sowie Entzündungen. Eine französische Forschungsgruppe warnt aufgrund eigener Forschungsergebnisse vor Muskelschmerzerkrankungen, die durch Aluminium in Impfstoffen ausgelöst werden könnten. Hinzu kommt: Aluminium erhöht die Giftigkeit von Quecksilber. Dies konnte Boyd Haley, Direktor des chemischen Institutes an der Universität Kentucky/USA, 2004 an Gehirnzellen nachweisen. Säuglinge und Kinder, die bereits mit Quecksilber belastet sind (zum Beispiel durch Amalgamfüllungen der Mutter, siehe auch Kasten Seite 30), könnten daher auf aluminiumhaltige Impfstoffe besonders stark reagieren.

INFO

Weitere Fremdstoffe in Impfungen

Impfstoffe können neben Thiomersal und Aluminium Antibiotika und Konservierungsstoffe enthalten, die desinfizierend wirken und damit die Haltbarkeit des Impfstoffs erhöhen:

- **Neomycin, Gentamycin:** Antibiotika
- **Amphotericin B:** Antibiotikum, das laut Boyd Haley von der Universität Kentucky als giftverstärkend für Quecksilber gilt.
- **Polymyxin B:** Antibiotikum, das eine hohe Giftigkeit auf Nerven und Gehirn hat.
- **Formaldehyd:** krebserregendes Konservierungsmittel
- **Ethylglykol:** Frostschutzmittel
- **Phenol:** Konservierungsmittel

IST NICHTIMPFEN GESUND?

Leider finanzierten bisher weder Gesundheitsbehörden noch Impfstoffhersteller Studien, die den Gesundheitszustand von Geimpften mit demjenigen von absolut Ungeimpften vergleichen. Dabei wäre das sehr wohl auch in unserer »durchimpften« Gesellschaft möglich. So lassen etwa Eltern, deren Kinder schon schwerkrank oder mit Erbkrankheiten belastet sind, diese oft nicht impfen, weil sie fürchten, dass das Grundleiden durch die Impfung verschlimmert würde. Es gibt darüber hinaus auch immer wieder besorgte Eltern, die ihre gesunden Säuglinge und Kinder nicht oder nicht vollständig impfen lassen. Dabei lehnen einer 2006 im »American Journal of Public Health« publizierten US-amerikanischen Studie zufolge Eltern mit Hochschulabschluss Impfungen häufiger ab als solche mit niedrigerem Bildungs- und Einkommensniveau. Dies bringt mit sich, dass der deutlich bessere Gesundheitszustand der wenig- oder ungeimpften eventuell auch auf eine gesündere Ernährung oder bewusste Lebensführung zurückzuführen sein könnte. Dagegen konnte eine 1997 in »Epidemiology« veröffentlichten Studie keinen Zusammenhang zwischen dem Einkommensniveau und dem Gesundheitszustand von Ungeimpften feststellen. Keiner von ihnen litt an Allergien oder Asthma. Von den geimpften Vergleichspersonen dagegen hatten 23,1 Prozent Asthma und 30 Prozent allergische Erkrankungen. Eine 1999 publizierte schwedische Studie an Waldorfschulen zeigt, dass Kinder, die nicht gegen Masern, Mumps und Röteln (MMR) geimpft waren, dreimal weniger an Neurodermitis und über viermal weniger an Asthma litten. In England untersuchte Tricia M. McKeever 30.000 Kinder; die Ergebnisse veröffentlichte sie im Jahr 2004: Gegen Diphtherie, Keuchhusten, Kinderlähmung und Tetanus (DPPT) geimpfte Kinder litten 14-fach häufiger an Asthma und 9,3-mal so oft an Haut-

ausschlägen wie Kinder, die nicht gegen DPPT geimpft wurden. Auch bei gegen MMR-geimpften Kindern zeigten sich Unterschiede, wenn auch weniger deutlich. Sie litten 3,8-mal mehr an Asthma und 4,8-mal häufiger an Hautausschlägen. Eine 2009 abgeschlossene Umfrage der Selbsthilfeorganisation gegen Autismus »Generation Rescue« an 11.000 Elternpaaren ergab: Geimpfte Kinder hatten ein 2,46-fach erhöhtes Risiko für Autismus, ein 4,17-fach erhöhtes Risiko für ADS/ADHS und ein 2,58-fach erhöhtes Risiko für neurologische Entwicklungsstörungen. Nur ein Jahr später gab die »Vaccineinjury.info«, eine Sammlung impfkritischer Daten, die Zwischenergebnisse einer eigenen Umfrage an bisher 7850 Eltern heraus. Geimpfte hatten demnach doppelt so oft Neurodermitis, 2,5-mal häufiger Asthma, 4-mal häufiger Allergien und Heuschnupfen, 4,5-mal öfter ADHS, 20-mal häufiger Autismus, 22-mal mehr Mittelohrentzündungen und 32-mal häufiger Stirnhöhlenentzündung.
Für Deutschland sind die öffentlichen Zahlen leider weniger eindeutig: In dem zwischen 2003 und 2006 vom Robert-Koch-Institut durchgeführten Kinder- und Jugendgesundheitssurvey (KiGGS) wurden insgesamt nur 94 Ungeimpfte ermittelt; die niedrige Zahl macht eine Bewertung schwierig. Immerhin registrierte man jedoch bei den unter Zehnjährigen keinen Fall von Asthma.

INFO

Typische Impfreaktionen

Nicht jede Reaktion des Körpers auf eine Impfung ist gesundheitlich bedenklich. In der Regel verschwinden die Beschwerden innerhalb von zwei Tagen wieder. Die häufigsten Reaktionen sind:

- Rötungen, Schmerzen und Schwellungen im Bereich der Impfstelle
- schmerzhafte Verhärtungen oder Knoten an der Einstichstelle
- Schwellungen der benachbarten Lymphknoten
- mäßig hohes Fieber
- grippeähnliche Symptome (beispielsweise Abgeschlagenheit und Müdigkeit, Frösteln, Kopf- und Gliederschmerzen)
- vorübergehende Magen-Darm-Beschwerden (Appetitlosigkeit, Bauchschmerzen, Übelkeit oder Erbrechen).

Wichtig: Erst wenn Komplikationen nach dem Impfen über das übliche Maß hinausgehen (etwa eine allergische Reaktion), spricht man von einer Impfkomplikation oder einem Impfschaden.

SIE HABEN ES IN DER HAND

Die Impfentscheidung für sich und seine Kinder muss natürlich jeder selbst treffen. Vom Grundgedanken sind Impfungen sicher eine gute Sache, unterstützenswert und in vielen Fällen unverzichtbar, um schwere Infektionen zu verhüten. Informieren Sie sich daher ausführlich über die zu verhütenden Krankheiten und möglichen Nebenwirkungen beziehungsweise Komplikationen bei den entsprechenden Impfungen. Vermeiden Sie, falls möglich, quecksilber- und aluminiumhaltige Impfstoffe. Klären Sie ab, um welchen Impfstoff es sich handelt, wie lange der Impfschutz andauert, ob beziehungsweise welche Folge- und Auffrischimpfungen nötig sind und ob Gegenanzeigen und Kontraindikationen bestehen, die eine Untersuchung im Vorfeld erforderlich machen. Wägen Sie ab, welche Impfung in Ihrem persönlichen Fall sinnvoll ist. Nutzen Sie für den Entscheidungsprozess auch das kompetente Fachwissen der Ärzte.

Gifte in Wohnumfeld, Kosmetika und Co.

*Wir verbringen einen Großteil unseres Lebens in geschlossenen **Räumen**. Dort sind wir zwar gut vor Unwettern geschützt, dafür ist unser Körper zahlreichen **gesundheitsschädlichen Stoffen** ausgesetzt.*

SICHER, DIE MODERNEN Errungenschaften der vergangenen Jahrzehnte gestalten unser Leben in vielen Bereichen sehr viel einfacher und komfortabler. Doch technische Erfindungen, wie das Auto, moderne Heizanlagen oder Kraftwerke, können die Konstitution auch stark belasten, und das nicht nur, weil wir uns immer weniger körperlich bewegen (müssen), was in vielen Fällen nicht nur Übergewicht begünstigt, sondern auch zahlreiche andere Krankheiten, wie Diabetes, Herz-Kreislauf-Erkrankungen und Krebs.
Die Menschen leiden unter dem Lärm der Großstädte. Autoabgase (allen voran Dieselabgase) verursachen zum Teil schwere gesundheitliche Probleme. Glaubt man dem Umweltbundesamt Berlin, sterben pro Jahr allein in Deutschland mindestens 15.000 Menschen durch verkehrsbedingte Feinstäube. Vermutlich fördern die Partikel Entzündungen in der Lunge und aktivieren die Immunzellen, die daraufhin andere Körpersysteme angreifen.

Darüber hinaus gibt es Wohngebiete, in denen die Menschen generell einer erhöhten Belastung durch Gift- und Schadstoffe ausgesetzt sind. So misst man zum Beispiel in der Nähe von Müllverbrennungsanlagen erhöhte Dioxin- und Rauchgaswerte. Krematorien geben in einem Umkreis von mehreren Kilometern und bei entsprechender Schornsteinhöhe und Windlagen auch global reichlich Quecksilber in die Atmosphäre und Umgebung ab. Dieses ist teils als anorganisches Quecksilber an Partikel gebunden und setzt sich langsam ab, andererseits wird es als Quecksilberdampf in die Atmospäre ausgestoßen und kann viele tausende Kilometer »wandern«, ehe das Schwermetalll in weiter Entfernung wieder abregnet. Radarstrahlen, Feinstäube und Lärm beeinträchtigen die Einzugsgebiete rund um Flughäfen und mit fossilen Brennstoffen betriebene Kraftwerke erhöhen den Quecksilber-, Blei-, Kadmium-, Nickel- und Feinstaubgehalt in der Luft und Umgebung.

GESUNDHEITSGEFAHR IN DEN EIGENEN VIER WÄNDEN?

Wer glaubt, er müsse nur die Tür hinter sich schließen, um all diesen Gefahren zu entrinnen, irrt leider. Auch in Haus und Wohnung belastet eine stetig wachsende Zahl gesundheitsschädlicher Chemikalien den Körper. Mit ein Grund: In Zeiten der Gewinnmaximierung werden immer mehr Möbel und Einrichtungsgegenstände in Billiglohnländern produziert – meist ohne Umweltstandards. Daher kann zum Beispiel aus Holzspanplatten billiger Möbel und Wandverkleidungen krebserregendes Formaldehyd ausgasen, das über die Lunge und die Haut in den Körper aufgenommen wird. Genauso bestehen viele Bodenbeläge aus Kunststoffen, die krebserregende und hormonstörende Weichmacher, Isocyanate und Phthalate ausdünsten – von Böden aus giftigen Poly-Vinyl-Chlorid (PVC) ganz zu schweigen. Teppiche sind nicht immer besser, weil sie nicht selten in Entwicklungsländern mit gefährlichen und bei uns verbotenen Insektiziden als Fraßschutzmittel sowie mit Fungiziden gegen Schimmel bearbeitet werden. Nicht einmal die Klebestoffe, die zum Befestigen der Bodenbeläge eingesetzt werden, sind unbedenklich. Auch viele Lacke und Farben können die Gesundheit gefährden. Einige von ihnen enthalten Nanoteilchen (1 Nanometer/nm = 1 Milliardstel-Meter), die viel leichter in den Körper gelangen können und dort eine höhere chemische Reaktivität sowie andere biologische Auswirkungen haben als größere Partikel. Darüber hinaus finden sich in verschiedenen Baumaterialien, Computern und Möbeln Flammschutzmittel, die Halogene wie Brom oder Fluor enthalten. Diese bringen den Hormonhaushalt durcheinander, machen unfruchtbar, schädigen die Erbsubstanz und können sogar Krebs auslösen. Achten Sie daher beim Kauf darauf, dass die Produkte zumindest mit dem blauen Umweltengel ausgezeichnet sind.

HOLZSCHUTZMITTEL

Holzschutzmittel sind wegen der in hohem Maße freigesetzten Giftstoffe besonders ins Kreuzfeuer geraten. Bis heute sind Hunderttausende Menschen infolge der Ausdünstungen von PCP- und lindanhaltigen Holzschutzmitteln schwer erkrankt. Die Gefährlichkeit dieser Anstriche, die vor Insekten- und Schimmelbefall schützen sollen, wurde Mitte der 1980er-Jahre im größten deutschen Gerichtsprozess gegen einen Hersteller vor Augen geführt. Es ist vielfach bewiesen, dass PCP (Pentachlorphenol) und Lindan höchst gefährlich sind, und daher auch die Produkte, die sie enthalten. Aber erst aufgrund des Prozesses wurden entsprechende Holzschutzmittel verboten. Und auch wenn die Mittel mittlerweile nicht mehr hergestellt werden, gefährden sie bis heute unzählige Haushalte, weil die mit ihnen behandelten Flächen auch nach Jahrzehnten noch Gifte in die Umwelt freisetzen.

Vorbeugen ist besser als behandeln

Die neuen Generationen der Holzschutzmittel sind zwar weniger giftig. Doch sie enthalten als Ersatz Pyrethroide: Insektenschutzmittel, die sich in fetthaltigen Geweben unseres Körpers anreichern und eine Reihe von Krankheiten nach sich ziehen können, insbesondere solche des Nervensystems. Besser als Bauteile mit Holzschutzmitteln zu imprägnieren ist es daher, schon im Vornherein richtig zu planen und entsprechende Elemente durch konstruktiven und natürlichen Holzschutz vor Fäulnis und Schädlingsbefall zu schützen, etwa durch Ölen mit Leinöl und nachfolgendem Wachsen mit Bienenwachsprodukten.

SCHIMMEL

Überall dort, wo im Haus Feuchtigkeit entsteht, kann sich Schimmel ausbreiten. Doch nicht immer kann man den Pilz sehen. Oft versteckt er sich unter unsachgemäß, also innen ausgeführten

Wärmedämmungen. Wenn warme Luft kalte Stellen berührt, bildet sich Kondenswasser, das für dauerhaft feuchte Stellen sorgen kann. In erster Linie entscheidet also die Bauweise darüber, ob sich in der Wohnung oder im Haus Schimmel bildet. Doch auch wenn beim Bau alles richtig gemacht wird, kann es an empfindlichen Stellen zu schimmeln beginnen.

Die Ausdünstungen von Schimmelpilzen können, ähnlich wie künstliche organische Lösungsmittel (Volatile organic Compounds, kurz: VOC), richtig krank machen. Die sogenannten MVOCs (Mould derived volatile organic compounds) gelten als potenziell krebserregend und sind giftig für die Nervenzellen. Genauso wie Holzschutzmittel oder Lösemittel können sie eine Unmenge an Beschwerden auslösen: Müdigkeit, Angstzustände, Vergesslichkeit, Wortverwechslungen, Kribbeln der Haut, Ohrgeräusche, Sehstörungen, Gelenkschmerzen, Bauchschmerzen, Unfruchtbarkeit, Zeugungsunfähigkeit, Abort, Genschäden. Augenreizungen, Asthma, Akne,

TIPP

Schimmel entfernen

Kleine Schimmelflächen (maximal tellergroß), einzelne Flecken sowie schwarze Fugen im Badezimmer oder an Silikondichtungen können Sie selbst entfernen. Dabei empfiehlt es sich, Schutzanzug, Schutzbrille und Atemfilter (HEPA-Filter oder FFP2 bis FFP3-Filter) zu tragen und während der Arbeit gut zu lüften. Schließen Sie außerdem alle Türen zu benachbarten Räumen, damit sich die Sporen nicht verbreiten können. Polstermöbel und Matratzen sollten zuvor aus dem Zimmer entfernt werden.

Spezielle Antischimmelmittel sind wegen ihrer Giftigkeit nicht zu empfehlen. Auch Essig oder Alkohol sind ungeeignet. Denn Schimmelsporen und das Geflecht sind wasserabweisend und werden mit Alkohol oder Essig nur weiter verteilt. Eines der besten Anti-Schimmel-Mittel ist daher heißes Wasser mit etwas Geschirrspülmittel. Das Geschirrspülmittel zerstört die Oberflächenspannung der Schimmelpilze, sodass sie sich im Wasser lösen und abgewischt werden können. Bringen Sie die Mischung mit einem Microfaserlappen vorsichtig auf die befallenen Stellen auf. Befallene Tapetenstücke lösen Sie von der Wand und entsorgen sie in einem dichten verschlossenen Plastikbeutel im Restmüll. Nach der Entfernung können Sie die Luft mit speziellen Luftreinigern sporenfrei machen. Vergessen Sie auch nicht, selbst zu duschen.

Größere Schimmelflächen müssen fachmännisch unter negativen Druck (eine Pumpe befördert dabei die Luft nach außen), mit Schutzanzügen, speziellen Absaugsystemen, HEPA-Filterung der Staubsaugerluft und unter Einsatz anderer professioneller Techniken entfernt werden. Grundsätzlich gilt dabei, dass die Ursache der Schimmelbildung beseitigt werden muss (beispielsweise ungünstige Bauweise, insuffiziente Drainage und schlechte Lüftung), um neues Wachstum zu verhindern. Erst wenn die Luft gereinigt ist und die betroffenen Stellen entfernt wurden, kann eine Bautrocknung einsetzen. Und erst wenn die Trocknung erfolgreich war, können die Wände wieder saniert werden.

Haarausfall und Infektanfälligkeit. Es gibt zudem eine Vielzahl von Schimmelarten, deren Sporen schwere Allergien auslösen können, die sich in Asthmaanfällen und Entzündungen der Haut oder des Verdauungstrakts äußern.
Besonders unter »Stress« scheinen Schimmelpilze vermehrt MVOC zu bilden. Man fand anhand von einer experimentellen Studie aus dem Jahr 1980 heraus, dass Schimmelpilze bis zu 600-fach mehr Gifte bilden, wenn sie Strahlungen ausgesetzt sind. Solche Situationen können entstehen, wenn zum Beispiel Funkstrahlung von Mobilfunksendern, Schnurlostelefonen, drahtlosen Druckern oder WLAN-Anlagen die betroffenen Räume zusätzlich belasten.

Besser vorbeugen

Schon beim Bauen und Renovieren lässt sich Schimmelbildung vorbeugen. Dampfbremsen und Isolierungen von außen verhindern, dass sich feuchte Stellen bilden. Kalkhaltige Naturputzarten können die Schimmelbildung ebenfalls effektiv reduzieren, weil sie Feuchtigkeit aus dem Mauerwerk schnell in die Raumluft abgeben. Zudem entziehen die stark alkalischen Putze Schimmelpilzen, die zum Gedeihen einen neutralen pH-Wert brauchen, den Nährboden.
Lüften Sie regelmäßig alle paar Stunden zwischen 10 und 30 Minuten (auch im Winter: Stoßlüftung), vor allem wenn Sie gerade renoviert oder neu gebaut haben. In Neubauten können dies auch automatische Lüftungsanlagen übernehmen.
Wenn die Luftfeuchtigkeit die meiste Zeit unter 50 Prozent beträgt, ist das Risiko für Schimmel gering. Investieren Sie eventuell in ein Hygrometer zur Feuchtemessung. Positiver Nebeneffekt des Lüftens: Die frische Luft verdünnt auch potenziell giftige Gase und Feinstäube, die gerade bei Wärme, also beispielsweise in der Nähe von Heizungen und bei Sonneneinstrahlung, vermehrt auftreten.

FEINSTAUB

Nicht nur im Straßenverkehr kann die Feinstaubbelastung hoch sein. Je nach Heizsystem sind Feinstäube auch im Innenraum ein Thema. Dabei ist vor allem eine Heizart zu nennen, die viele Menschen auf den ersten Blick für besonders umweltfreundlich und »gesund« halten: Heizen mit Holz. Denn beim Verbrennen entstehen feinste Rußpartikel, die im Verdacht stehen, Krebs auszulösen.
Sie können die Feinstaubbelastung jedoch reduzieren oder vermeiden, indem Sie den Kamin regelmäßig fachmännisch reinigen lassen, auf einen ausreichenden Zug im Kamin achten (Mindesthöhe), nur gut durchgetrocknetes

INFO

Feinstaub aus dem Drucker

In den letzten Jahren haben Computer und Co. mehr und mehr auch im privaten Bereich Einzug gehalten. Und so finden sich in fast jedem Haushalt Drucker, Kopierer oder Faxgerät. Doch Vorsicht: Laserdrucker setzen bei jedem Druckvorgang eine Wolke an Tonerfeinstäuben frei. Diese werden über die Atmung in den Blutkreislauf aufgenommen und lösen zuweilen Entzündungsreaktionen im Körper aus, die bis zu Krebs führen können. Mittlerweile haben sich bereits Selbsthilfegruppen für Tonergeschädigte gebildet (Adressen finden Sie im Internet). Um die Gefahr zu mindern, sollten Laserdrucker, Kopiergeräte und entsprechende Faxgeräte immer in einem separaten Raum mit eigener Lüftung aufgestellt werden. In die Geräte können auch nachträglich Feinstaubfilter eingebaut werden.

Brennmaterial verwenden und sinnvoll befeuern. Das bedeutet, neues Bestücken ist nur dann sinnvoll, wenn das Brenngut schon weitgehend abgebrannt und Glut vorhanden ist. Auch sollte die Bauart des Ofens so beschaffen sein, dass Feinstaub aus der Holzzufuhr oder aus Lüftungsschlitzen nicht gut entweichen kann.

STRAHLUNG IM HAUS

Neben den elektromagnetischen Strahlen, die von modernen Kommunikationsfunkanlagen wie Fernseher, Haustelefon und Mobilfunksystemen ausgehen (siehe Seite 42 ff.), herrschen im Haus auch niederfrequente elektromagnetische Felder (NF-EMF), die von der Elektroinstallation ausgehen. Es mehren sich die Hinweise, dass diese Felder ebenfalls einen schädigenden Einfluss haben, wenn auch nicht so stark wie die hochfrequenten elektromagentischen Felder (HF-EMF) aus Handy, WLAN und Co. In der Regel reicht es daher aus, den Schlafbereich stromfrei zu schalten. Gerade in der nächtlichen Ruhephase sind wir nämlich besonders anfällig für störende Einflüsse.

Sicherer Schlaf

Um den Schlafraum einigermaßen elektrofrei zu schalten, können Sie abends die entsprechende Sicherung ausschalten oder sich vom Elektrofachmann einen sogenannten Netzfreischalter einbauen lassen (Kosten: 50–80 Euro). Dieser schaltet die Spannung automatisch ab, sobald kein Strom mehr gebraucht wird. Dass man über diese Maßnahmen hinaus im Schlafzimmer keine elektrischen Geräte nutzen sollte (zum Beispiel Radiowecker, Fernseher oder Laptop), versteht sich von selbst.

Weil der Boden des Schlafraums fast immer die Decke des darunter liegenden Zimmers darstellt, in der ebenfalls stromführende Leitungen liegen, müsste eigentlich auch dieser Raum vor dem Schlafen vom Stromnetz getrennt werden; dasselbe gilt für das Nachbarzimmer. Doch dies ist vor allem in Mehrfamilienhäusern nicht immer möglich. Um unnötige Antenneneffekte, welche die Strahlung noch verstärken können, zu vermeiden, sollten daher weder Ihr Bett noch die Matratze (Federkerne!) Metallteile enthalten. Idealerweise sollte zudem Ihr Kopf zur Mitte des Raumes und nicht zur Wand zeigen, denn dort liegen Elektroleitungen oder Stahlgerüste (bei Betonwänden). Auch Wasserbetten sind nicht zu empfehlen. Wasser verstärkt zum einen Strahlungsfelder, zum anderen werden Wasserbetten permanent mithilfe einer Elektroheizung aufgewärmt, die selbst und über den Transformator, der die Spannung verringert, elektromagnetische Felder freisetzt. Aus dem gleichen Grund sollten Sie auch auf elektrische Heizdecken und Heizkissen verzichten.

Wenn Sie ganz auf Nummer sicher gehen wollen und sich nicht vor einer größeren Investition scheuen, stellen Sie die Stromversorgung komplett auf Gleichstrom um, der keine Strahlung verursacht. Die technischen Einzelheiten kann Ihnen der Elektrofachmann vermitteln.

Bitte keine Mikrowellen

Wie auf Seite 43 beschrieben, arbeiten Mobilfunk und WLAN mit Mikrowellen, deren Leistung aber so gering ist, dass sie nicht verbrennen. Wenn die Mikrowellenleistung erhöht wird, dann wirkt Mikrowellenstrahlung erwärmend auf wasserhaltige Körper. Sie versetzt die Wassermoleküle in schnelle Schwingungen (sie werden etwa 2400 Millionen Mal pro Sekunde hin und her geschüttelt). Durch dieses Bewegung entsteht Wärme.

Genau diesen Vorgang macht sich der Mikrowellenherd zunutze: Innerhalb von Sekunden oder Minuten lassen sich damit ganze Gerichte garen oder grillen. Obwohl diese Technologie

die Küchen seit Jahren revolutioniert hat und enorme Zeitersparnis bringt, sollten Sie aus gesundheitlichen Gründen lieber darauf verzichten. Zum einen entweichen teilweise sehr hohe Leckstrahlungen aus der Tür des Geräts. Da die deutschen Grenzwerte zwar vor Verbrennung, nicht aber vor biologischen Effekten schützen, sollten Sie diese zusätzliche Strahlung meiden. Zum anderen deuten Forschungen aus den 80er-Jahren des letzten Jahrhunderts darauf hin, dass mikrowellenbestrahlte Nahrung bei damit gefütterten Versuchstieren zu krankhaften Veränderungen des Blutbilds führt. Man vermutet daher, dass sie langfristig auch Krebs auslösen könnte. Der vermeintliche Grund: Das Gargut erleidet durch die Mikrowellenstrahlung größere Molekülveränderungen als bei herkömmlichen Kochmethoden, Proteine werden verändert, Fette und Vitamine oxidieren. Dadurch steigt die Zahl an schädlichen Zwischenprodukten und der Vitalstoffgehalt sinkt.
Ein dritter Aspekt, der gegen den Einsatz der Mikrowelle spricht: Das Gargut wird im Inneren zum Teil nur unbefriedigend erhitzt (zum Beispiel Hähnchen), sodass sich regelmäßig noch vermehrungsfähige Krankheitserreger finden, wie Salmonellen oder Camphylobakter, mit denen fast alle konventionell aufgezogenen Geflügeltiere belastet sind.

FALSCHES LICHT

Der Mensch ist von Natur aus dafür ausgelegt, den Tag in der freien Natur unter natürlichem Licht und natürlichen Farben zu verbringen, bei Sonnenuntergang zur Ruhe zu kommen und nachts zu schlafen. Der natürliche Rhythmus des Sonnenlichts bestimmte über hunderttausende von Jahren den Alltag unserer Vorfahren. Doch was machen wir heute? Wir halten uns die meiste Zeit in geschlossenen Räumen auf. Tagsüber dringt das Licht nur durch Fensterscheiben gefil-

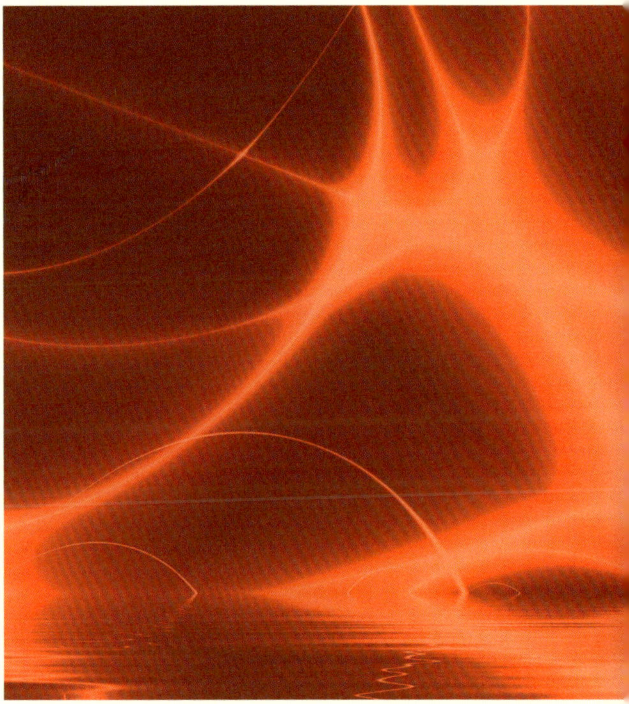

tert hinein, sehr oft müssen künstliche Lichtquellen für ausreichend Helligkeit sorgen. Das mag vielleicht ausreichen, um die Dinge um uns herum wahrzunehmen. Doch das künstliche Licht, dessen Impulse über die Sehnerven in das Gehirn gelangen, ist ganz anders zusammengesetzt als natürliches Sonnenlicht. Konventionelle Leuchtstoffröhren oder Energiesparlampen enthalten zum einen nicht alle Farben des Sonnenlichts, dafür andere in zu hohen Dosierungen (beispielsweise Blau). Glühlampen geben zwar ein warmes Farbspektrum ab, doch dieses ähnelt eher dem Abendlicht. Das wenige oder falsche Licht führt nachweislich dazu, dass weniger stimmungsaufhellender Nervenbotenstoff Serotonin gebildet wird. Stattdessen reagiert der Organismus auf das falsch zusammengesetzte Licht mit der vermehrten Ausschüttung der Stresshormone ACTH und Cortisol. Schon zwei Wochen mit täglich vier Stunden künstlichem Licht lassen den Cortisolspiegel im Blut um durchschnittlich 30 Prozent ansteigen und begünstigten so erhöhte Blutzuckerwerte, Muskel- und Knochenabbau sowie bauchbetontes Übergewicht. Nur Lampen mit Vollspektrumlicht lösen keinen Stress aus, weil dieses auch die biologisch wichtigen UV-B-Anteile enthält (siehe auch Seite 146).

Am Abend ändert sich das Lichtbedürfnis abermals. In der Natur erstrahlt nun alles in einem rötlichen Licht; die Blauanteile verschwinden, weil sie durch den längeren Weg durch die Atmosphäre herausgefiltert werden. Verwenden Sie daher abends nur Glühlampen oder sogar rote LED-Leuchten. Energiesparlampen, Leuchtstoffröhren und weiße LEDs sind dagegen ungünstig, weil sie kaum Rot enthalten, dafür aber zu viel Blauanteile. Selbst Warmton-Energiesparlampen (oder entsprechende Leuchtstoffröhren) strahlen zu viel Blau aus. Genauso hat auch das Licht aus Fernseher, Computerbildschirm oder Handy einen für Abend- oder Nachtverhältnisse viel zu hohen Blauanteil. Das »Blaulicht« hemmt die Zirbeldrüse (Epiphyse) im Gehirn, die normalerweise beginnen müsste, das unter Einfluss des Sonnenlichts gebildete »Glückshormon« Serotonin in das Schlafhormon Melatonin »umzuwandeln«. Dieses ist für einen erholsamen Schlaf unverzichtbar: Melatonin macht nicht nur müde, sondern es entgiftet auch das Gehirn von gefährlichen Fremdstoffen, optimiert den Blutdruck und repariert Nervenzellen. Ein weiterer Grund, der gegen Leuchtstoff- und Energiesparlampen spricht: Sie enthalten giftiges Quecksilber, das beim Zerbrechen entweicht und schnell vom Körper aufgenommen wird. Übrigens: Nachts sollte es im Schlafraum ganz dunkel sein. Falls dies nicht möglich ist, tut es auch eine Schlafbrille.

TIPP

Bessere Luft durch Zimmerpflanzen

Blattpflanzen in der Wohnung erhöhen nicht nur die Luftfeuchtigkeit, nehmen Kohlendioxid aus der Luft auf und geben Sauerstoff ab. Sie sind sogar dazu in der Lage, verschiedene Schadstoffe wie Formaldehyd oder Benzol aus der Luft zu »schlucken« und dadurch das Raumklima wesentlich zu verbessern. Besonders effektiv sind zum Beispiel Grünlilie (Chlorophytum), Efeu (Hedera helix), Einblatt (Spathiphyllum), Drachenbaum (Dracaena), Bogenhanf (Sansevieria) und Efeutute (Scindapsus).

KOSMETIK, HYGIENE UND ARZNEIMITTEL

Gerade in Produkten, die Ihrer Haut tagtäglich ganz nahe kommen, stecken eine Vielzahl von bedenklichen Zusatzstoffen, die unter anderem als Konservierungsmittel, Farb- oder Reinigungsverstärker eingesetzt werden. So enthalten zum Beispiel Deostifte Aluminium, das die giftige Wirkung von Quecksilber erhöhen kann (siehe Seite 46 f.). Glyzerin und Kaolin (Tonerde) in Cremes verstopfen die Hautporen und behindern so die Entgiftung. Von einigen Stoffen in Badezusätzen, Duschgels und Haarwaschmitteln weiß man, dass sie im Zellversuch die Zellfunktion stören und auf Nervenzellen giftig wirken, wie zum Beispiel das Antibiotikum Methylisothiazolin. Diethylphthalat in Parfüms, Shampoos und Kosmetika löst bei Ratten sogar Krebs aus. Auch einige Duft- und Geschmacksstoffe stehen im Verdacht, krebserregend zu sein. Und die Liste ließe sich noch lange fortsetzen …

Ganz davon abgesehen, können Kosmetikartikel, allen voran Waschhilfen, unsere Hautfunktion zerstören. Denn sie reduzieren zum einen die auf ihr symbiotisch lebenden Bakterien, zum anderen zerstören sie die schützende Fettschicht, nicht zuletzt lassen sie die Hautschicht schneller altern. Dagegen hilft auch wiederholtes Cremen nicht, im Gegenteil. Aufgrund des ständigen Fettnachschubs stellen die Talgdrüsen ihre Funktion ein: Die Haut wird chronisch trocken, schützt nur noch unzureichend vor Umweltbelastungen und entgiftet nicht mehr optimal. Nicht einmal ihre Aufgabe als »Barriere« für körperfremde Eindringlinge kann die »überpflegte« Haut mehr erfüllen. Denn viele Bestandteile von modernen Kosmetika, Cremes und Waschmitteln sind fettlöslich. Sie durchdringen deshalb unsere natürliche Schutzschicht und gelangen so in den Blutkreislauf und die Organe. Verzichten Sie also so gut es geht auf Kosmetikprodukte oder benutzen Sie Kosmetika in Bio-Qualität.

HYGIENEARTIKEL

Herkömmliche Tampons und Binden bestehen aus mikrofeiner Zellulose, die sich wie kleine Spitzen in die Vaginalschleimhaut bohren kann. Dies ist insofern gefährlich, weil bei der Herstellung der Zellulose auch potenziell giftige Substanzen eingesetzt werden. Beispielsweise entstehen bei der Chlorbleiche chlororganische Stoffe, die dem Dioxin gleichen können. Herkömmliche Baumwollhygieneartikel sind ebenfalls kritisch zu betrachten. Denn mittlerweile wird immer öfter genetisch veränderte Baumwolle eingesetzt, die mit hochgiftigen Pestiziden behandelt wurde. Rückstände davon – in den Hygieneartikeln unvermeidlich – zerstören unweigerlich die gesunde Vaginalflora und könnten eine Rolle bei der Entstehung von Unterleibskrebs spielen. Weichen Sie daher sicherheitshalber auf biologisch erzeugte Hygieneartikel für den Intimbereich aus.

WIE GESUND SIND MEDIKAMENTE?

Keine Frage: Die Entwicklung immer neuer Arzneimittel rettet heutzutage unzähligen Menschen das Leben. Bei aller Euphorie darf jedoch eines nicht vergessen werden: Laut Arzneimittelkommission der Deutschen Ärzteschaft sterben pro Jahr allein in Deutschland etwa 10.000 Menschen an Medikamentennebenwirkungen. Über 100.000 leiden an schweren, durch Medikamente herbeigeführten Krankheiten. Denn fast alle verschreibungspflichtigen, aber auch frei verkäufliche Medikamente haben Nebenwirkungen. Mittel zur Hemmung der Magensäure beispielsweise sind seit 2011 frei verkäuflich und werden bei Sodbrennen beziehungsweise Refluxösophagitis häufig angewendet. Sie blockieren jedoch die Aufnahme von Vitamin B_{12}, was wiederum Bluthochdruck, Herzinfarkt, Nervenerkrankungen, Depressionen und Blutbildungsstörungen hervorrufen kann. Ein weiteres Beispiel: Bis 2003 ging man davon aus, künstlich zugeführte weibliche Hormone würden bei Frauen Brust- und Gebärmutterkrebs, Schlaganfall, Alzheimer und Herzinfarkt verhüten. Heute weiß man: Das Gegenteil ist der Fall. Mit Hormonen behandelte Frauen erkranken deutlich häufiger. Insbesondere nimmt das Risiko für Krebserkrankungen, aber auch für Herzinfarkte, Schlaganfälle und Thrombosen drastisch zu.

Die meisten Schmerzmittel, Appetithemmer, Psychopharmaka und Hormone sollten ebenfalls nur mit Vorsicht eingenommen werden. Dasselbe gilt für Antidepressiva im Kindesalter. Entwässerungs- und Abführmittel verstärken einen meist schon bestehenden Vitamin-, Magnesium- und Kaliummangel. Dies wiederum verstärkt Bluthochdruck oder Verstopfung. Ein Teufelskreis kann beginnen. Behandeln Sie daher nicht die Symptome Ihrer Krankheit, sondern so gut es geht die Ursachen. So können Sie den Bedarf an potenziell schädlichen Medikamenten reduzieren.

Wir essen falsch

Die meisten Menschen ernähren sich längst nicht mehr »artgerecht«. Sie essen stattdessen viel zu kohlenhydrat- und eiweißlastig, zu fett und zu salzig. Die schnell verfügbaren Zucker aus Brot, Nudeln, Backwaren und Süßem bringen den Zuckerstoffwechsel aus dem Gleichgewicht und begünstigen dadurch nicht nur Übergewicht, sondern auch Diabetes und Krebs. Milcheiweiß belastet das Immunsystem. Fleisch, vor allem wenn es von Tieren aus konventioneller Haltung stammt, ist mit vielen Schadstoffen belastet. Nicht nur tierische Fette, sondern auch die falschen Pflanzenöle treiben die Blutfettwerte in die Höhe. Und schon kleine Mengen Salz lassen den Blutdruck ansteigen und steigern das Risiko für koronare Herzkrankheiten.

Chronische Krankheiten durch Vitalstoffmangel

Unsere Nahrung enthält viel zu wenig Vitalstoffe. Dabei sind gerade Vitamine, Mineralstoffe und Spurenelemente, sekundäre Pflanzenstoffe, essenzielle Aminosäuren oder ungesättigte Fettsäuren für Gesundheit und Wohlbefinden unverzichtbar. Ohne sie funktioniert der Stoffwechsel nicht reibungslos, die Zellen werden nicht optimal versorgt und die Organe können nicht mehr auf Höchstleistung arbeiten. So gesehen verwundert es nicht, dass mit beinahe jeder chronischen Krankheit ein ausgeprägter Vitalstoffmangel einhergeht.

Zahnfüllungen machen krank

Zahnfüllungen und Implantate können der Gesundheit schwer zusetzen, weil durch die dafür verwendeten Materialen viele Giftstoffe in den Körper gelangen. Das mit Abstand gefährlichste Zahnmaterial ist Amalgam, weil es Quecksilber enthält, das über Nervenendigungen im Mundbereich und Nasen-Rachenraum bis ins Hirn gelangen kann. Das Schwermetall ist so hochgiftig, dass es außerhalb des Körpers sogar als Sondermüll entsorgt werden muss. Aber auch andere Materialien wie Gold, Titan oder Kunststoff sowie wurzeltote Zähne und Entzündungen im Kieferbereich geben ebenfalls kontinuierlich Giftstoffe ins Blut ab, die sich überall im Körper absetzen und die Organe und ihre Zellen schädigen können.

Strahlen gefährden die Gesundheit

Der moderne Mensch ist beinahe ununterbrochen elektromagnetischen Feldern ausgesetzt. Mobilfunk, UMTS, Schnurlostelefone, WLAN, Funk-Babyphone, Funk-DSL-Anlagen und Co. strahlen künstliche, hochfrequente elektromagnetische Felder (HF-EMF) aus, die unserer Gesundheit massiv Schäden zufügen. Wer ständig (und oft unbewusst) bestrahlt wird, leidet nicht nur an Schlafstörungen, Tinnitus, Schwindel oder Kopfschmerzen. Die Strahlen erhöhen auch das individuelle Risiko für Blutdruckschwankungen, Depressionen und sogar Krebs. Gleichzeitig hindern sie den Körper an seiner Fähigkeit, sich selbst von Giftstoffen zu befreien.

Schwermetalle sind Langzeitgifte

Weil der Körper Schwermetalle wie Blei oder Silber, die er zum Beispiel mit der Atemluft oder über die Nahrung aufnimmt, nicht allein ausleiten kann, lagern sich immer mehr Schadstoffe an. Zum Teil verstärken sich diese sogar in ihrer Wirkung. Aus diesem Grund geraten sogar Impfungen, eine der größten Errungenschaften der Medizin, immer wieder in den Verdacht, manche Menschen krank zu machen, anstatt sie vor Beschwerden zu bewahren. Denn einige Impfstoffe enthalten giftige Inhaltsstoffe, etwa Aluminium und Quecksilber. Manche Wissenschaftler nehmen an, dass diese Stoffe Nebenwirkungen mit sich bringen könnten.

Wie sicher ist Ihr Zuhause?

Nicht einmal in den vier eigenen Wänden sind wir mehr vor einer Schadstoffbelastung sicher. Billige Möbel gasen Formaldehyd aus, Kunststoffböden Weichmacher, Isocyanate und Phthalate. Flammschutzmittel in Computern und Möbeln tragen ebenso zur Giftbelastung im Wohnraum bei wie mit Holzschutzmitteln behandelte Baumaterialien. Hinzu kommen die elektromagnetischen Strahlen der modernen Telekommunikation und Unterhaltungsindustrie (siehe Seite 42 ff.) sowie die Feinstaubbelastung infolge der stetig wachsenden Zahl an privaten Laserdruckern. Sogar Neonröhren und Energiesparlampen wirken sich negativ auf die Gesundheit aus. Schon wenige Stunden unter dem künstlichen Licht erhöhen den Stresspegel. Nicht zuletzt setzen wir unseren Körper über Kosmetika, Hygieneartikel und Arzneimittel zahlreichen Gift- und Schadstoffen aus, gegen die ihn die Natur nicht gewappnet hat.

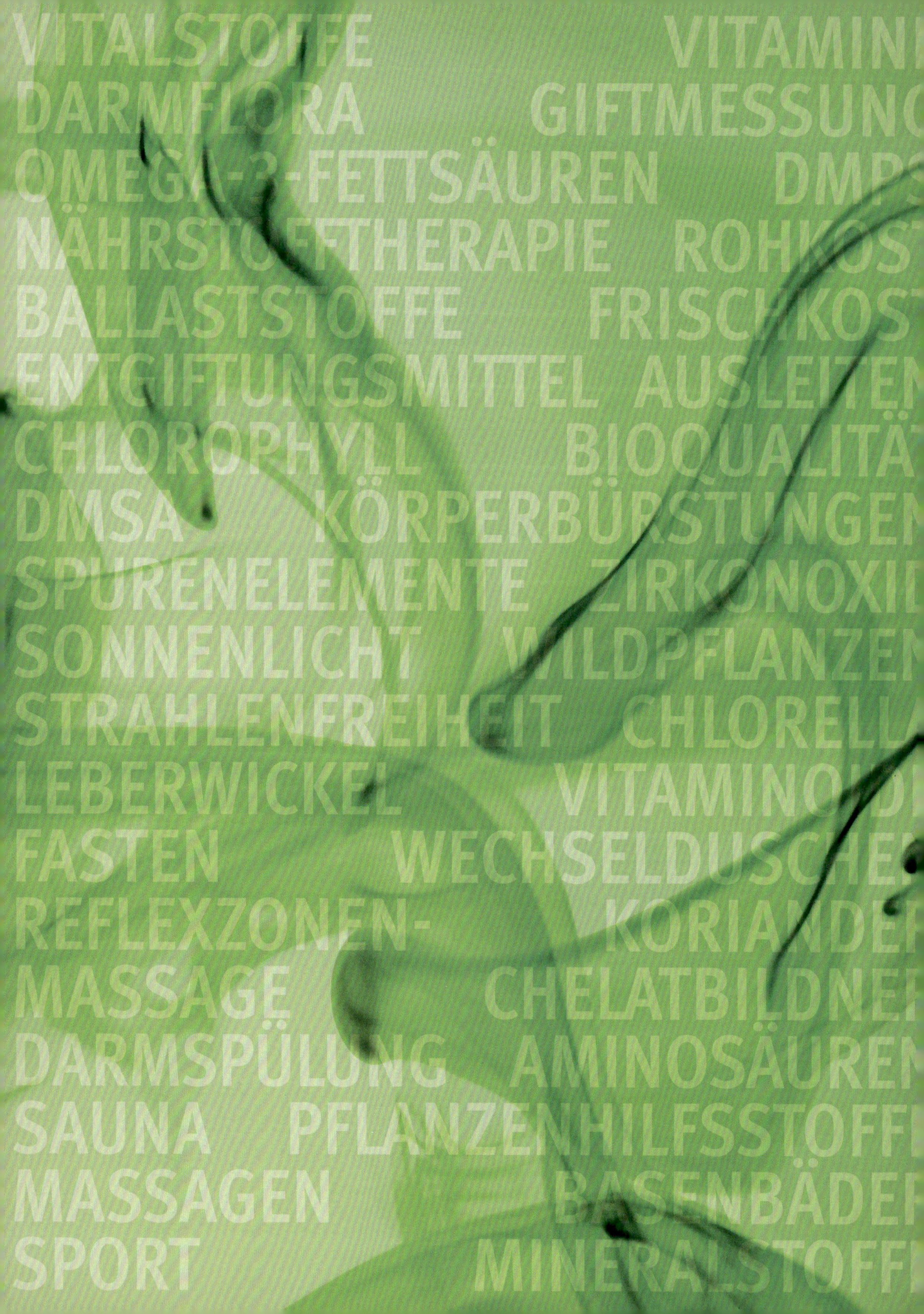
VITALSTOFFE
VITAMIN
DARMFLORA
GIFTMESSUN
OMEGA-3-FETTSÄUREN
DMP
NÄHRSTOFFTHERAPIE
ROHKOS
BALLASTSTOFFE
FRISCHKOS
ENTGIFTUNGSMITTEL
AUSLEITEN
CHLOROPHYLL
BIOQUALITÄ
DMSA
KÖRPERBÜRSTUNGEN
SPURENELEMENTE
ZIRKONOXI
SONNENLICHT
WILDPFLANZEN
STRAHLENFREIHEIT
CHLORELLA
LEBERWICKEL
VITAMINO
FASTEN
WECHSELDUSCHEN
REFLEXZONEN-
MASSAGE
KORIANDE
CHELATBILDNE
DARMSPÜLUNG
AMINOSÄUREN
SAUNA
PFLANZENHILFSSTOFF
MASSAGEN
BASENBÄDE
SPORT
MINERALSTOFF

Den Körper entlasten und stärken

*Indem Sie das körpereigene **Entgiftungssystem** entlasten und unterstützen, tragen Sie selbst viel dazu bei, bis ins hohe Alter **gesund und vital** zu bleiben. Dabei helfen die sachgemäße Entfernung **giftiger Zahnmetalle** und spezielle Verfahren zur **Ausleitung von Schadstoffen** ebenso wie die **richtige Ernährung** und regelmäßiger **Kraft- und Ausdauersport**.*

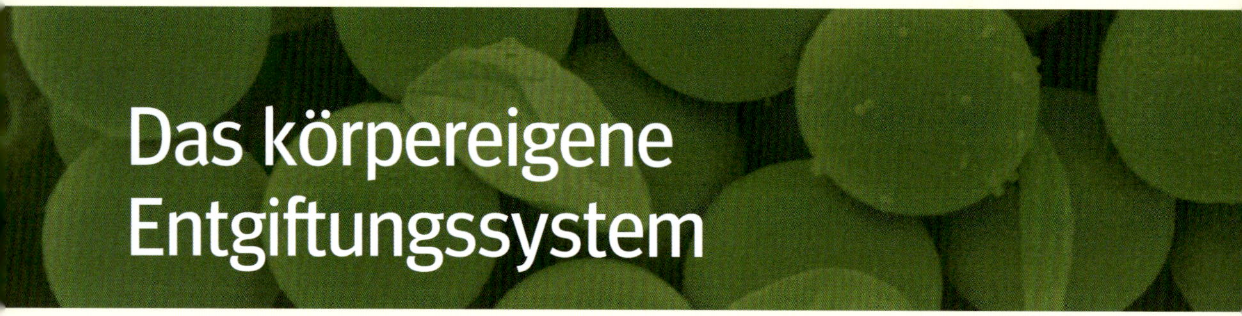

Das körpereigene Entgiftungssystem

*Einige **Organe** des Körpers sind in der Lage, Schadstoffe zumindest zum Teil in **weniger giftige** Endprodukte umzuwandeln, die dann **ausgeschieden** werden. Stärken Sie diese **»Selbstheilungskräfte«**!*

JEDE ZELLE UNSERER ORGANE – allen voran die Leber – nimmt im »Normalbetrieb« permanent Nährstoffe auf, die sie zu ihrem Zweck umbaut. Dabei entstehen natürlicherweise Abfallstoffe, die ins Zwischenzellgewebe (Bindegewebe), in die Lymphe und in das Blut abgegeben werden. Über die Nieren werden die Giftstoffe dann mit dem Urin ausgeschieden. Leider ist dies jedoch bei vielen Giftstoffen nicht so einfach, wie es zunächst klingen mag. Erstens kennt unser Körper die meisten künstlichen Gifte nicht, da sie erst seit 10 bis 50 Jahren von der Industrie produziert und in die Umwelt freigesetzt werden. Zum Zweiten bleiben manche dieser Stoffe über viele Jahre, bisweilen sogar das ganze Leben lang in den Zellen oder im Bindegewebe »stecken«. Die Supergifte DDT, Dioxine oder Schwermetalle reichern sich mit der Zeit sogar immer mehr an. Um diese menschengemachten Gifte wieder loszuwerden, müssen die Entgiftungsorgane optimal arbeiten können.

Und Sie können viel dazu beitragen, dass diese Prozesse reibungslos ablaufen. Manchmal genügt aber selbst das nicht. Dann braucht der Organismus Unterstützung in Form von Entgiftungskuren und Entgiftungsmitteln (mehr dazu erfahren Sie ab Seite 128).

DIE LEBER

Die Leber liegt im rechten Oberbauch. Sie wiegt etwa 1,5 Kilogramm und ist von allen menschlichen Organen das aktivste. Im Ruhezustand beansprucht sie rund ein Viertel des gesamten Energieumsatzes. Im Vergleich: Das Herz hat in Ruhe nur einen Anteil von sieben Prozent, das Gehirn von neun Prozent.

In der Leber laufen jede Sekunde weit mehr chemische Reaktionen ab als in jeder Chemiefabrik. Denn ihre Aufgabe ist es, Nährstoffe, die über den Darm in den Körper gelangen, aufzunehmen und daraus lebenswichtige körpereigene

Bau- und Wirkstoffe zu produzieren. Die Leber speichert dabei auch Giftstoffe, damit diese nicht in andere, empfindlichere Teile des Körpers gelangen, wie zum Beispiel das Gehirn. Aus diesem Grund ist die Leber besonders oft mit Giften und Schwermetallen belastet. Und damit kommen wir auf den Punkt: Praktisch alle Gifte, die wir über die Nahrung, die Haut oder die Luft aufnehmen, werden entweder in der Leber gespeichert oder dort mehr oder weniger verstoffwechselt und entschärft.

GESUNDHEITSORGAN NR. 1

Etwa 70 bis 90 Prozent aller Gifte werden dabei über die Leber ausgeschieden. In einer ersten Phase (Phase I der Entgiftung) entstehen dabei meistens noch giftigere Zwischenprodukte (beispielsweise das hochgiftige Acetaldehyd aus dem weniger giftigen Alkohol (Ethanol). Diese werden anschließend in Phase II der Entgiftung entschärft und wasserlöslich gemacht. Erst dadurch können sie über die Gallenflüssigkeit und den Darm beziehungsweise über die Nieren und den Urin den Körper verlassen. In beiden Phasen hängt die Entgiftungskapazität von einer Vielzahl erblicher Faktoren ab. Dies erklärt, warum manche Menschen unempfindlicher gegenüber Schadfaktoren sind, während andere gar nichts vertragen und hochsensibel reagieren. Gute »Entgifter« sind beispielsweise diejenigen Zeitgenossen, die bis weit über das neunzigste Lebensjahr scheinbar ungestraft rauchen können. Die Entgiftungskapazität hängt aber nicht nur von unserer Erbmasse ab, sondern auch von der ausreichenden Versorgung mit lebenswichtigen Vitalstoffen über die Ernährung (mehr dazu ab Seite 98) oder dem gleichzeitigen Vorhandensein anderer Gifte. Das bedeutet im Klartext: Ein oder zwei Giftstoffe kann der Körper vielleicht noch gut tolerieren, wenn aber gleichzeitig dutzende Giftstoffe gemeinsam anwesend sind, wird man krank. Dazu kommt, dass Gifte selbst schon einen höheren Verbrauch an Vitalstoffen erzeugen. Beispielsweise wird das Spurenelement Selen durch Quecksilber irreversibel gebunden und steht nun dem Körper nicht mehr zur Verfügung. Das Erkrankungsrisiko wird also nicht nur durch die Anwesenheit von Giften erhöht, sondern auch durch eine unzureichende Versorgung mit lebenswichtigen Vitalstoffen. Denn diese wären für die Entgiftung notwendig.

So wie die Gesundheit der Leber einen maßgeblichen Anteil an der Fähigkeit des Körpers zu entgiften hat, wirken sich auch alle Entgiftungsmaßnahmen höchst positiv auf die Leberfunktion aus. Sogar eine geschädigte Leber (zum Beispiel Fettleber durch Alkohol) kann sich so wieder vollständig erneuern, wenn die Voraussetzungen dafür geschaffen wurden. Einzig bei starker Leberschädigung, die zu einem bindegewebigen Umbau und Schrumpfung der Leber führt, ist eine Wiederherstellung der Leberfunktion nicht mehr möglich.

DAS SCHADET DER LEBER

Eine falsche Ernährungsweise ist heutzutage die häufigste Ursache für eine Fettleber. Besonders Zucker und Auszugsmehle schaden dem Organ. Sie sind leere Kohlenhydrate, da bei der industriellen Herstellung die ursprünglich enthaltenen Vitamine, Spurenelemente, Mineralstoffe, Enzyme, Farbstoffe, Ballaststoffe und Pflanzenhormone (alles zusammen als Vitalstoffe bezeichnet) verloren haben. Doch genau diese würden für den Umbau der Kohlenhydrate in Energie im Körper dringend gebraucht. Die Folge: Leere Kohlenhydrate verursachen über Jahre einen Vitalstoffmangel, da die Leber diese aus den Körperreserven beziehen muss. Sind diese Vorräte verbraucht, kann der Kohlenhydratstoffwechsel nicht mehr richtig ablaufen. Es entstehen zum Teil erhöhte Mengen an Zwischenprodukten, wie Brenztraubensäure, die über Fehlwege des Stoffwechsels beispielsweise in Cholesterin umgewandelt wird und das Risiko für die Gallensteinbildung und Arterienverkalkung erhöht. Die Fehlernährung durch leere Kohlenhydrate schädigt die Leber in weitaus höherem Maße, als es übermäßiger Alkoholkonsum, Medikamente oder eine erblich bedingte Eisenüberladung (Hämachromatose) tun. Das Fatale daran: Weil die Leber selbst nicht schmerzt, kann sie über Jahre und Jahrzehnte geschädigt werden, ohne dass wir es erkennen. Das Staunen ist daher groß, wenn bei einer Untersuchung zufällig eine Fettleber oder sogar der bindegewebige Umbau und die Schrumpfung des Organs (Leberzirrhose) diagnostiziert werden. Für Diagnose und Behandlung wäre es natürlich einfacher, wenn die Leber auf die Zufuhr von schädlichen Stoffen sofort mit höllisch stechenden Schmerzen reagieren würde. Doch das ist Wunschdenken. Tatsächlich ist die »Sprache« der Leber nicht der Schmerz, sondern die Müdigkeit. Auch eine eingeschränkte Wärmebildung (man friert in diesem Fall ständig) kann ein Zeichen für eine Lebererkrankung sein. Schließlich stellt das Organ Energie in allen Formen, also auch Wärmeenergie, bereit.

INFO

Gesunder Schwefel

Der wichtigste Schutzstoff für alle Zellen und insbesondere auch die Leber ist Schwefel, der über die Nahrung aufgenommen wird. Als wichtigste Schwefelquellen dienen die schwefelhaltigen Aminosäuren Cystein, Cystin und Methionin, sowie das leicht flüchtige Methylsulfonmethan (MSM), das nur in frischen und unverarbeiteten pflanzlichen Nahrungsmitteln vorkommt. Schwefel hat die Eigenschaft, in der Phase II Schwermetalle und giftige Substanzen zu binden und gleichzeitig freie Radikale (aggressive Sauerstoffmoleküle) zu entschärfen, die bei Giftbelastungen vermehrt entstehen.

SO FÖRDERN SIE DIE ENTGIFTUNGSLEISTUNG DER LEBER

Damit die Leber überhaupt entgiften beziehungsweise das lebenswichtige Glutathion (siehe Seite 124) aufbauen kann, muss die Nahrung möglichst reich an Nähr- und Vitalstoffen sein. So stört beispielsweise ein Selen- oder Vitamin-B_6-Mangel die Glutathionproduktion empfindlich. Selen ist am meisten in Paranüssen und Meeresfrüchten enthalten, Vitamin B_6 in Nüssen, Vollkorn, Keimen und Innereien. In einer Studie der Gynäkologin Ingrid Gerhard an der Universität Heidelberg aus dem Jahr 1995 konnte nachgewiesen werden, dass pflanzliche, gemüse- und blätterbetonte Frischkost den Glutathiongehalt am wirksamsten steigen lässt. Früchte oder gekochtes Gemüse zeigten dagegen deutlich weniger Wirkung. Übertragen formuliert liebt unsere Leber alle frischen Nahrungsstoffe, die grün sind und bitter schmecken, wie zum Beispiel Löwenzahn und andere Wildkräuter, Feld-, Endivien- und Zuckerhutsalat, Chicorée, Rucola und Wegwarte.

Kurzzeitfasten

Die Regenerations- und Entgiftungstätigkeit der Leber wird auch durch Kurzzeitfasten (ein bis drei Tage) angeregt, weil sie in dieser Zeit weniger arbeiten muss. Anstatt zu essen, trinken Sie über diesen Zeitraum nur reichlich Wasser oder Tee. Unterstützend können Sie zur Einleitung 2–4 g Magnesium (wirkt abführend) und Heilerde (bindet Giftstoffe im Darm) einnehmen. Hilfreich sind auch tägliche Einläufe mit lauwarmen Wasser oder Tee (etwa Kamillentee).

INFO

Hilfe aus der Natur

Es gibt Kräuter, die Leber und Galle sanft unterstützen. Die bekanntesten sind:

- Mariendistel: schützt und regeneriert die Leber, wirkt entgiftend
- Artischocke: fördert Gallenfluss und Regeneration der Leberzellen
- Löwenzahn: regt Verdauungsdrüsen und Gallenproduktion an
- Wermut, Tausengüldenkraut, Schafgarbe, Benediktenkraut, Galgant: steigern Gallen-, Speichel-, Magensaftsekretion
- Petersilie: schützt die Leber und wirkt entkrampfend
- Rettich, Schöllkraut: fördern Gallenbildung und Gallenfluss

Leberwickel

Ein Leberwickel ist gerade bei Leberkranken in Ruhepausen nach den Mahlzeiten empfehlenswert. Legen Sie dazu einen über heißem Wasserdampf erwärmten Heublumensack oder ein Tuch mit zerdrückten, noch heißen Pellkartoffeln auf die Lebergegend und ruhen Sie sich aus. Im Liegen wird die Leber 30 Prozent besser durchblutet und kann so auch eine höhere Entgiftungs- und Heilungstätigkeit leisten. Auch durch Sonnenbestrahlung wird die Aktivität der Leber gefördert.

DIE GALLENBLASE

Die Leber produziert am Tag etwa 800 Milliliter Gallensaft, der über die Gallengänge der Leber in die Gallenblase fließt und auch in den Darm gelangt. Die Gallenblase selbst ist eigentlich kein Entgiftungsorgan, sondern nur der »Behälter« für die Gallenflüssigkeit (umgangssprachlich als »Galle« bezeichnet). Hier wird der Gallensaft eingedickt und »gelagert«. Bis zu 50 Milliliter kann die Gallenblase davon aufnehmen. Die Gallenflüssigkeit enthält hauptsächlich Wasser, Gallensäuren, Lezithin, Cholesterin und Bilirubin (Abbauprodukt von Hämoglobin, das den Sauerstoff in den roten Blutzellen transportiert). Beim Essen zieht sich die Gallenblase zusammen und spritzt so die Galle in den Gallengang aus. Dieser mündet zusammen mit dem Bauchspeicheldrüsensaftgang im Zwölffingerdarm. Die Gallenflüssigkeit kann dort, ähnlich wie Spülmittel, Fett in kleine Kügelchen spalten oder emulgieren, damit die Verdauungsenzyme der Bauchspeicheldrüse (Lipasen) es besser zerlegen können. Mit der Galle werden also auch das Blutfett Cholesterin sowie Giftstoffe, die vorher von der Leber entgiftet wurden, in den Darm ausgeschieden. Somit kommt der Gallenflüssigkeit trotz allem eine wichtige Rolle bei der Entgiftung unseres Körpers zu.

DIE GALLE UNTERSTÜTZEN

Für die Entgiftung ist es wichtig, dass die Gallenflüssigkeit optimal zusammengesetzt ist und ungehindert fließen kann. Dies ist vor allem durch eine bewusste Ernährung gewährleistet. Fettreiche Ernährung (insbesondere die Aufnahme von Transfettsäuren, die beim Erhitzen von einfach oder mehrfach ungesättigten Fettsäuren enstehen und die Zellfunktionen so behindern) sowie isolierte Kohlenhydrate (zum Beispiel Zucker und Weißmehl) können die Gallenflüssigkeit zäher machen. Es gibt zudem Hilfsmittel, welche die Gallenbildung und -ausschüttung stimulieren. An erster Stelle sind hier bittere Kräuter und Wirkstoffe zu nennen, wie zum Beispiel Wermut, Löwenzahn, Tausendgüldenkraut, Wegwarte, Kurkuma, Magnesium und Kalium; sie regen die Gallengangsmuskulatur zur Peristaltik an und ermöglichen andererseits eine bessere Dehnbarkeit des Gallengangs, sodass auch kleine Gallensteine »hindurchflutschen« können. Ideal: Die lebergesunden chlorophyllhaltigen Nahrungsmittel (siehe Seite 71) sind automatisch auch gute Quellen für Magnesium und Kalium.

DER DARM

Der Darm ist ein schlauchartiges Gebilde, das vom Magenausgang bis zum After reicht. Durch Erhebungen und Ausbuchtungen (Zotten), die ihrerseits wiederum mit unzähligen fadenförmigen Zellfortsätzen (Mikrovilli) besetzt sind, hat der Darm eine extrem große Oberfläche, auseinandergefaltet würde sie 300 bis 500 Quadratmeter betragen. Der Darm gliedert sich in

- **Dünndarm:** Hier wird der größte Teil der im Magen und Zwölffingerdarm vorverdauten Nahrungsbestandteile in die Blutbahn aufgenommen und zur Leber transportiert. Die ersten etwa 30 Zentimeter des 4 bis 5 Meter langen Dünndarms nennt man Zwölffingerdarm; hier münden der Gallen- und Bauchspeicheldrüsengang.
- **Dickdarm:** In diesem 1,5 Meter langen Teil des Darms wird der Nahrungsbrei eingedickt. Im Idealfall leben hier etwa zehnmal so viele Bakterien wie Ihr Körper Zellen hat. Sie verstoffwechseln die Restbestandteile und die unverdaulichen Bestandteile (Ballaststoffe) des Nahrungs-

INFO

Darmsanierung

- Die beste Methode, den Darm von Giftstoffen zu befreien, ist ein mehrtägiges oder sogar mehrwöchiges Saftfasten. Dabei verzichten Sie auf feste Nahrung und trinken stattdessen täglich schluckweise bis zu drei Liter frisch gepresste Gemüse- und Wildkräuter- beziehungsweise Grassäfte. Auf diesem Weg führen Sie Ihrem Körper reichlich Vitalstoffe und Basen zu, ohne die Verdauungsorgane zu belasten.
- Die Umstellung der Ernährung (wie ab Seite 98 empfohlen) bewirkt ebenfalls eine zwar langsamere, aber stetige Darmsanierung. Allein der Verzicht auf tierische Produkte und glutenhaltige Getreidesorten fördert die gesunde Darmflora und steigert das Wohlbefinden.
- Zu einer effektiven Darmreinigung gehört auch die Reinigung von Leber und Galle. Am Tag der Kur essen Sie dazu ab 14 Uhr nichts mehr und nehmen um 18 und 20 Uhr je ein Glas warmes Wasser mit einem Esslöffel Magnesiumsulfat als Abführmittel zu sich. Um 22 Uhr trinken Sie dann noch einmal eine Mischung aus 125 ml Olivenöl und dem Saft zweier Bio-Grapefruits. Legen Sie sich anschließend sofort hin (auf den Rücken). Am nächsten Morgen nehmen Sie nach dem Aufwachen und zwei Stunden danach nochmals je ein Glas Wasser mit Magnesiumsulfat zu sich. Ab 10 Uhr können Sie dann wieder Saft trinken. In den meisten Fällen entleert sich der Darm morgens in Form von Durchfall, viele Patienten fühlen sich außerdem befreit, klarer und leistungsfähiger.
- Während des Fastens ist es sinnvoll, sich viel in der freien Natur zu bewegen, um die Darmperistaltik anzuregen. Auch Darmeinläufe oder eine spezielle Colon-Hydrotherapie unterstützen den Prozess.

breis und bilden daraus Milchsäure, kurzkettige Fettsäuren, Aminosäuren, Vitamine und vitaminähnliche Substanzen (Vitaminoide). Die Zellen des Dickdarms können die von den Bakterien gebildeten Fettsäuren aufnehmen und sie hervorragend als Energiequelle nutzen. Ob auch andere von den Darmbakterien gebildete Wirkstoffe ins Blut aufgenommen werden können, ist momentan umstritten.

- **Mastdarm (Rektum):** Das 0,15 Meter lange Ende des Darms dient der Zwischenspeicherung des Kots und der weiteren Aufnahme von Nährstoffen. Dies macht man sich durch rektal verabreichte Medikamente (Zäpfchen) zunutze.

AUFGABEN DES DARMS

Im Darm sitzt ein großer Teil des körpereigenen Immunsystems; etwa 75 Prozent der funktionstüchtigen Immunzellen reifen hier heran. Dem Darm kommt somit in Hinblick auf Gesundheit und Wohlergehen eine maßgebliche Rolle zu. Zudem verläuft in der Darmwand ein komplexes Geflecht von Nervenzellen und Nervenverbindungen, das dem Nervensystem im Rückenmark in nichts nachsteht. Die Darmnervenzellen produzieren den größten Teil des körpereigenen Glückshormons Serotonin. Das Darmnervensystem (im Volksmund auch als Bauchgehirn bezeichnet) ist über den Vagus-Nerv mit dem Gehirn verbunden und man weiß, dass Impulse aus einem gesunden Darm förderlich für die Gehirnentwicklung sind. Dies konnte 2011 bei einem Tierversuch an der Universität Cork/Irland nachgewiesen werden. Gab man Mäusen Darmbakterien, fanden sich im Mäusehirn vermehrt Rezeptoren für den Nervenbotenstoff GABA. Die Mäuse zeigten weniger Angst, Stress oder depressive Verhaltensweisen. Wurde der Darmnerv, der zum Gehirn führt, dagegen durchtrennt, hatten die Darmbakterien keinen positiven Effekt auf das Gehirn. Wenn, wie bei einer anderen Untersuchung von kanadischen Forschern der Universität Hamilton geschehen, die Darmflora durch Antibiotika zerstört wurde, reagierten die Tiere mit unvorsichtigem, aber auch ängstlichem Verhalten (Ärztezeitung 18.5.2011).

Die Darmschleimhaut nimmt nicht nur Nährstoffe auf, stellt Nervenbotenstoffe her und stärkt beziehungsweise trainiert unsere Immunzellen. Sie sondert auch Sekrete und Schleim in den Darmkanal ab. Die Darmzellen selbst werden täglich millionenfach erneuert, wobei die alten absterbenden Zellen in den Darm abschilfern. Diesen sich ständig wiederholenden Prozess bezeichnet man auch als Zellmauserung.

Sowohl über seine Verdauungssäfte als auch durch die Zellmauserung scheidet der Körper über den

TIPP

Gifte effektiv ausleiten

Bei Entgiftungskuren ist es sinnvoll, täglich etwa 600–2000 mg Magnesium als Citrat, Glukonat oder Glycinat zu sich zu nehmen (am besten vor dem Schlafengehen, da die hohen Dosierungen tagsüber Durchfall auslösen können). Magnesium in Verbindung mit rechtsdrehender Milchsäure (zum Beispiel rohes Sauerkraut, Milchsäuredrinks oder milchsauer eingelegte Gemüse) ist doppelt günstig: Denn die Milchsäure beeinflusst die Darmflora positiv, während Magnesium die Darmpassage beschleunigt. Unterstützend wirken Darmeinläufe (zum Beispiel mithilfe eines Irrigators aus der Apotheke) und spezielle Darmspülungen (Colon-Hydrotherapien beim Therapeuten). Durch beide Maßnahmen lässt sich die Giftausscheidung schnell um ein Vielfaches steigern.

Darm aktiv Giftstoffe aus. Von den vielen Giftstoffen, die über die Gallenflüssigkeit in den Darm gelangen (siehe Seite 71), werden leider nicht alle über den Stuhlgang ausgeschieden. Ein beträchtlicher Teil wird während der weiteren Darmpassage wieder aufgenommen und zurück zur Leber oder in den Körper transportiert. Um diese als enterohepatischen Kreislauf bezeichnete Rückvergiftung zu verhindern, ist es von Vorteil, dass sich im Darm entgiftend wirkende Substanzen befinden. Dies erreichen Sie durch eine entsprechende Ernährung: Ballaststoffe aus Pflanzen und Kräutern, Flohsamenschalen, Zellwände aus Mikroalgen, Alginate aus Meeresalgen, Aktivkohle, Heilerde sowie Moorprodukte können Gifte im Darm aufnehmen, die dann ausgeschieden werden. Auch eine Darmsanierung (siehe Seite 72) hilft, sich von Schadstoffen zu befreien und die Aktivität des Darms zu fördern.

DIE NIEREN

Die Niere, ein paarig angeordnetes Organ, liegt beidseitig der Wirbelsäule unter dem seitlichen Rippenbogen. Ihre Hauptfunktion ist, das Blut von Giftstoffen zu reinigen – in immenser Geschwindigkeit: In nur vier Minuten fließt einmal das gesamte Blutvolumen des Körpers durch das Organ. Dabei werden pro Tag 170 Liter Flüssigkeit herausgefiltert. Ein Großteil der darin enthaltenen nützlichen Substanzen sowie Wasser werden im weiteren Verlauf wieder ins Blut zurückgepumpt. Nur etwa 1,5 Liter Flüssigkeit wird am Tag als Urin über die Harnleiter in die Harnblase transportiert, von wo er über die Harnröhre aus dem Körper ausgeschieden wird. Neben der Ausscheidung von Giftstoffen übernehmen die Nieren eine Reihe anderer wichtiger Funktionen. Sie …

- regulieren den Blutdruck, indem sie das Hormon Renin bilden. Renin regt über das Enzym ACE (Angiotensin Converting Enzyme) die Umwandlung von Angiotensinogen in Angiotensin II an. Angiotensin II ist der stärkste Vasokonstriktor, also ein Stoff, der die Blutgefäße des Körpers extrem verengt und damit den Blutdruck sehr stark erhöht.
- produzieren das Hormon Erythropoetin, das die Blutbildung anregt.
- spielen zusammen mit der Leber eine entscheidende Rolle in der Regulation des Säure-Basen-Haushalts.
- bilden aus der in der Leber produzierten Vitamin-D-Zwischenstufe Calcidiol die physiologisch aktive Form des Vitamin D (siehe auch Seite 116).

DAS REGT DIE NIEREN AN

Viele Giftstoffe schwächen die Nieren oder zerstören sie sogar ganz. Vor allem der regelmäßige Gebrauch von Schmerzmitteln sowie Krankheiten wie Diabetes schaden den Nieren. Aber auch wer viel tierisches Eiweiß und/oder isolierte Kohlenhydrate isst, belastet seine Nieren oder fördert die Urinsteinbidung. Harnsteine entstehen aus zu viel Harnstoff, Harnsäure oder Oxalsäure, die wiederum hauptsächlich durch eine jahrelange Fehlernährung gebildet werden. Zusammen mit dem im Urin enthaltenen Kalzium, Phosphat oder Ammoniak können verschiedene Steintypen entstehen. Die in den Nierenkelchen gebildeten Harnsteine können in den Harnleiter (Ureter) gelangen und dann zu äußerst schmerzhaften Nierenkoliken führen.

Dagegen fördern frische grüne Blätter aus Blattsalaten, Baumblättern (zum Beispiel Birke und Linde) sowie Kräuter (insbesondere Löwenzahn, Goldrute, Bärentrauben- und Orthosiphonblätter) die Nierentätigkeit. Durch die in Blättern (von Salaten, Bäumen, Kräutern und Wildkräutern) enthaltenen Spurenelemente und Mineralstoffe (Magnesium und Kalium) wird die Nierensteinbildung verhindert.

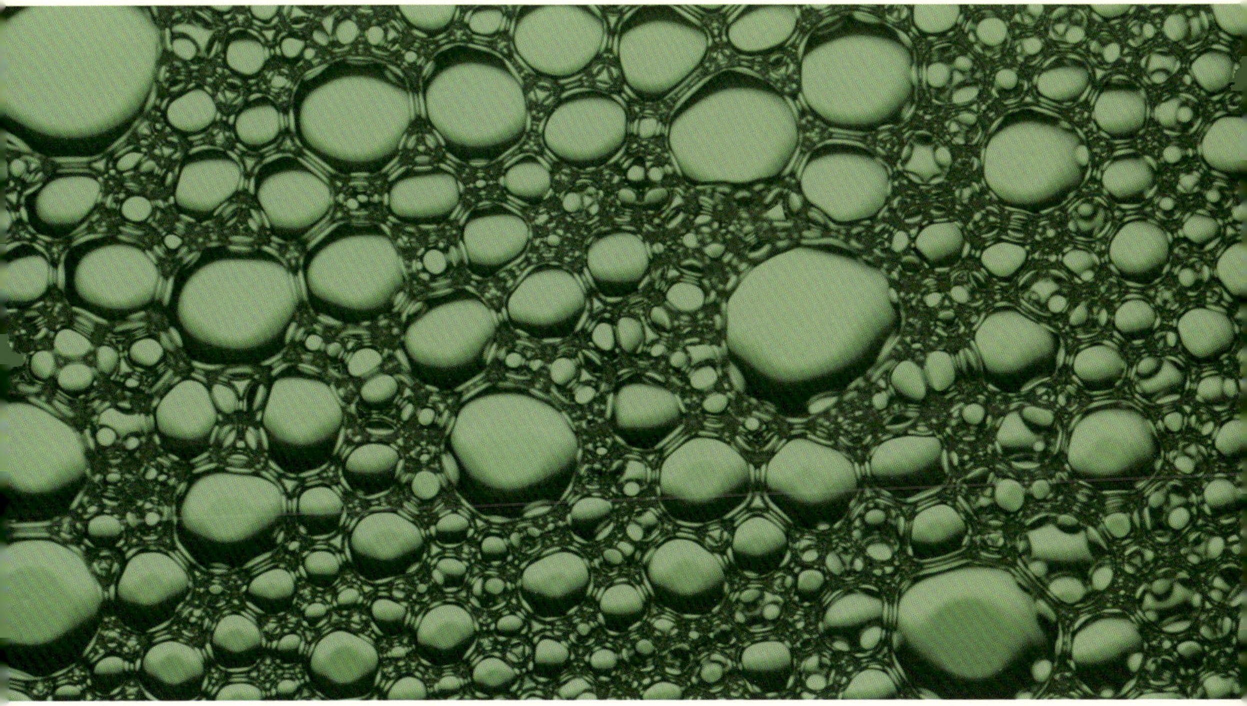

Es versteht sich von selbst, dass ein Wassermangel die Konzentration von steinbildenden Substanzen im Urin und damit die Steinbildung erhöht. Daher sollten Sie täglich eine ausreichende Menge an Flüssigkeit zu sich nehmen – am besten in Form von dem in rohen Pflanzen enthaltenen Zellwasser, aber auch über kohlensäurearmes Wasser und Kräutertees.

DIE HAUT

Die Haut umhüllt unseren Körper wie ein natürliches Kleid. Mit einer Oberfläche von 1,5–2 Quadratmetern ist sie neben der Muskulatur eines der schwersten Organsysteme. Sie besteht aus drei Schichten (Oberhaut/Epidermis, Lederhaut/Dermis sowie Unterhaut/Subcutis) und wird von unzähligen Nervenrezeptoren und kleinsten Blutgefäßen durchzogen. Abgestorbene Zellen an der Oberhaut (Hornschicht) schützen vor Verletzungen. Talgdrüsen sorgen dafür, dass die Oberfläche nicht austrocknet, Wasser an der Haut abperlt und die Körperhärchen geschmeidig bleiben. Ein in den Schweißdrüsen gebildetes Salz-Wasser-Gemisch wird über Poren in der Oberhaut abgegeben, wodurch unter anderem die Körpertemperatur reguliert wird. Die Fettzellen in der Unterhaut dienen zum einen als Nahrungsreserve, schützen zum anderen aber auch vor Stößen und Auskühlung.

Die inneren Organe benötigen eine konstante Temperatur von 37 °C. Bei niedrigen Temperaturen verhindert nicht nur die Fettschicht in der Haut, dass der Körper zu stark auskühlt. Der Körper drosselt in diesem Fall die Durchblutung der Haut. Dadurch kann das Blut nicht

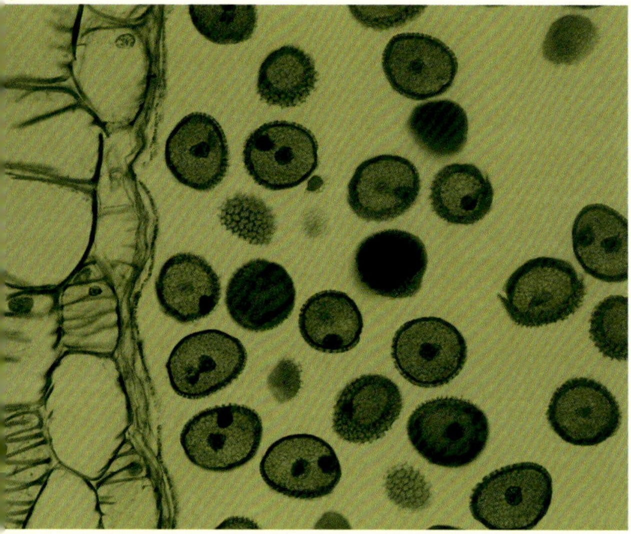

mehr so stark auskühlen und der Körper verliert weniger Wärme. Das garantiert auch die optimale Funktion der Organe wie Nieren oder Leber. Bei Hitze wird die Haut dagegen besser durchblutet, weil dadurch das Blut gekühlt wird. Stellen sich die Blutgefäße in der Haut weit und steigt dadurch die Durchblutung in der Haut, wird mit dem Blut auch Wärme aus dem Körperinneren an die Oberfläche transportiert. Dort kühlt das Blut ab, ehe es wieder zurück in den Körper gepumpt wird. Zudem scheidet die Haut bei großer Hitze über die Schweißdrüsen Schweiß aus, der auf der Haut verdunstet und damit den Körper kühlt (dasselbe gilt bei körpereigener Wärmeproduktion durch Bewegung).

Mit dem Schweiß, dem Talg sowie den abgestoßenen Zellen an der Hautoberfläche entledigt sich der Körper auch von Giftstoffen. So kann beispielsweise allein der Schweiß nach intensivem Sport (zum Beispiel nach einem Marathonlauf) bis zu 30-mal mehr Blei enthalten als üblicherweise. Dies zeigen Untersuchungen, die den Schweiß von Sportlern vor und nach einem Marathon auf Schwermetalle analysierten. Die Entgiftung ist jedoch nur dann optimal möglich, wenn die Poren nicht verstopft sind (beispielsweise durch Cremes). Auf die Haut aufgetragene Cremes können darüber hinaus ebenso wie Duftstoffe, Mineralstoffe (zum Beispiel Magnesiumchlorid zur Magensiumsubstitution), Rückstände aus Textilien oder Tätowierungsfarben (Vorsicht, enthalten manchmal Quecksilber) auf umgekehrtem Wege auch selbst über die Haut ins Blut gelangen und den Körper stark belasten.

DIE ENTGIFTUNG FÖRDERN

Alles was die Durchblutung der Haut steigert, fördert auch ihre entgiftende Funktion. Morgendliche Wechselduschen (immer mit einem kalten Guss beenden) und regelmäßige Saunagänge können dabei ebenso helfen wie Körperbürstungen (immer zum Herzen hin) oder Massagen (siehe auch Seite 139). Auch regelmäßiger Sport und Sonnenlicht tun der Haut gut. Intensive Bewegung kurbelt die Schweißproduktion an, durch natürliches Sonnenlicht gelangt durchblutungsfördernde Wärmestrahlung in die Haut. Die Sonne regt auch den Hautstoffwechsel über die Bildung von Vitamin D, Melanozyten und Melanin an (siehe auch Seite 140 ff.).

DIE LUNGE

Die Lunge besteht aus zwei Lungenflügeln und ist wie das Herz im Brustraum angesiedelt. So wie wir durch den Darm in Kontakt zu all dem stehen, was wir schlucken, sind wir über die Lunge mit allen Stoffen und Molekülen verbunden, die wir einatmen. Selbst in Ruhe streichen pro Minute etwa sieben Liter frische Luft über die riesige Lungenoberfläche, das sind pro Tag 10.080, im Jahr fast vier Millionen Liter.

Die Lungenoberfläche misst insgesamt etwa 80 Quadratmeter, das entspricht in etwa der

Fläche von einer durchschnittlichen Dreizimmerwohnung. Erst diese enorme Größe macht es möglich, sehr viel Sauerstoff aus der Luft aufzunehmen und Kohlendioxid, das bei der Energieerzeugung in unseren Körperzellen entsteht, wieder an die Umwelt abzugeben. Bei extremer körperlicher Arbeit kann die Lunge dadurch über 100 Liter Luft pro Minute aufnehmen.

EIN AUSGEKLÜGELTES FILTERSYSTEM

Mit der Luft gelangt jedoch nicht nur Sauerstoff in unseren Körper, sondern auch viele andere Stoffe, wie Pollen, Feinstaub, Abgase, Lösemittel, Weichmacher, Holzschutzmittel, Stickstoffverbindungen, Ozon oder Schwermetalle. Grobe Bestandteile bleiben bereits in den feinen Härchen der Nase und den Bronchien hängen, jenen Atemwegen, die von der Luftröhre in die Lunge führen und wie ein Filter wirken. Die Mehrzahl dieser Teilchen werden später über Schleimproduktion und Härchenbewegung wieder aus den Atemwegen entfernt. Durch Husten und Niesen werden sie sogar mit einer Geschwindigkeit von bis zu 900 km/h wieder aus den Atemwegen geschleudert. Trotz dieser natürlichen Schutzmaßnahmen gelangen kleinste Teilchen mit einem Durchmesser von weniger als 0,01 mm zum Teil tief in die Lunge, wo sie steckenbleiben oder ins Blut aufgenommen werden. Sie spielen oftmals eine Rolle bei chronischen Erkrankungen, wie der chronisch obstruktiven Lungenerkrankung (COPD), Asthma oder Bluthochdruck.

Der Atmung kommt auch eine große Rolle in der Regulation des Säure-Basen-Haushalts zu. Denn durch die verstärkte (Tiefen-)Atmung wird viel saures Kohlendioxid ausgeatmet; das Körpermilieu wird basischer. In einem basischen Körpermillieu ist die Bindungsstärke von giftigen Schwermetallen an Körperbestandteile kleiner als in saurer Umgebung. Damit können Gifte leichter ausgeschieden werden.

TIPP

Bewusst atmen

Bewusstes Atmen, Atemtraining und Sport unterstützen wie alle Maßnahmen, welche die Atmung fördern, den Entgiftungs- und Genesungsprozess bei allen chronischen Krankheiten enorm. Dazu kommt, dass durch die kräftige Atembewegung automatisch auch alle anderen Hauptentgiftungsorgane bewegt, massiert und besser durchblutet werden – was ihre reinigende Funktion zusätzlich aktiviert.

Der amerikanische Erfolgstrainer Anthony Robbins empfiehlt folgende Atemübung, die Sie mehrmals täglich für einige Minuten praktizieren können:

- Atmen Sie zuerst über sieben Sekunden tief ein und halten Sie den Atem für 21 Sekunden an. In dieser Zeit sind die inneren Organe des Bauchs und der Brust entlastet und es findet ein besserer Abtransport von Giftstoffen über die Lymphe statt.
- Nun atmen Sie langsam, über einen Zeitraum von 14 Sekunden aus und sofort wieder sieben Sekunden lang ein.
- Wiederholen Sie diese Abfolge konzentriert und ohne Eile, so oft Sie wollen.

Anfangs wird es vielleicht nicht immer gelingen, die Zeitvorgaben einzuhalten. In diesem Fall verkürzen Sie die Spannen einfach. Achten Sie aber darauf, dass das Verhältnis gleich bleibt: Das Ausatmen muss immer doppelt so lange dauern wie das Einatmen, das Atemanhalten dreimal so lange wie dieses (Sie können zum Beispiel in diesem Rhythmus atmen: fünf Sekunden einatmen, 15 Sekunden Atem anhalten, 10 Sekunden ausatmen).

Sinnvolle Untersuchungen

Anhand verschiedener ***Blut- und Urintests*** *lässt sich relativ schnell feststellen, ob und welche Giftstoffe den* ***Körper belasten*** *und an welchen Vitalstoffen es ihm mangelt, um dem schnell* ***Abhilfe zu leisten****.*

IM NORMALFALL REICHEN die in diesem Buch beschriebenen Maßnahmen und Empfehlungen aus, um die Gesundheit zu erhalten beziehungsweise meist wiederherzustellen. Es ist daher bei leichten oder mittelschweren Krankheiten nicht notwendig, vorab spezielle Bluttest oder andere Untersuchungen durchführen zu lassen – es sei denn, Sie möchten mitverfolgen, wie sich die »Marker« im Lauf der Therapie verbessern. Vor allem wenn Sie schwer krank sind, kann es jedoch sinnvoll sein, vom Arzt erst einmal einige Werte im Blut oder in anderen Körperflüssigkeiten ermitteln zu lassen. Dabei gilt: Je kränker Sie sind, desto mehr Analysen sollten durchgeführt werden. Sinnvoll sind die Untersuchungen auch immer dann, wenn bestimmte Krankheiten, wie zum Beispiel Schlaganfall, Herzinfarkt, Krebs, Alzheimer und Diabetes, innerhalb der Familie gehäuft auftreten. Die Ergebnisse können dann unter Umständen wertvolle Hinweise für spezielle Vorbeuge- und Therapiemaßnahmen geben.

Grundsätzlich können die Kosten der meisten hier aufgeführten Untersuchungen von den gesetzlichen Krankenkassen getragen werden, sobald der Test von einem Arzt mit allgemeiner Kassenzulassung verordnet wird. Doch viele niedergelassene Ärzte machen nicht von dieser Möglichkeit Gebrauch – sei es, weil sie die entsprechenden Untersuchungen nicht kennen, sie für unnötig halten oder weil sie ihr Budget nicht übermäßig belasten wollen. Denn auch wenn ein Arzt verordnen kann, was er will: Ihm steht pro Jahr nur ein begrenztes Kostenbudget zur Verfügung. Daher muss er ständig abwägen, welche Maßnahmen »gerechtfertigt« sind.

Bei den privaten Krankenversicherungen ist es oft nicht viel besser. Gerade Vitamine und Vitalstoffe werden in ihrer überragenden Wirkung für die Gesundheit nicht anerkannt und somit als Nahrungsergänzungen beziehungsweise »Lifestyle-Medikamente« von der Leistungspflicht ausgeschlossen.

GIFTMESSUNGEN

Wie einfach wäre es doch, wenn man eine mögliche Belastung durch Giftstoffe in ein paar Tropfen Blut oder Urin nachweisen könnte. Doch die meisten Gifte (Ausnahme: Dioxine) reichern sich tief in den Körperorganen an und lassen sich meist weder im Blut noch im Urin, im Speichel, im Stuhl oder in den Haaren nachweisen. Es kann also durchaus sein, dass eine entsprechende Untersuchung keinerlei Hinweise auf eine Vergiftung gibt oder sich das Gift nur in geringen Mengen nachweisen lässt. Studien an Verstorbenen zeigen jedoch eindeutig, dass sich Giftstoffe trotzdem in erheblichem Maße im Gehirn oder in den Nieren ablagern können. Bei Schwerkranken scheint dieser Unterschied noch stärker zu sein. Vor allem bei Menschen, deren Körper eine schlechte Entgiftungsfähigkeit aufweist, können die aufgenommenen Giftstoffe kaum noch von den Organen ins Blut abgegeben und letztendlich über den Urin ausgeschieden werden. Damit bleiben die Messwerte niedrig.

GIFTSTOFFE MOBILISIEREN

Allenfalls ein »Mobilisationstest« könnte das Problem der schlechten Nachweisbarkeit beheben. Dazu verabreicht der Arzt dem Patienten entgiftende Substanzen, wie DMPS (siehe Seite 134 ff.), welche die Schwermetalle schnell aus dem Körpergewebe herauslösen und den Urin oder den Stuhl regelrecht mit ihnen fluten. Die Wirkung lässt nicht lange auf sich warten: Schon eine halbe bis zwei Stunden nach der Gabe des Entgiftungsmittels sind erhöhte Giftmengen messbar. Eine bittere Pille bleibt: Die Krankenkassen übernehmen meist nicht die Kosten dieses Tests, da sie ihn nicht anerkennen. Es gibt dennoch viele Ärzte und Heilpraktiker, die ihn und auch die Entgiftungstherapie durchführen, weil sie in der Praxis erkannt haben, wie aussagekräftig beziehungsweise wirksam sie sind.

WIE VERBINDLICH SIND GRENZWERTE?

Ein anderes Problem beim Nachweis von Giften im Körper: Es gibt zwar offiziell anerkannte Grenzwerte, diese werden jedoch meist willkürlich und immer zu hoch festgelegt. So wurden etwa bei der Einführung von Grenzwerten für Asbest, Blei oder Quecksilber vor etwa 50 Jahren sehr hohe Schwellen gesetzt, zum Teil auch zu hohe. Am Beispiel Blei lässt sich dies anschaulich aufzeigen: Auch weit unterhalb der derzeit anerkannten und geltenden Grenzwerte kann das Schwermetall Bluthochdruck, tödliche Herzinfarkte oder Intelligenzverlust verursachen; dazu genügen schon Bleiwerte von 0,02–0,1 mg/l. Der offizielle Grenzwert im Blut liegt bei 0,1 mg/l. Die Grenzwerte für alle bekannten Schadfaktoren berücksichtigen zudem nicht, dass viele Menschen genetisch oder umweltbedingt weniger Gifte ausscheiden können als andere. Die individuellen Unterschiede der Verstoffwechselung von Fremdsubstanzen werden zwar in der Arzneimitteltherapie bedacht, nicht aber bei Giften und Strahlungen. Nicht zuletzt vergisst man, dass sich verschiedene Giftstoffe in ihrer Wirkung addieren oder sogar multiplizieren. Dabei wäre gerade dieser Aspekt wichtig, weil wir heute sehr vielen Giftstoffen gleichzeitig ausgesetzt sind. Lassen Sie sich daher nicht von niedrigen Einzelwerten täuschen, wenn es genug Indizien für eine Belastung gibt (zum Beispiel weil eine Krankheit vorliegt oder ein Hinweis für eine erhöhte Exposition besteht, etwa wenn Sie über Jahrzehnte quecksilberhaltige Amalgamfüllungen im Mund hatten).

EMPFOHLENE GIFTMESSUNGEN

Trotz dieser Einschränkungen können Giftmessungen in manchen Fällen sinnvoll sein. Denn werden die anerkannten Grenzwerte wirklich überschritten, übernehmen eventuell die Krankenkassen oder Berufsgenossenschaften die Kos-

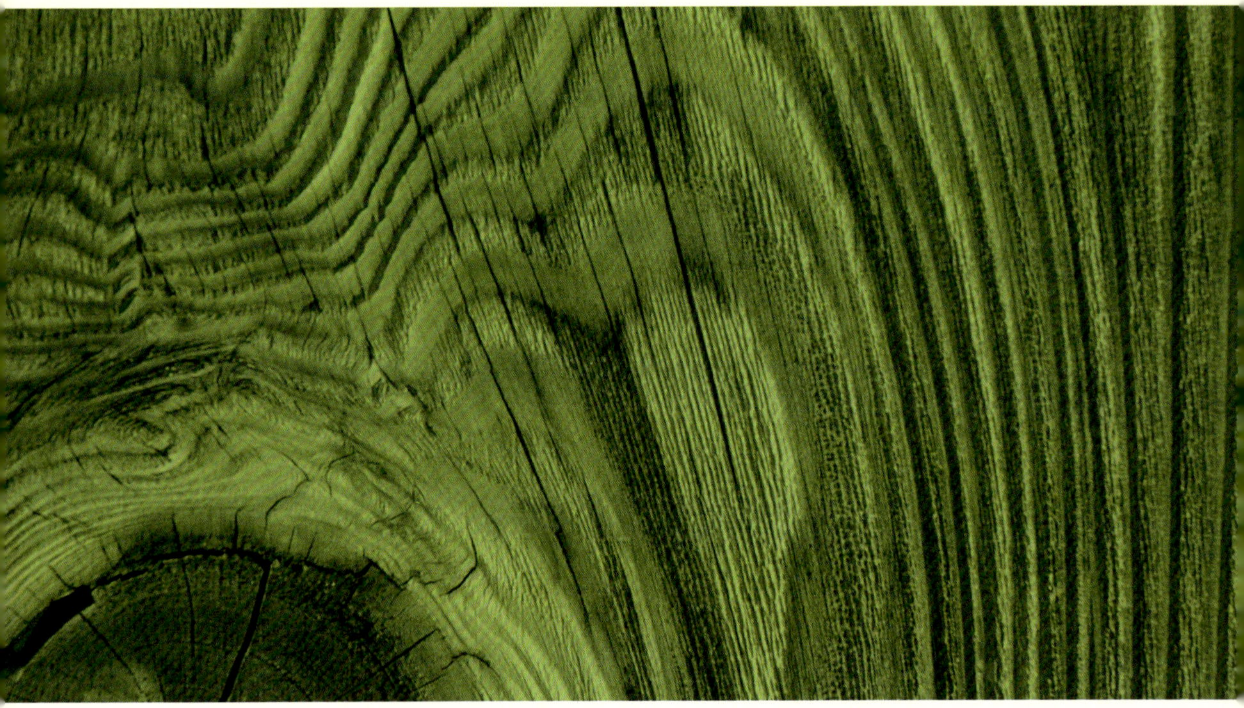

ten der Therapie beziehungsweise Reha-Maßnahmen oder zahlen Rente. Daher kann für Kranke ein Screening des Urins auf Pestizide, Holzschutzmittel, Lösemittel sowie eine Multielementanalyse des Urins oder des Blutes sinnvoll sein.

Porphyrin-Profil im Urin

Diese Untersuchung eignet sich für alle unheilbar Kranken und bei Krankheiten des Nervensystems. Weiterhin ist dieser Test bei allen Entwicklungsstörungen im Kindesalter hilfreich, insbesondere bei ADS, ADHS und Autismus.
Auch wenn sich die meisten Gifte selbst nicht gut im Urin nachweisen lassen, kann eine Untersuchung des Urins sehr wohl Auskunft über eine mögliche Belastung geben. Es finden sich darin zum Beispiel Porphyrine, die bei der Herstellung des körpereigenen Proteins Häm als Vorstufen entstehen. Häm hat im Körper eine herausragende Bedeutung: Es kann schädliche Amyloidablagerungen im Gehirn abbauen und ist Bestandteil des Atmungskomplexes für die wichtige aerobe Energieerzeugung (Energieerzeugung unter Sauerstoffverbrennung). Nicht zuletzt ist Häm notwendig für die Funktion aller P-450-Enzyme (Phase-1-Entgiftung). Diese Enzyme bauen Gifte so um, dass sie in einer zweiten Phase der Entgiftung überhaupt ausscheidbar werden.
Wenn Gifte den Häm-Aufbau behindern, findet sich im Körper und auch im Urin, ein falsches Verhältnis der einzelenen Porphyrin-Arten. Anhand dieser Vorstufen von Häm kann man wiederum auf das Gift zurückschließen, da jedes eine andere Blockade im Herstellungsprozess von Häm auslöst und einen Rückstau der Vorstufen entstehen lässt. Eine Quecksilberbelastung bei-

spielsweise resultiert in einer relativen Erhöhung des Coproporphyrins I und III. Eine Belastung mit Arsen, Aluminium oder PCB erhöht selektiv das Uroporphyrin und 7-carboxy-Porphyrin. Blei erhöht nur Coproporphyrin I.
Wichtig: Bei der Messung kommt es nicht auf die absolute Höhe der Porphyrin-Unterarten an, sondern auf das Verhältnis der einzelnen Zwischenstufen zueinander. Schließlich erhöhen die Gifte nicht unbedingt die Gesamtausscheidung der Porphyrine, sondern nur die einzelner Porphyrinunterarten; andere erscheinen relativ erniedrigt. Diesen Punkt beachten bisher jedoch viele Labore nicht; Sie müssen dies daher extra anfordern. Die Untersuchung aus dem zweiten Morgenurin kostet etwa 33 bis 50 Euro und kann über die gesetzliche Krankenversicherung abgerechnet werden.

Kryptopyrrol (Hydroxyhemopyrrolin-HPL) im Urin

Die erhöhte Ausscheidung von Kryptopyrrol (>12 µg/dl) nennt sich Kryptopyrrolurie (KPU) oder Hemopyrrollaktamurie (HPU). Auch sie beruht auf einer Schwäche bestimmter Enzyme, die am Aufbau des Häm-Proteins beteiligt sind. Die HPU ist erblich, die KPU kann durch Vergiftungen und chronische Infekte (beispielweise Borreliosen) ausgelöst werden. Eine entsprechende Untersuchung kostet zwischen 20 und 30 Euro und wird in der Regel von der Kasse nicht übernommen.
Steigen die giftigen Zwischenprodukte der Häm-Synthese an, bilden sich Hämopyrrollaktam-Komplexe, die sich fest an Vitamin B_6 und Zink binden und über die Niere ausgeschieden werden. Durch die vermehrte Ausscheidung dieser Vitalstoffe (oft verliert der Körper auch Mangan, Magnesium und Chrom) entsteht immer ein Mangel an diesen Stoffen. Dieser wiederum kann zu vielfältigen Symptomen und Krankheiten führen, beispielsweise Schlafstörungen, Wundheilungsstörungen, Migräne, Nahrungsmittelunverträglichkeiten, Übelkeit, Autoimmunerkrankungen, ADS/ADHS, Allergien, Autismus, Bindegewebsschäche und Blutarmut. Auch die giftigen Zwischenprodukte der unzureichenden Häm-Synthese selbst können zu (meist psychischen) Auffälligkeiten beitragen, wie Depression, Schizophrenie, Angst, Unruhe und Hyperaktivität.
Bei einer entsprechenden Diagnose sollten Sie rasch handeln, um die körpereigenen Speicher wieder aufzufüllen: Nehmen Sie bei der erblichen Form (HPU) lebenslang täglich 30–50 mg Zink, 50–100 mg Pyridoxal-5-Phosphat (eine aktivierte Form des Vitamin B_6), eventuell auch 150 µg Chrom, 2 mg Mangan und 600 mg Magnesium, da auch diese bei der HPU oft im Defizit sind. Ist die KPU durch Gifte oder Borrelien ausgelöst, nehmen Sie die Nahrungsergänzungsmittel so lange ein, bis die Ursachen beseitigt sind und die Symptome von allein verschwinden.

Biopsien

Im Gegensatz zu Blut, Urin, Speichel oder Stuhl lassen sich in Gewebeproben oft hohe Giftbelastungen nachweisen. In Fettgewebsproben finden sich fettlösliche Gifte, in ausgefallenen Zähnen oder im Haar Schwermetalle. Eine Studie an der katholischen Universität zu Rom von 1999 zeigt beispielsweise, dass die Herzgewebeproben von Herzkranken etwa um das 22.000fache erhöhte Quecksilberwerte aufweisen als gesunde Herzen. Auch Krebsgeschwulste, insbesondere das Innere eines bösartigen Tumors, können erhöhte Schwermetallkonzentrationen enthalten.
Falls bei einer Operation Probematerial von Organen gewonnen wurde, kann dies also in Umweltlaboratorien (Adressen siehe Seite 204) entsprechend analysiert werden. Die Kosten für eine Multieelementanalyse (MEA) betragen zwischen 80 und 200 Euro.

Haarmineral-Analyse

Die Messwerte in etwa drei Zentimeter langen Kopf-, Scham- oder Achselhaaren (an der Haut abgeschnitten) spiegeln den mittleren Blutgiftspiegel der letzten drei Monate wider. Im Gegensatz zu Blutwerten, die je nach Tageszeitpunkt und Befinden stark variieren können, ist der Haarwert gegenüber diesen Schwankungen somit relativ unempfindlich. Aber nicht nur manche Gifte lassen sich im Haar relativ gut messen (bei behandelten Haaren Name des Haarmittels angeben). Auch die Versorgung mit den lebenswichtigen Spurenelementen Zink, Selen, Molybdän, Mangan, Chrom, Kobalt, Vanadium, Bor, Strontium, Germanium und Kupfer lassen sich sehr gut anhand einer Haaranalyse beurteilen. Auch einige giftige Elemente, etwa Blei, Barium, Aluminium, Arsen, Thallium und radioaktive Elemente wie Uran, korrelieren im Haar gut mit dem Körpergehalt. In der Gerichtsmedizin dienen Haarmineralanalysen zudem dem Nachweis von Drogen und anderen Giften.

Haarmineralanalysen werden in Umweltlaboren, aber auch von manchen Apotheken angeboten und kosten zwischen 80 und 200 Euro. Die Kassen zahlen diese Untersuchung nicht. **Wichtig:** Die Messwerte für giftige Elemente können in den ersten Monaten einer Entgiftungstherapie steigen. Denn durch die Mobilisierung aus den Organen gelangen mehr Gifte ins Blut und somit auch in die Haare. Im Verlauf der Therapie fallen die Werte jedoch beständig ab.

VITALSTOFF-NACHWEIS

Die im folgenden beschriebenen Wirkstoffe sind für eine gesunde Funktion der Zellen und damit für die Entgiftungsfunktion der Organe unentbehrlich. Mithilfe einer enstprechenden Messung lassen sich Defizite nachweisen, um die Depots gezielt wieder zu füllen.

VITAMIN D

Eine ausreichende Versorgung mit Vitamin D ist für die gesunde Funktion aller Körperorgane von großer Bedeutung (siehe auch Seite 116). Entsprechend spielt eine Unterversorgung bei fast allen Krankheiten eine Rolle. Dies ist umso fataler, da allein in Deutschland über 80 Prozent der Bevölkerung nicht optimal mit Vitamin D versorgt sind. 57 Prozent leiden sogar an einem manifesten Vitamin-D-Mangel. In den Wintermonaten sind die Zahlen noch höher.

Es gibt verschiedene Formen des Vitamin D. Im Blut wird nicht nur die aktivste Form (Calcitriol oder 1,25-OH-D3) gemessen, sondern auch die direkte Vorstufe Calcidiol (25-OH-Cholicalceferol oder 25-OH-D3). Dieses ist noch besser als die aktive Form dazu geeignet, den Körperbestand an Vitamin D abzuschätzen. Optimale Werte für 25-OH-D3 sollten immer im obersten Referenzbereich liegen und 70–100 µg/l betragen. Nach neusten Ergebnissen sind Werte unter 30–40 ng/ml als Mangel zu deuten.

Jedes Labor kann diese Untersuchung für etwa 22 Euro durchführen. Die gesetzliche Krankenversicherung übernimmt die Kosten, sofern sie ein Arzt mit Kassenzulassung verordnet.

VITAMIN B_{12}

Vitamin B_{12} ist das größte und am kompliziertesten aufgebaute Vitamin. Die Aufnahme in den Körper ist daher nicht einfach und kann nur erfolgen, wenn alle Voraussetzungen dafür gegeben sind. Daher ist, wie beim Vitamin D auch, eine Vitamin-B_{12}-Unterversorgung häufig und kann eine Vielzahl von Beschwerden und Krankheiten auslösen, darunter auch tödliche wie Herzinfarkt, Schlaganfall und Sepsis. Denn ohne Vitamin B_{12} kann unter anderem der Zellstoffwechsel nicht aufrechterhalten werden. Idealerweise sollte der Wert im Blut bei 500 bis 1000 pg/l liegen – besser noch höher. Zwar gelten Werte bis 160 pg/l als normal, doch Studien zeigen, dass Personen mit einem Vitamin-B_{12}-Wert von unter 500 pg/l innerhalb von zehn Jahren sechsmal mehr an der Alzheimer-Demenz erkranken als Personen, deren Vitamin-B_{12}-Spiegel höher ist. Dies zeigt, dass der Vitamin-B12-Gehalt im Blut nicht sehr viel über den tatsächlichen Vitamin-B_{12}-Gehalt im Körper aussagt. Im Gegenteil: Trotz gravierender Mängel kann in manchen Fällen ein Bluttest normale oder sogar zu hohe Messwerte ergeben, da beispielsweise bei Lebererkrankungen durch Zelluntergang Vitamin B_{12} ins Blut freigesetzt wird und so einen hohen Vitamin-B_{12}-Wert vortäuscht, obwohl im Körper ein Mangel herrscht. Zum Glück gibt es jedoch andere Marker, mit deren Hilfe sich die Vitamin-B_{12}-Versorgung des Körpers genauer schätzen lässt:

- Holotranscobalamin im Blut (ideal ist ein Wert über 50 pmol/l; Kosten: etwa 30 Euro)
- Methylmalonsäure im Blut oder Urin (50–300 nmol/l; Kosten: ca. 35 Euro)
- Homocystein im Blut (5–8 mg/dl; Kosten: etwa 17 Euro)

Die Untersuchung auf B_{12} kostet etwa 15 Euro. Es kann über die gesetzliche Krankenkasse abgerechnet werden. Bei einem Mangel oder unzureichender Versorgung mit B_{12} muss das Vitamin extra zugeführt werden. Da es im Verdauungstrakt nicht gut aufgenommen werden kann oder meistens schon Aufnahmestörungen vorliegen (etwa aufgrund einer Magenentzündung), ist es am besten, B_{12} unter die Haut oder in den Muskel spritzen zu lassen. Eine spezielle Form, das Methylcobalamin, kann auch über die Mundschleimhaut aufgenommen werden. Entsprechende Tropfen oder Dragees sind allerdings nicht als deutsches Präparat erhältlich und werden nicht von der Kasse bezahlt.

TIPP

Eisen

Um den Körperbestand an Eisen abschätzen zu können, bringt es wenig, den tatsächlichen Eisengehalt im Blut zu ermitteln. Denn auch wenn ein Eisenmangel im Körper besteht, ist der Eisengehalt im Blut meist normal. Umgekehrt ist auch bei einer Eisenvergiftung (wenn also zu viel Eisen im Körper steckt) der Eisenspiegel in der Regel normal. Ferritin (optimal 50–120 ng/ml) und der lösliche Transferrinrezeptor (1–1,5 mg/l) sind daher zur Bestimmung besser geeignet. **Achtung:** Die Normwerte für Ferritin gehen manchmal bis 400 – viel zu viel. In diesem Fall sollte der Körpereisenbestand mithilfe von Blutspenden oder Aderlass reduziert werden. Vor allem bei Leberentzündungen, neurologischen Erkrankungen, Herz-Kreislauf-Erkrankungen und Krebs muss das Ferritin niedrig bleiben. Denn Eisen erhöht nicht nur die Belastung mit freien Radikalen, sondern auch die Giftigkeit von Schwermetallen. Das wiederum wirkt sich zusätzlich belastend auf die Gesundheit aus.

FOLSÄURE (VITAMIN B_9)

Über 90 Prozent der Bevölkerung in den Industriestaaten leiden an einem mehr oder weniger ausgeprägten Mangel an Folsäure, einem »Allroundtalent« unter den Vitaminen (siehe Seite 115). Mit der in diesem Buch empfohlenen Ernährungsumstellung auf Pflanzenkost werden die Speicher jedoch schnell wieder gefüllt. Denn das Vitamin kommt in großer Menge in frischen Blättern und Getreidekeimen vor. Weil Folsäure extrem hitze- und lichtempfindlich ist, sollten Sie diese möglichst oft roh essen. Der Blutwert sollte immer im obersten Normwert von 25 ng/l oder besser noch darüber liegen. Ein entsprechender Test kostet etwa 15 Euro, die gesetzlichen Krankenkassen können zahlen.

SPURENELEMENTE UND MINERALSTOFFE

Diese Vitalstoffe erfüllen wie Vitamine die verschiedensten Aufgaben (siehe Seite 119 ff.). Ein Mangel stört daher auf Dauer den Ablauf der Körperfunktionen gewaltig.

Manche Mineralien, wie Kalium und Magnesium, finden sich vorwiegend in der Zelle und sind daher im Serum (hier wurde das Blut zentrifugiert und von den Blutzellen befreit) zwar nachweisbar, geben aber nur eine ungenaue Abschätzung des tatsächlichen Körperbestandes an. Nur bei einer Vollblutanalyse werden diese Mineralstoffe automatisch auch in den Blutzellen gemessen. Diese Analyseform eigent sich daher am besten, um die Versorgung mit Mineralstoffen zu überprüfen. Als empfohlene Werte im Vollblut gelten:

- Kalium: 179–195 mg/l (sollte im obersten Bereich liegen)
- Natrium: 3200–3330 mg/l
- Kalzium: 95–110 mg/l
- Magnesium 22–25 mg/l (sollte im obersten Bereich liegen)

Empfohlene Werte im Serum:

- Kalium: 3,5–5,1 mmol/l
- Natrium: 135–145 mml/l
- Kalzium: 2,08–2,65 mmol/l
- Magnesium: 0,53–1,11 mmol/l

Auch für Spurenelementmessungen ist die Vollblutanalyse nötig, weil sie wie viele Mineralstoffe im Zellinneren stecken. Noch besser eignet sich eine Haarmineralanalyse (siehe Seite 82).

THIOLE (SCHWEFELVERBINDUNGEN)

Als Thiole bezeichnet man die Gesamtheit organischer Verbindungen, die eine Schwefelgruppe (SH-Gruppe) tragen. Der Körper benötigt die Moleküle zum Schutz der Erbsubstanz und zum Aufbau von Eiweißen. Sie sind wichtige Radikalfänger und schützen effektiv vor Krankheiten, verfrühtem Altern und Umweltgiften. Thiole, insbesondere das Glutathion, spielen zudem eine der wichtigsten Rollen für die Entgiftung. Denn die enthaltene Schwefelgruppe bindet Gifte und freie Radikale. Der Blutserumwert sollte daher über 55 µmol/l liegen. Der Test kostet ungefähr 22 Euro. Thiole können unter anderem durch die Aufnahme von frischen Nahrungsmitteln, Acetyl-Cystein (aus der Apotheke, Dosierung siehe Seite 119), (gekeimte) Hülsenfrüchte, Keime, Algen, aber auch Molkeprotein erhöht werden.

ANALYSE VON BLUTZUCKER UND INSULIN

Auch der Blutzucker kann Auskunft über die Funktionsfähigkeit des Körpers und somit die Gesundheit geben (siehe auch Seite 12).

HBA1C UND MITTLERE GLUKOSEKONZENTRATION

Der Blutzuckerspiegel kann infolge einer falschen Ernährungsweise im Minutentakt erheblich schwanken. Deshalb lässt sich die Belastung anhand des momentan enthaltenen Zuckers kaum objektiv beurteilen. Um konkrete Werte zu erhalten, ist es nötig, den Nüchternblutzucker und den HbA1c-Wert zu bestimmen.

HbA1c ist eine Form des roten Blutfarbstoffs Hämoglobin (Hb), eines Bestandteils der roten Blutkörperchen (Erythrozyten) und zuständig für den Transport des Sauerstoffs im Körper sowie dem Abtransport von Kohlendioxid. Wenn der Blutzucker durch den vermehrten Verzehr leicht zu resorbierender kohlenhydrathaltiger Speisen (Auszugsmehle, Fabrikzuckerarten, Traubenzucker, Malzzucker, gekochte Wurzelgemüse, erhitztes Getreide) oder durch Diabetes

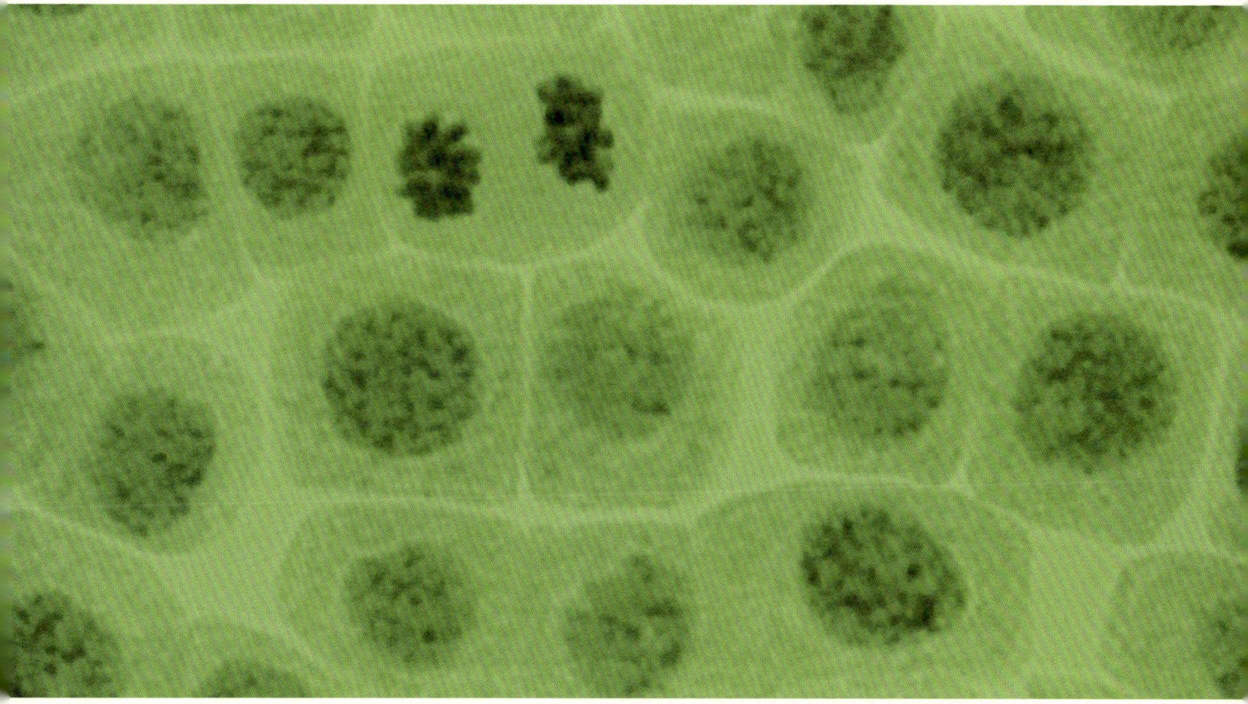

auf unnatürliche Weise zu hoch wird, entstehen gesundheitsschädliche Bindungen zwischen dem Zucker und körpereigenen Eiweißen – und somit auch mit Hämoglobin. Weil die Lebensdauer eines roten Blutkörperchens etwa drei Monate beträgt, ist der HbA1c ein sehr wichtiger Marker für die durchschnittliche Blutzuckerbelastung innerhalb dieser Zeit.

Je höher der HbA1c-Wert ist, desto höher ist auch der Gehalt an den karamellisierten, giftig wirkenden Körperstrukturen (AGE, siehe Seite 99 f.). Nach Erkenntnissen einer europäischen Beobachtungsstudie der Universität Cambridge, die zwischen 1995 und 2003 etwa 10.000 Personen überwachte und die Todesrate mit den HbA1c-Wert in Beziehung setzte, sollte der HbA1c-Wert bei oder unter fünf Prozent liegen. Denn in der Studie wurde deutlich, dass bereits eine Erhöhung des HbA1c um 0,1 Prozent das Sterblichkeitsrisiko (alle Todesursachen zusammengenommen) um ca. 25 Prozent steigert – und zwar unabhängig von anderen Risikofaktoren, wie Alter, BMI, Blutdruck, Cholesterinwert, Rauchen oder früheren Herz-Kreislauf-Erkrankungen. Somit liegt der hierzulande geltende Normwert mit 6 Prozent eindeutig zu hoch. Durch eine sinnvolle Ernährung, den gezielten Einsatz von Nahrungsergänzungsmitteln (siehe Seite 110) und regelmäßige Bewegung lässt sich der HbA1c-Wert ohne den Einsatz von Medikamenten sehr gut senken – bei Gesunden und bei Diabetikern. Zugleich reduziert sich dabei auch automatisch der Anteil an giftigen AGE.

Die Kosten des Tests (etwa 14 Euro) werden nach Anordnung durch den Arzt von der gesetzlichen Krankenversicherung übernommen.

Mittlere Glukosekonzentration

Die mittlere Glukosekonzentration ergibt sich durch Umrechnung aus dem HbA1c-Wert. Sie gibt direkt an, wie hoch der Blutzuckerspiegel in den letzten drei Monaten im Mittel war. Der Wert sollte immer unter 100 mg liegen, auch wenn derzeit andere Normwerte gelten, weil der Großteil der Bevölkerung höhere Werte aufweist.

DER NÜCHTERNBLUTZUCKER

Der Nüchternwert für Glukose sollte morgens nach dem Aufstehen zwischen 50 und 80 mg betragen, auch wenn die vom Labor angegebenen Normwerte höhere Werte »erlauben«. Bei Diabetikern wird der Wert anfangs deutlich höher liegen und viele Diabetiker haben sich so sehr an einen hohen Blutzuckerspiegel gewöhnt, dass sie schon bei einem Wert zwischen 70 und 100 mg ohnmächtig werden, weil ihre Zellen einen Zuckermangel erleiden. Dies wird sich mit einer gezielten Ernährungsumstellung jedoch bessern. In fast allen Fällen können daher Medikamente gegen Diabetes und die bisher nötigen Insulininjektionen reduziert oder sogar ganz gestoppt werden. Der Nüchternblutzuckerwert korreliert einigermaßen gut mit dem HbA1c-Wert und gibt eine wichtige Zusatzinformation, wenn zusätzlich noch der Insulinspiegel gemessen wird.

PROINSULIN UND C-PEPTID

Proinsulin und C-Peptid sind eine Vorstufe beziehungsweise ein Teil des Hormons Insulin. Sie zeigen an, wie hoch der Insulinspiegel im Mittel ist. Zu viel Insulin macht krank, weil es unter anderem das gefährliche Bauchfett fördert und das Wachstumshormon sowie das Schlafhormon Melatonin unterdrückt. Je höher der Blutzuckerspiegel ist, desto höher ist auch der Insulinwert. Es ist daher sinnvoll, sich so zu ernähren, dass die Bauchspeicheldrüse möglichst wenig Insulin produzieren muss.

Auch Nichtdiabetiker haben meist eine Insulinresistenz entwickelt. Bei ihnen reicht die normale Insulinmenge nicht aus, um den Zucker aus der Nahrung vom Blut in die Körperzellen zu schleusen. Um wenigstens ein bisschen Blutzucker in die Zellen zu zwingen, schüttet die Bauchspeicheldrüse immer mehr Insulin aus – bis sie nach einigen Jahren schließlich völlig erschöpft ist und überhaupt kein Insulin mehr produziert.

Die Untersuchung auf Proinsulin (Grenzwert: <11,0 pmol/l) kostet etwa 30 Euro, auf Insulin (nüchtern) etwa 15 Euro. Die Kosten für den C-Peptid-Test betragen ebenfalls etwa 30 Euro (Grenzwert: nüchtern 0,8–4,2 µg/l, postprandial: 5,0–12,0 µg/l). Alle Kosten können von der Krankenkasse übernommen werden.

WEITERE »GESUNDHEITSMARKER«

Im Blut lassen sich eine Menge weiterer Gesundheits- und Krankheitsfaktoren nachweisen. Eine entsprechende Analyse ist somit die Grundvoraussetzung für eine gelungene Therapie.

HOMOCYSTEIN

Homocystein ist eine Aminosäure, die im Stoffwechsel andauernd gebildet und ebenso schnell wieder abgebaut wird – allerdings nur, solange keine Vergiftungen vorliegen und genug Vitamin B_{12}, Vitamin B_6, Folsäure, Vitamin B_2 und Trimethylglycin (Betain) vorhanden sind.

Kann der Organismus Homocystein nicht in ausreichendem Maße abbauen, schlägt sich das bald auf die Gesundheit nieder. Denn ein dauerhaft erhöhter Wert ist für die Blutgefäße gefährlicher als ein hoher Cholesterinspiegel. Die durch den Eiweißbaustein verursachten Schäden können Bluthochdruck, Herzinfarkt und Schlaganfall mitverantworten; schon ein wenig erhöhter Wert von 15 mg/dl erhöht das Herzinfarktrisiko etwa in gleichem Maße wie 20 Zigaretten am Tag. Weitere mögliche Folgen zu großer Homocysteinmengen sind Knochen- und Knorpelabbau mit Osteoporose und Gelenkschäden, Unfruchtbarkeit, Impotenz, Müdigkeit, Depressionen, Lernstörungen, Blutmangel, Alzheimer, Verdauungsstörungen, Fettleber und Übergewicht. Zu viel Homocystein behindert zudem das Immunsystem und die Entgiftungsfähigkeit des Körpers. Ein zu niedriger Homocysteinwert ist aber auch nicht ideal. Ein Wert unter 5 mg/dl kann durch einen allgemeinen Schwefelmangel hervorgerufen werden, was auch mit einer verringerten Entgiftungsfähigkeit einhergeht. Denn Homocystein enthält wegen seines Cysteins ein Schwefelatom. Der Normwert liegt bei 5–8 mg/dl. **Wichtig:** Nach der Blutabnahme muss das Blut sofort zentrifugiert und direkt ins Labor gebracht werden. Jede Stunde Lagerzeit erhöht den Homocysteinspiegel um ca. zehn Prozent. Es gibt aber auch Spezialröhrchen, in denen der Wert längere Zeit konstant bleibt. Die Untersuchung kostet etwa 20 Euro und kann von der gesetzlichen Krankenversicherung übernommen werden.

WICHTIG

Genetisch bedingte hohe Homocysteinwerte

Methyl-Tetra-Hydro-Folsäure-Reduktase-Mutationen – kurz MTHFR-Mutationen – führen automatisch zu erhöhten Homocysteinwerten. Bei dieser genetisch verursachten Störung kann der Körper das Vitamin Folsäure nicht richtig verwerten. Besonders häufig betroffen sind Menschen mit schweren Krankheiten, wie zum Beispiel Autismus, schweren Depressionen, Arteriosklerose, Herzinfarkt, Schlaganfall, Osteoporose, Parkinson, Alzheimer und Krebs in frühen Jahren.
Es gibt zwei MTHFR-Mutationsstellen. Wenn eine oder beide Mutationen vorliegen, sollte lebenslang aktivierte Folsäure (Folinsäure oder MTHF) 0,8 mg und am Besten noch mit Betain (Trimethylglycin) 600 mg substituiert werden. Die Vitamine sind frei verkäuflich, Betain ist auch in Quinoa enthalten und kann Homocystein unabhängig von Folsäure abbauen.

CYSTATIN C

Cystatin C im Blut ist ein guter Marker, um zu beurteilen, wie gut die Nieren arbeiten und ob sie einen ausreichenden Beitrag zur Entgiftung des Körpers leisten können. Ist der Cystatin-C-Wert erhöht (Normwert: 0,5–0,96 mg/l), kann dies auf Schäden der Nieren hinweisen. Ein entsprechender Test kostet etwa 15 Euro und kann von den Kassen übernommen werden
Nierenschäden können zwar teils durch Schwermetallausleitung geheilt werden (siehe auch Seite 134 ff.); entsprechend sinkt dann der Cystatin-C-Wert. Allerdings besteht bei einer sauren Stoffwechsellage die Gefahr, dass es dabei zu schwermetallbedingtem Nierenversagen kommt. Um dem vorzubeugen, ist es ratsam, vor dem Ausleiten den Säure-Basen-Haushalt mithilfe der empfohlenen Ernährung, von Spurenelementen und vor allem basischen Mineralstoffen auszugleichen.

GROSSES BLUTBILD UND MCV

Für ein großes Blutbild (auch Differenzialblutbild genannt) wird die Anzahl der weißen und roten Blukörperchen sowie der Blutplättchen (Thrombozyten) bestimmt. Zugleich misst man den Prozentsatz der festen Bestandteile im Blut (Hämatokrit) und den Gehalt an Hämoglobin, an das sich der Sauerstoff bindet. Die Leukozyten (weiße Blutkörperchen) werden in Lymphozyten, Granulozyten und Makrophagen unterschieden.

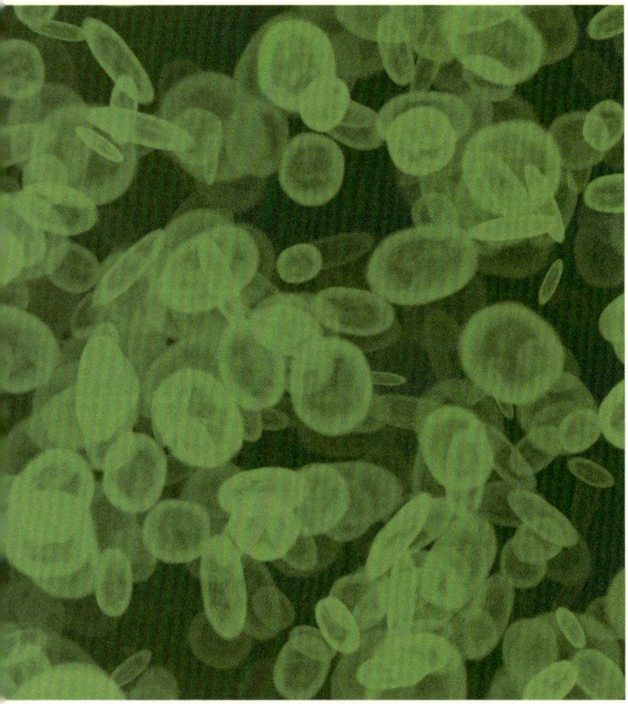

Das Differenzialblutbild gibt wertvolle Hinweise, ob bei einer Infektion eher bakterielle, virale oder parasitäre Erreger im Spiel sind. Bei Infektionen oder Tumoren sind die Blutwerte verändert. Kosten für ein großes Blutbild: etwa 4–5 Euro. Der MCV-Wert (Mean Corpuscular Volume) ist im kleinen und großen Blutbild enthalten und spiegelt den Volumeninhalt der roten Blutkörperchen wider. Bei einem Mangel an Vitamin B_{12}, B_6, Folsäure oder Vitamin C werden diese zu groß: Sie blähen sich auf (MCV zu groß). Dagegen wird ihr Volumen bei Eisen-, Kupfer- oder Vitamin-B_2-Mangel zu klein (MCV zu klein). **Vorsicht:** Es können auch Mischformen auftreten, etwa wenn gleichzeitig ein Eisen- und Vitamin-B_{12}-Mangel vorliegt. Dann ist MCV normal, obwohl der Körper mit beiden Stoffen unterversorgt ist.

LEBERWERTE

Weichen die Leberwerte von der Norm ab, ist dies ein deutlicher Hinweis, dass das Organ nicht optimal arbeitet und die Entgiftung leidet.

- **GOT:** Nachweis des intrazellulären Enzyms, das allerdings auch in anderen Geweben vorkommt; zeigt, dass Leberzellen absterben; Normwert 10–35 U/l, besser < 18; Kosten: ca. 2 Euro
- **GPT:** Nachweis des intrazellulären Enzyms, das nur in der Leber vorkommt; zeigt, dass Leberzellen absterben; Normwert: 10–35 U/l; Kosten: ca. 2 Euro
- **gamma-GT:** zeigt an, ob ein Stau oder ein Tumor in den Gallenwegen vorliegt oder ob zu viel Alkohol getrunken wurde; Normwert: < 40 U/l; Kosten: ca. 2 Euro
- **Cholinesterase:** gibt Hinweis auf die Leberleistung beziehungsweise ob die Leber überhaupt ihre Funktion erfüllt; Normwert: 4,9–11,9 kU/l; Kosten: ca. 2 Euro
- **GLDH:** eine Erhöhung des spezifischen Leberenzyms weist auf eine schwere Leberzellstörung hin; Normwert: < 5 (Frauen), < 7 U/l (Männer); Kosten: ca. 3 Euro

COERULOPLASMIN UND KUPFER

Das Transportprotein Coeruloplasmin bindet Kupfer und andere Schwermetalle im Körper und kann so vor einer Schwermetallbelastung und oxidativem Stress schützen. Allerdings kann sich der Vorrat an Coeruloplasmin verbrauchen, sodass bei Vergiftungen zu niedrige Werte gemessen werden. Besonders bei neurodegenerativen Erkrankungen, wie Alzheimer oder Parkinson, sind die Werte oft erniedrigt. Durch entsprechende Entgiftungsmaßnahmen (siehe Seite 128 ff.) steigen sie in der Regel jedoch wieder an (Normwert: 15–60 mg/dl). Der Test kostet ca. 10 Euro. Bei der Kupferspeicherkrankheit (Morbus Wilson) liegt eine erblich bedingte Ausscheidungsstörung für Kupfer vor. Die Betroffenen weisen im Blut neben stark erniedrigtem Coeruloplasmin auch sehr niedrige Kupferwerte auf. Denn das Kupfer lagert sich in den Organen (beispielsweise Leber, Auge, Gehirn, Bauchspeicheldrüse, Herz) ab und kann diese schädigen. Zur Behandlung können Dimercaptopropansulfonsäure (DMPS, siehe auch Seite 135 f.) und eine hochdosierte Gabe von Zink eingesetzt werden, da beide »Gegenspieler« des Kupfers sind. Die giftigen Kupferablagerungen können dann abgebaut werden.

Wichtig: Auch wenn der Kupferspiegel im Blut normal ist, kann ein entsprechender Mangel oder Überschuss vorliegen. Der Haarwert bringt eine bessere Korrelation.

CHOLESTERIN

Cholesterin ist ein lebensnotwendiger Stoff, ohne den die Produktion von Vitamin D und Nebennierenhormonen ebenso unmöglich wären wie stabile Zellwände. Der größte Teil des Cholesterins wird vom Körper selbst hergestellt, insbesondere bei einer Ernährung, die reich an leeren Kohlenhydraten ist. Die damit einhergehende Vitamin-B-Unterversorgung erhöht die Cholesterinproduktion (siehe auch Seite 20 f.).

Um den Cholesterinwert (Normwert Gesamtcholesterin: <200 mg/dl) beurteilen zu können, müssen immer mehrere Werte ermittelt werden, denn das Gesamtcholesterin hat allein keine gute Aussagekraft für die Gesundheit:

- **»gesundes« HDL-Cholesterin** (High Density Lipoprotein); hohes HDL korreliert mit Gesundheit und längerer Lebensdauer. Der Wert sollte mindestens 45 mg/dl betragen, oder besser mehr.
- **»schädliches« LDL-Cholesterin** (Low Density Lipoprotein); LDL hemmt die Stickstoffmonoxidbildung in den Blutgefäßen und kann dadurch das Risiko für Bluthochdruck, Arteriosklerose und Herzinfarkt fördern, aber auch Impotenz und Immunschwäche verursachen. Der LDL-Wert sollte höchstens 160 mg/dl betragen, besser weniger.

Worauf es allerdings vor allem ankommt, ist das Verhältnis zwischen LDL und HDL (LDL-HDL-Quotient): Offiziell gelten Werte bis zu 4 als normal. Ratsamer ist jedoch ein Verhältnis von 2 und weniger. Optimal ist ein Verhältnis von 1 oder sogar darunter.

Ein wichtiger Marker ist auch das oxidierte LDL (LDL ox), das für Gefäßverkalkung eine herausragende Rolle spielt.

Doch auch wenn der Gesamtcholesterinwert beziehungsweise die LDL-Werte im Vergleich zum HDL-Wert zu hoch sind, müssen Sie nicht sofort auf moderne Cholesterinsenker zurückgreifen. Denn diese senken zugleich den Wert des lebenswichtigen Coenzym Q10 (siehe Seite 118). Besser ist es, konsequent die Ernährung umzustellen, die UV-B-Bestrahlung der Haut zu erhöhen, sich regelmäßig zu bewegen, Vitalstoffe einzunehmen (insbesondere Vitamin B_3, Omega-3-Fettsäuren und Vitamin C) und die Nahrung mit Flohsamen, Chiasamen, Leinsamen oder Chlorella-Algen anzureichern.

LIPOPROTEIN ALPHA

Das Lipoprotein alpha, kurz Lp(a), gilt als gefährlichster Stoff im Blut; er ist etwa zehnmal schädlicher als LDL. Ist Lp(a) erhöht, steigt das Todesrisiko durch Herz-Kreislauf-Erkrankungen (Herzinfarkt, Herzinsuffizienz, Herzrhythmusstörungen, Schlaganfall und Embolien) drastisch, weil es sich wie ein Kleber sehr stark an kleine Risse der innersten Schicht der Blutgefäße anlagert und dadurch Verengungen (Arteriosklerose) verursacht. Diese Risse in den Gefäßen entstehen unter anderem bei einer unzureichenden Versorgung mit Vitamin C, das für die Reparatur und Erneuerung der elastischen Fasern in der Gefäßwand (und auch anderswo) notwendig ist. Die Höhe des Lp(a), – als Norm gilt <300 mg/l, am besten so klein wie möglich – ist erblich bedingt und lässt sich nach herkömmlicher Ansicht nicht beeinflussen. Deshalb wird er von Schulmedizinern oft nicht gemessen. Dies sollte jedoch unbedingt nachgeholt werden, wenn Arteriosklerose und die dadurch verursachten Erkrankungen (Herzinfarkt, Schlaganfall, Duchblutungsstörungen, Bluthochdruck) vorliegen beziehungsweise in der Familie gehäuft auftreten. Denn bei erhöhtem Lp(a) können hochdosiertes Vitamin B_3 (ca. 1–6 g), Vitamin C (2–10 g), N-Acetyl-Cystein (1–4 g), L-Carnitin (1–3 g) und Omega-3-Fettsäuren (bis zu 12 g) den Wert sehr wohl senken. Wurde bereits eine Arteriosklerose diagnostiziert, können Sie zusätzlich die Aminosäuren Lysin (1–3 g) und Prolin (1 g) einnehmen (aus der Apotheke oder über das Internet). Sie legen sich um die Lp(a)-Moleküle und reduzieren dadurch ihre Klebrigkeit stark. Ein entsprechender Test kostet rund 17,50 Euro.

INFO

Fettsäureanalysen

Ein Bluttest (Kosten ca. 50 Euro) ermöglicht, die Fettsäureverteilung der Zellmembranen (in den meisten Fällen die der roten Blutkörperchen) zu messen. Am wichtigsten ist das Verhältnis von Omega-3- zu Omega-6-Fettsäuren: Dieses sollte etwa 1:1 bis 1:3 betragen. Bei zu niedrigen Werten müssen Sie dem Körper vermehrt kaltgepresste Öle zuführen, die reich an Omega-3-Fettsäuren sind (Krill-, Algen-, Lein-, Leindotter-, Perilla- oder Chiasamenöl). Denn wenn der Omega-3-Index weniger als vier Prozent der Gesamtfettsäuren beträgt (ideal wären acht Prozent und mehr), kann das fatale Folgen für die Gesundheit haben. So steigt etwa das Risiko für einen plötzlichen Herztod im Vergleich zu einem Index von acht Prozent um das Zehnfache an. Mehr zu den gesunden Fettsäuren erfahren Sie auf Seite 122 f.

TRIGLYZERIDE

Triglyzeride, auch Neutralfette genannt, sind wie das Cholesterin natürlich vorkommende Lipide. Ihr Anteil im Blut sollte möglichst gering sein (< 120 mg/dl), denn hohe Werte erhöhen das Risiko für Krankheiten.
Der Konsum von Alkohol und raffinierten Kohlenhydraten, aber auch süßes Obst und Trockenfrüchte (Fruktose) erhöhen die Triglyzeride. Mit der Ernährungsumstellung sinken die Werte.

TRANSFETTSÄUREN

Schädliche Transfettsäuren erhöhen das Risiko für Krebs und Herz-Kreislauf-Erkrankungen stark. Die Werte sollten daher so klein wie möglich sein (< 0,21 Prozent). Kosten: ca. 48 Euro.

SCHILDRÜSENHORMONE

Damit der Stoffwechsel problemlos läuft, muss auch die Schilddrüse optimal arbeiten. Schließlich stellt dieses kleine Organ jene Hormone her, welche die Stoffwechselaktivität steuern. Ein Mangel an Schilddrüsenhormonen (Unterfunktion) zeigt sich in Frieren, Müdigkeit, Übergewicht, Verstopfung und Wasseransamlungen, ein Überschuss dagegen an Gewichtsverlust, Schwitzen, Durchfall, Unruhe und Haarausfall.

- **TSH:** Wird in der Hirnanhangdrüse gebildet und regt die Schilddrüse an, das Hormon Thyroxin zu produzieren und auszuschütten. Bei zu hohen TSH-Werten ist davon auszugehen, dass eine Schilddrüsenunterfunktion vorliegt. Normwerte: 0,4–2 µU/ml; Testkosten: ca. 15 Euro
- **fT3, fT4:** fT4 wird erst im Körper zu dem wirksamen Schilddrüsenhormon fT3 umgewandelt; dazu braucht der Körper Selen. Normwerte für

fT4: 0,89–1,76 ng/dl (15E), für fT3: 3,5–6,5 pmol/l; Testkosten: ca. 15 Euro

- **TPO-Antikörper:** Nicht nur Jodmangel bedingt eine Schilddrüsenunterfunktion. Sehr häufig greift auch das eigene Immunsystem die Schilddrüse an (Hashimoto-Thyreoiditis) und zerstört sie. Als Ursache dafür gelten Schwermetallbelastungen, besonders Quecksilber. Eine entsprechende Untersuchung kostet ca. 27 Euro. Der TPO-Wert sollte über 40 U/l liegen.
- **TRAK-Antikörper:** Greift das Immunsystem die Rezeptoren für TSH an der Schilddrüse an und reizt sie, hat dies die gleiche Wirkung wie ein erhöhter TSH-Spiegel: Die Schilddrüse wird angeregt, viel Schilddrüsenhormon zu bilden und auszuschütten. Eine Schilddrüsenüberfunktion entsteht. Meistens greift das Immunsystem in diesem Fall auch das hinter den Augen gelegene Körpergewebe an (Basedowsche Krankheit). Ein Test auf TRAK-Antikörper kostet ca. 27 Euro.

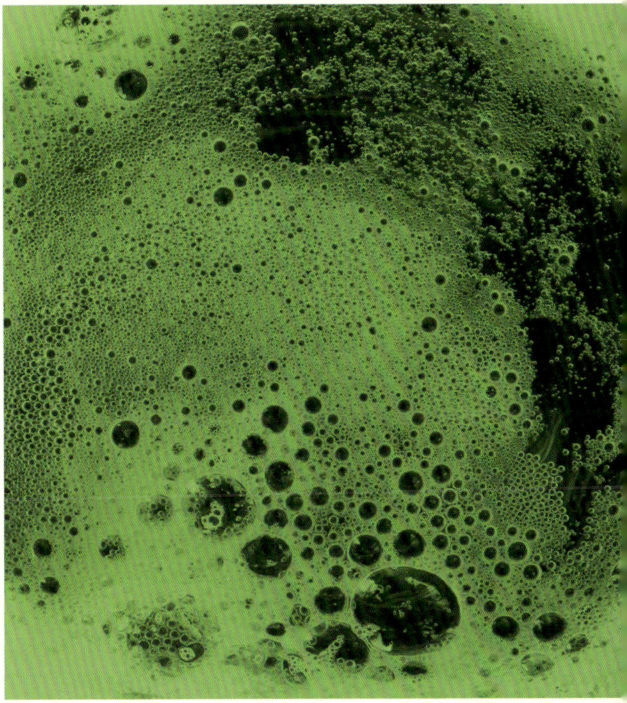

CRP-ENTZÜNDUNGSMARKER

Ein hoher Wert an CRP (C-reaktives Protein) kann Zeichen für eine akute Infektionskrankheit sein. Die ultrasensitive CRP-Messung, die genauer als die herkömmliche CRP-Messung ist, gibt auch Auskunft über solche Entzündungen, die im Verborgenen schwelen. Gerade diese chronischen Entzündungen verursachen vielfältige Krankheiten, von chronischen Darmkrankheiten wie Colitis ulzerosa oder Morbus Crohn über Schuppenflechte (Psoriasis) und Arthritis bis zu Diabetes, Arteriosklerose, Herzinfarkt und Schlaganfall. Das ultrasensitive CRP sollte so niedrig wie möglich sein, also gegen null gehen. Je höher der Wert, desto höher ist die Sterberate. Kosten: ca. 12 Euro.

HARNSÄURE

Purine sind Eiweißverbindungen, denen unter anderem eine wichtig Rolle beim Zellaufbau sowie bei der Übertragung und Speicherung der Erbinformationen zukommt. Der menschliche Körper kann Purine zwar selbst herstellen, den Großteil jedoch führen wir ihm Tag für Tag über die Nahrung zu.

Beim Abbau der Purine entsteht Harnsäure. Normalerweise wird diese über den Urin ausgeschieden. Wer sich jedoch besonders purinreich ernährt (zum Beispiel viel Fleisch und Innereien) oder viel Fruktose zu sich nimmt, bei dem kann sich die Harnsäure im Blut konzentrieren, kristallisieren und an den Gelenken ablagern – Gicht entsteht. Ein erhöhter Harnsäurewert gilt darüber hinaus als Risikofaktor für Gefäßverkalkung und Entzündungen und somit auch für Bluthochdruck, Herzinfarkt und Schlaganfall. Ein entsprechender Bluttest kostet etwa 2 Euro. Der Normwert beträgt bei Frauen 2–6,5 mg/dl, bei Männern 2–7 mg/dl.

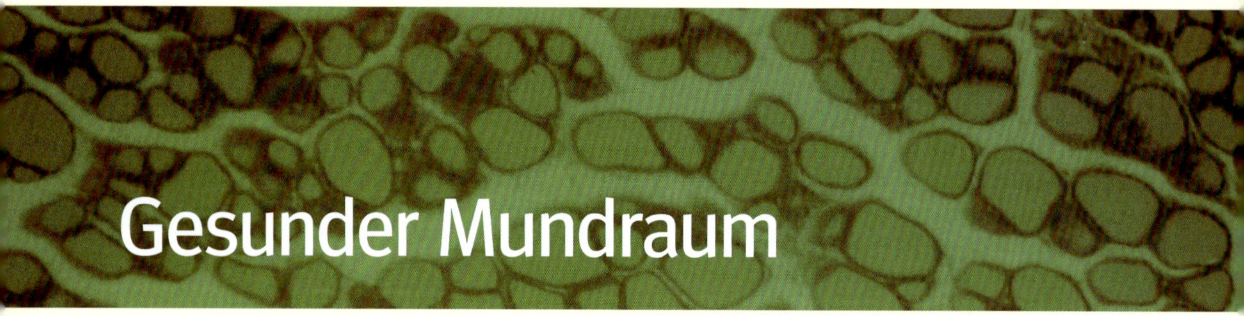

Gesunder Mundraum

*Mit der Entfernung **giftiger Zahnfüllungen** leisten Sie bereits einen großen Schritt in Richtung mehr **Gesundheit**. Durch eine anschließende Ausleitung wird diese Maßnahme **effektiv unterstützt**.*

WEIL METALLE IM MUNDRAUM, allen voran Amalgam, Giftstoffe ins Blut abgeben, können sie sehr viele Krankheiten auslösen oder zumindest verschlimmern (siehe Seite 28 ff.). Das Gleiche gilt für Entzündungen im Zahnhalteapparat. Gerade bei schweren oder als unheilbar geltenden Krankheiten (etwa neurologische und psychiatrische Krankheiten, Krebs und Herz-Kreislauf-Erkrankungen) empfiehlt es sich daher, in einer gut ausgestatteten Zahnarztpraxis oder Zahnklinik mit einem neueren Gerät (ab 2009) eine dreidimensionale Röntgenaufnahme des Kiefers machen zu lassen. Dieses auch als »digitale Volumentomographie« (DVT) bezeichnete Verfahren hat ein hohes Auflösungsvermögen, wodurch entzündete Stellen im Kieferknochen, an den Zahnhälsen oder den Zahnwurzeln sehr gut zu sehen sind. Auf herkömmlichen Röntgenaufnahmen lassen sich Entzündungsherde oder kleinere Fremdkörper im Kieferknochen dagegen oft nicht feststellen.

Nicht selten entdeckt der Zahnarzt bei der Untersuchung im Bereich der ehemaligen Weisheitszähne Entzündungsherde im Kieferknochen. Bei schwerkranken Menschen finden sich oft auch Amalgamsplitter oder regelrechte Amalgamkügelchen im Kieferknochen oder im Zahnfleisch. Es handelt sich dabei um Relikte früher üblicher Wurzelspitzenresektionen oder um Splitter, die sich wahrscheinlich beim ungeschützten Ausbohren von Amalgamfüllungen mit hochtourigen Bohrern gelöst haben. Bei einigen Patienten bringt die DVT sogar Reste von Wurzelfüllmaterialien, Silberstiften oder abgebrochene Bohrerstückchen im Kieferknochen ans Licht. Leider übernehmen die gesetzlichen Krankenkassen im Gegensatz zu den meisten privaten die Untersuchungskosten von 150 bis 300 Euro nicht.

Um das weitere gesundheitliche Risiko so gering wie möglich zu halten, sollten Sie bei entsprechender Symptomatik vorhandene Zahnmetalle fachgerecht entfernen lassen. Bei Amalgamfüllungen empfiehlt sich die Entfernung sogar dann, wenn Sie (noch) gesund sind, weil das Material auf Dauer einfach zu giftig ist und den Körper praktisch immer beeinträchtigt, ähnlich wie es das Rauchen tut. **Vorsicht:** Während Schwangerschaft und Stillzeit sollten Sie auf eine Amalgamentfernung und Entgiftungsmaßnahmen unbedingt verzichten. Das dabei vermehrt freigesetzte Quecksilber kann nämlich auf das Kind übergehen und es schädigen (siehe Kasten Seite 30).

ENTFERNUNG VON AMALGAM

Beim Herausbohren einer Amalgamfüllung wird der Patient einer sehr hohen, zusätzlichen Quecksilberbelastung ausgesetzt, wobei die feinen Amalgampartikel und der Quecksilberdampf aus dem Mundraum direkt in die Lunge eingeatmet werden. Es verwundert also nicht, dass viele Menschen erst durch das meist übliche ungeschützte Entfernen oder Auswechseln von Amalgamfüllungen richtig krank werden (das Gleiche gilt für Schleifarbeiten, Polieren oder professionelle Zahnreinigung bei gleichzeitig vorhandenen Amalgamfüllungen). Weil die Art der Amalgamentfernung maßgeblich über das weitere Krankheitsschicksal des Patienten entscheiden kann, ist auf höchstmögliche Schutzmaßnahmen zu achten, damit weder Nachlässigkeit noch Zeitmangel zu einer stark erhöhten Quecksilberaufnahme führen. Hier gilt es, alle Maßnahmen zu treffen, welche das Risiko für den Patienten (und den Zahnarzt) vermindern. Doch selbst bei größtmöglicher Vorsicht ist eine Quecksilberbelastung nicht auszuschließen.

SICHERE BEHANDLUNG

Folgende Punkte sollten bei der Entfernung von Amalgamfüllungen beachtet werden:

- Eine Nasenmaske sichert die Versorgung des Patienten mit externer Frischluft und Sauerstoff. Die Frischluft darf nicht aus dem Behandlungsraum stammen. Trotzdem sollten auch die Praxisräume hervorragend belüftet werden (hohe Luftwechselrate).
- Mundschleimhaut, restliche Zähne und Naseneingangsregion werden abgedeckt (Kofferdam); nur die zu behandelnden Zähne liegen frei.
- Spezielle Abluftsysteme über dem Bohrer saugen den Quecksilberdampf direkt über den Amalgamfüllungen ab.
- Zusätzliche Wasserkühlung, welche die Wärmebildung und damit die Quecksilberdampffreisetzung vermindert, und zusätzliche Absauggeräte mit hoher Saugleistung, um freie Quecksilberdämpfe und Amalgamstäube abzusaugen.
- Langsamtourige Turbinen (weniger Wärmebildung) und spezielle schonende Entfernungstechnik, bei der nur wenig gebohrt wird und Amalgamfragmente als Ganzes entfernt werden. Das reduziert die Queckilberdampfbelastung.
- Der Zahnarzt verwendet einen Einweg-Hartmetallfräsbohrer, weil er schärfer ist und weniger Anpressdruck und Bohrzeit benötigt. Im Extremfall muss dieser nach jeder Füllung gewechselt werden, um höchste Schneidleistung zu gewährleisten (weniger Bohrzeit) und ohne viel Druck (weniger Hitzeentwicklung) bohren zu können.
- Der Zahnarzt muss nicht nur alles Amalgam entfernen, sondern auch das unterhalb der Füllung oft grauschwarz verfärbte Zahndentin; dort sind giftige Schwermetalle aus dem Amalgam meist tief in den Zahn gelangt. Idealerweise bohrt er die grauen Dentinstellen schonend so lange aus, bis die normale elfenbeinartige Zahnfarbe zum Vorschein kommt. Falls der Zahn bis tief zur Pulpa grau durchseucht ist, bleibt leider oft nur die Zahnentfernung.
- Ein Zahnarzt, der sich der Gefahr bewusst ist, wird sich auch selbst bei der Amalgamentfernung schützen und eine Schutzmaske mit externer Luftzufuhr tragen.

DAS KÖNNEN SIE SELBST TUN

Nicht nur der Zahnarzt, auch Sie selbst können dazu beitragen, dass die »Operation Amalgam« bestmöglich verläuft:

- Stellen Sie schon mindestens vier bis acht Wochen vor dem tatsächlichen Behandlungstermin Ihre Ernährung um (siehe Seite 98 ff.). Achten Sie vor allem tagtäglich auf die Zufuhr folgender Mineralstoffe, Spurenelemente, Vitamine und anderer Vitalstoffe: Magnesium: 400–1800 mg, am besten vor dem Schlafen; Kalium: 1–5 g, nicht bei Nierenkrankheiten; Kalzium: 300–800 mg, nur bei gleichzeitiger Bleibelastung, Allergien oder Knochenabbau; in allen anderen Fällen kann die zusätzliche Kalziumaufnahme zu einem erhöhten Herzinfarktrisiko beitragen; anorganisches Selen: mindestens 300 µg, erhöht die Entgiftungsleistung, macht Quecksilber unschädlich; Mangan: 1 mg; Molybdän: 200 µg; Chrom: 200 µg; Zink: 15–30 mg; Bor: 1–3 mg; Vanadium: 100 µg; Eisen: 15–30 mg, nicht bei Eisenüberschuss; Vitalstoffpräprate mit B-Komplex: je 50 mg und Folsäure 1 mg; Vitamin C: 1–4 g; Vitamin E: 500–1000 IU; Vitamin A: 15.000 IE; Vitamin K_2 (MK7): 200 µg; Vitamin D: 4000-10.000 IE; Coenzym Q10: 50–500 mg; L-Carnitin: 1–3 g; Taurin: 2–8 g; Acetyl-Cystein: 1–4g
- Nehmen Sie eine Stunde vor der Amalgamentfernung entweder drei Esslöffel Heilerde, 2 Esslöffel Klinoptilith (ein vulkanisches Gestein) oder 30–50 g Chlorella-Algen mit 300 ml Wasser oder Tee ein. Diese Stoffe binden verschluckte Amalgampartikel ab.
- Spülen Sie direkt im Anschluss an die Amalgamentfernung den Mundraum mit Natriumthiosulfat (aus der Apotheke; danach ausspucken!).
- Lassen Sie am besten keine neuen Metalle oder Kronen einfügen und keine Titanimplantate legen. Wählen Sie als Provisorium zunächst Naturzement, der verbliebene Amalgambestandteile aus den Dentinkanälchen aufnehmen kann. Je nach Haltbarkeit dieses Provisoriums empfiehlt sich etwa 6 bis 24 Monate später die endgültige Versorgung mit Zirkonoxid. Diese Spezialkeramik kann mit Zement anstelle potenziell giftiger Kunststoffkleber befestigt werden.

ANDERE ZAHNFÜLLMATERIALIEN

Um auf Dauer gesund zu bleiben oder zu werden, ist es generell sinnvoll, auf Metalle im Mund und Kieferknochen zu verzichten beziehungsweise diese entfernen zu lassen. Denn sie geben nicht nur potenziell giftige Bestandteile ab. Sie verstärken im Bereich des Mundes und angrenzenden Nervensystems auch die mittlerweile allgegenwärtigen Funkstrahlungen um das bis zu 700–Fache.

GOLD UND TITAN

Weil auch Goldkronen potenziell giftige Schwermetalle enthalten und sich überdies unterhalb der Kronen oft Amalgamreste früherer Füllungen befinden, sollte die Entfernung unter denselben Schutzmaßnahmen erfolgen wie die von Amalgamfüllungen (siehe Seite 93). Ebenso sollten Titanimplantate bei Vorliegen einer Allergie (messbar im Titanstimulationstest; Kosten etwa 60 Euro) immer entfernt werden. Unabhängig von diesem Test sollte Titan bei Vorliegen einer schweren Krankheit (wie Alzheimer, Parkinson, ALS, schwere Multiple Sklerose, Autoimmunerkrankungen, schwere Schmerzzustände oder unheilbare Krebsarten) beziehungsweise bei hohem Leidensdruck aufgrund der Beschwerden durch vollkeramische Implantate (Zirkonoxid) ersetzt werden. Sie haben die gleiche Lebensdauer. Die Entfernung sollte mit entsprechenden Schutzmaßnahmen durchgeführt werden. Denn eingeatmete Titanpartikel können ins Lungengewebe gelangen und so weiterhin schädliche Entzündungsreaktionen fördern.

KUNSTSTOFFFÜLLUNGEN

Falls Kunststoffüllungen entfernt werden, ist die Anwendung von Schutzmaßnahmen ebenfalls ratsam. Denn auch Kunststoffbestandteile, die durch das Bohren und Beschleifen im Mundraum entstehen, sind potenziell giftig oder wirken zuweilen allergieauslösend. Weil zudem die Schleif- und Bohrstäube ohne Schutzmaßnahmen in die Lunge gelangen, ist es gut, sich zu schützen.

ENTGIFTUNGSMASSNAHMEN NACH DER ENTFERNUNG

Eine Entgiftung ist erst nach der Amalgamentfernung wirklich sinnvoll. Sie kann sofort begonnen werden, wenn Sie Ihrem Körper zuvor während einer sogenannten Auffüllphase mindestens einen Monat lang mithilfe der neuen wirkstoffreichen Ernährung und sinnvollen Nahrungsergänzungsmitteln ausreichend Vitalstoffe zugeführt haben. Falls keine schweren Krankheiten vorliegen, können Sie diese Auffüllphase und die anschließende Entgiftungsphase auch ohne Therapeuten, mithilfe von pflanzlichen oder mineralischen Entgiftungsmitteln, wie Chlorella, Bärlauch, Kohletabletten, Korianderkraut, durchführen (siehe Seite 129 ff.). Bei Schwerkranken ist meist keine Zeit für langwierige, sanfte Entgiftungstherapien. Um hier den Krankheitsfortschritt zu bremsen oder umzukehren, sind schnelle Erfolge gefragt. Arzt oder Heilpraktiker verabreichen daher starke Entgiftungsmittel, die nur auf Rezept erhältlich sind.

AUSLEITEN MIT DMPS

Ärzte sind im Gegensatz zu Heilpraktikern befugt, zur Entgiftung Dimercaptopropansulfonsäure (DMPS) einzusetzen. DMPS ist das stärkste verfügbare Ausleitungsmittel für Quecksilber, Kupfer und Arsen, entgiftet aber auch andere schädliche Schwermetalle, wie Blei, Kadmium, Gold, Zinn, Nickel, Platin und Palladium sowie sogar einige radioaktive Elemente.

In der Praxis hat es sich bewährt, DMPS nicht allein und nicht schnell zu applizieren. Besser ist, es in eine Infusionsflasche mit 125 Milliliter Ringer- oder Kochsalzlösung 0,9 Prozent zu geben, der außerdem 1–2 g Taurin, 1–2 g L-Carnitin und 70–210 mg Magnesium beziehunsgweise 20 ml Elektrolytlösung (enthält Kalium, Magnesium) sowie 1200–3000 mg reduziertes Glutathion (Tationil oder Ridutox) beigemischt wurden. Dadurch wird der entgiftende Effekt verstärkt und es treten weniger Entgiftungssymptome auf. Vor der DMPS-Gabe sollte viel frischer Salat verzehrt werden, um eine basische Stoffwechsellage zu erzeugen. Auch Baseninfusionen haben sich vor einer DMPS-Gabe bewährt. Manche Ärzte legen unmittelbar vor einer DMPS-Infusion für 30 Minuten eine Infusion mit 600–1200 mg Alpha-Liponsäure (ALA), was die Entgiftung unterstützen kann, da ALA Schwermetalle bindet – auch im Gehirn. Falls Entgiftungreaktionen auftreten, kann nach der DMPS-Infusion eine Injektion mit 500–2000 µg Natriumselenit gespritzt werden. Bei Vorliegen einer Autoimmun- oder Lebererkrankung sowie bei DMPS-Gabe ohne vorherige Vitalstoffauffüllphase ist die Selengabe separat im Vorfeld der DMPS-Gabe zu empfehlen (siehe auch S. 134 ff.).

So mildern Sie Nebenwirkungen ab

Da DMPS relativ schnell und viel Quecksilber aus dem Körpergewebe mobilisiert, kann es ohne Schutzmaßnahmen und ohne das vorherige Entfernen von Amalgamfüllungen und Auffüllen der Vitalstoffdepots zu typischen Quecksilbervergiftungssymptomen kommen. Diese können schon vorhandene Beschwerden verschlechtern und Schmerzen, Unruhe, Zittern, Durchfall, Schwindel und Luftnot sowie bei Autoimmunerkrankungen Schübe auslösen.

Um die Nebenwirkungen abzumildern, können auch mehrere Ampullen DMPS gleichzeitig gespritzt werden. Oder der Arzt verabreicht eine Ampulle DMPS intravenös und eine zweite zusammen mit dem Lokalanästhetikum Procain (2 ml, 2-prozentige Konzentration) beispielsweise an bestimmten Akupunkturpunkten, die für das Krankheitsbild günstig sind.
Je schwerer die Krankheit, desto häufiger wird DMPS verabreicht – anfangs alle zwei bis sieben Tage, nach der Gabe von zehn Ampullen können die Abstände vergrößert werden. Nach 20 bis 50 DMPS-Gaben ist die Ausleitungskur in der Regel abgeschlossen. Bei Alzheimer oder ALS kann sich die Behandlung auch auf 100 DMPS-Gaben ausdehnen. Erste Verbesserungen, treten im Allgemeinen nach der vierten bis zehnten Gabe auf. Wenn der Arzt die Indikation einer Schwermetallvergiftung stellt, können die gesetzlichen Krankenkassen die Ausleitung mit DMPS übernehmen. Allerdings werden nur die Kosten für das Mittel, nicht aber für die ärztliche Leistung, also das Infundieren der Ausleitungsmittel, voll übernommen. Etwa 50 Euro pro Quartal (unabhängig von der Behandlungshäufigkeit) muss der Patient selbst tragen. Private Kassen übernehmen meist die gesamten Kosten.

TIPP

Wurzeltote Zähne entfernen

Lassen Sie wurzeltote Zähne am besten ganz entfernen. Sie gelten aufgrund der von ihnen gebildeten leichengiftartigen Substanzen (siehe Seite 28 ff.) als tickende Zeitbombe. Implantate oder metallfreie Brücken aus Zirkonoxid oder anderen Keramikarten füllen die Lücke, ohne die Gesundheit weiter zu gefährden. Falls Sie gesund sind oder die wurzeltoten beziehungsweise wurzelbehandelten Zähne an strategisch wichtigen Kieferpositionen (etwa als einziger Brückenpfeiler, Frontzahnbreich) gelegen sind, kann ein Orotox-Test vom Zahnarzt durchgeführt werden. Er misst die Bakterien und Fäulnisgifte, die der tote Zahn bilden kann. Bei niedrigen Werten und bei voller Gesundheit kann der Zahn belassen werden. Er sollte aber mittels Orotox im Abstand von etwa zwölf Monaten regelmäßig überwacht werden.

Orale Darreichung

Sie können zuvor vom Arzt verschriebene DMPS-Ampullen auch zu Hause schlucken. Auf diesem Wege gelangen immerhin 50 Prozent der Wirkstoffe ins Blut. Wenn Sie an einer Erkrankung des Verdauungssystems leiden, wie zum Beispiel Entzündungen des Magens oder Darms, Reizdarm, Durchfall oder Verstopfung, kann die orale Therapie von DMPS sogar bessere Erfolge bringen als die intravenöse. Denn die restlichen 50 Prozent der Wirkstoffe verbleiben im Darm und binden dort Gifte, die mit dem Stuhl ausgeschieden werden.

AUSLEITEN MIT DMSA

Weil Heilpraktiker kein DMPS verordnen können, verwenden sie für die Ausleitung Dimercaptobernsteinsäure (DMSA). Diese sollte ebenfalls intravenös verabreicht werden, sie lässt sich aber auch unter die Haut oder in den Muskel spritzen. Als Dosierung haben sich bei allen Darreichungsformen 200–1000 mg bewährt.
DMSA kann mit den gleichen Begleitstoffen ergänzt werden wie DMPS. Allerdings ist seine Wirkung etwa um das 10-Fache schwächer als dieses; bei oraler Zufuhr nimmt der Körper sogar nur 20 Prozent auf. DMSA ist darüber hin-

aus nach der ersten Ausleitungsphase mit DMPS zur Feinausleitung sinnvoll. **Wichtig:** Andere bei Therapeuten beliebte Ausleitmittel, wie EDTA (Ethylendiamintetraacetat) oder ZnDTPA (Zink-Trinatrium-pentetat), sollten nach der Amalgamentfernung nicht eingesetzt werden, weil sie Quecksilber nicht gut ausleiten. EDTA kann die Giftigkeit von Quecksilber sogar noch erhöhen. Allenfalls können Kombinationen von DMPS/DMSA und EDTA/DTPA gegeben werden. Nur wenn eine Quecksilberbelastung mit Sicherheit ausgeschlossen werden kann (was nur selten der Fall ist), können EDTA und ZnDTPA auch allein eingesetzt werden. EDTA leitet sehr gut Blei, Kupfer und Nickel aus, ZnDTPA Blei und radioaktive Elemente. Bei entsprechender Belastung ist der Einsatz sinnvoll.
Im Gegensatz zu DMPS ist DMSA in Deutschland nicht zugelasssen und wird auch nicht von den Kassen bezahlt. Auch für EDTA und andere Chelatbildner muss der Patient selbst die Kosten übernehmen. Die Preise schwanken aber erheblich: DMSA-Ampullen kosten etwa zwischen 16 und 33 Euro, DMSA-Kaspeln (500 mg) ca. 10 Euro, CaNa-EDTA-Ampullen rund 14 Euro und Liposomales EDTA (1 g) etwa 5–10 Euro.

VERLAUFSKONTROLLE

Da sich die Belastung durch Quecksilber und andere Schwermetalle im Körper nicht objektiv messen lässt, sind entsprechende Analysen in Blut, Haar, Speichel und Urin in der Regel nicht aussagekräftig (siehe Seite 79 ff.). Allerdings können Schwermetallablagerungen im Körper durch einen Mobilisationstest mit DMPS oder DMSA aktiviert und so vermehrt im Urin gemessen werden. Der Test gibt auch Hinweise, ob eine Arsen-, Blei-, Kadmium-, Nickel-, Kupfer-, Palladium- oder Platinbelastung vorliegt.
Für den Mobilisationstest muss der Patient vor der Gabe von DMPS oder DMSA seine Blase entleeren. Etwa 45 Minuten nach der intravenösen Gabe erfolgt eine Urinprobe, die dann zur Multielementanalyse (10–20 Elemente) ins Labor geschickt wird. Nach der oralen Einnahme wird der Urin nach zwei Stunden genommen. Die Kosten der Untersuchung: 60 bis 100 Euro. Schon Werte unter 50 µg Quecksilber pro Gramm Kreatinin (ein Stoffwechselprodukt im Urin) können auf eine Belastung hindeuten. Erst wenn die Messwerte unter 2 µg liegen, können Sie davon ausgehen, dass keine Belastung vorliegt. Falls die Analyse gleichzeitig hohe Kupfer- oder Zinkwerte ergibt, kann es sein, dass der Körper nicht genug Quecksilber ausscheiden konnte. Es bedarf dann weiterer DMPS- oder DMSA-Gaben, um zunächst diese Schwermetalle abzubauen und die Quecksilberwerte im Urin ansteigen zu lassen.

Stuhlproben

Bei chronischen Vergiftungen werden über 90 Prozent über die Leber und die Galle in den Darm ausgeschieden. Allerdings zeigt eine Stuhlanalyse nicht die gesamte Menge des Quecksilbers oder anderer Schwermetalle an, die von der Leber über die Galle in den Darm ausgeschieden wurde. Ein Teil der Gifte kann bei der Darmpassage nämlich wieder in den Körper aufgenommen werden (siehe Seite 74). Nicht zuletzt werden im Stuhl auch diejenigen Schwermetalle erfasst, die über die Nahrung aufgenommen wurden (etwa bei Fisch).
Ein weiteres Problem der Stuhldiagnostik: Man weiß nicht, wann die Galle die höchsten Mengen an Giftstoffen ausscheidet und wann genau dieser Anteil im Stuhl erscheint. Heilpraktiker empfehlen, in den späten Abendstunden 10–50 g Chlorella einzunehmen. Das Präparat ist dann um Mitternacht oder später im Zwölffingerdarm angelangt und kann dort Gifte binden. Auf diese Weise wird die Rückaufnahme der Gifte in den Körper verhindert.

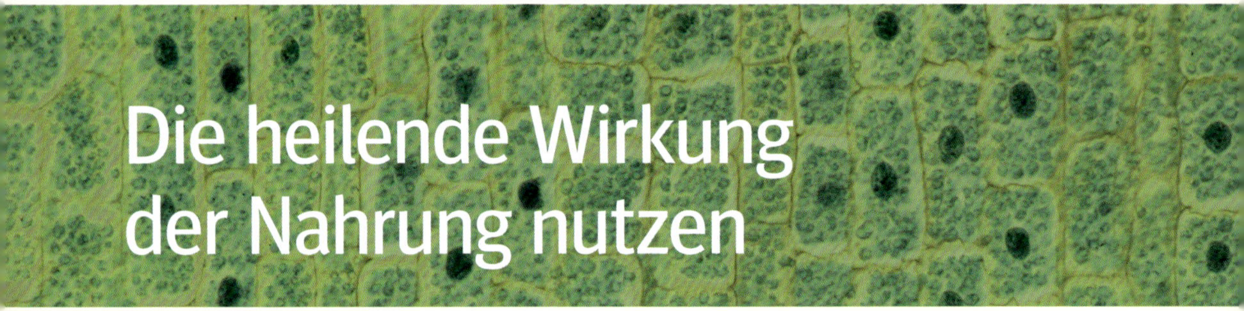

Die heilende Wirkung der Nahrung nutzen

*Reichlich **frische Grünkost** ist die Basis der gesunden Ernährung. Sie steckt **voller Vitalstoffe** und trägt daher viel dazu bei, dass Sie gesund bleiben. Selbst Kranke **profitieren von der Frischkost**.*

DIE ERNÄHRUNG ist eines der stärksten und mächtigsten Heilmittel; ihr Einfluss auf Gesundheit und Wohlbefinden ist um ein Vielfaches höher als der von Sport. Ob die Nahrung ihre positive Wirkung voll entfalten kann, hängt jedoch von der richtigen Auswahl der Lebensmittel ab. Mindestens 50 Prozent davon sollten aus pflanzlicher Frischkost bestehen. Wenn Sie noch mehr für Ihr Wohlbefinden tun wollen, können Sie den Frischkostanteil natürlich auch höher ansetzen oder sogar ausschließlich, also zu 100 Prozent, von Frischkost leben. Sie versorgen Ihren Körper dabei mit allen bekannten und noch vielen unbekannten gesundheitsfördernden Wirkstoffen, die meist nur in frischen Lebensmitteln enthalten sind.

Auch im Krankheitsfall ist eine Kur aus reiner, 100-prozentiger Frischkost ohne tierische Produkte die beste Heilkost. Sogar Menschen mit schweren Krankheiten des Verdauungssystems oder Patienten, deren Verdauungsorgane zum Teil entfernt wurden, können Frischkost rascher und besser verdauen als die übliche Schonkost. Diese besteht noch immer oft aus Zwieback, Haferschleim, Hafergrütze, Weißbrot, passiertem Gemüse und Fleisch – alles Produkte, die wenig Ballaststoffe und keine Enzyme enthalten. Dabei wird die Verdaulichkeit der pflanzlichen Frischkost gerade durch den hohen Anteil an lebendigen Enzymen und Vitalstoffen erklärt. Im Vergleich zu erhitzter Nahrung passiert sie den Magen-Darm-Trakt zudem deutlich schneller.

Um einen möglichst schnellen Heilerfolg und eine optimale Leistungssteigerung zu erreichen, sollte mindestens die Hälfte Ihrer täglichen Frischkostportion aus grünen Blättern bestehen, beispielsweise aus Salaten, Blattgemüse oder Wildpflanzen. Das darin enthaltene Chlorophyll (grüner Pflanzenfarbstoff) ist die ursprünglichste, wichtigste und gesundheitsförderndste Komponente in der Nahrung des Menschen. Eine Fülle von Studien zeigt, dass Chlorophyll …

- die Zellen von Tieren und Menschen gegen krebserregende Stoffe schützt,
- Dickdarmkrebszellen zehnmal effektiver abtötet als Chemotherapie,
- verschiedene Gifte binden kann,
- Krankheitserreger unschädlich macht,
- Körpergerüche beseitigt,
- die Wundheilung und Durchblutung fördert.

Der grüne Pflanzenfarbstoff ist chemisch betrachtet genauso aufgebaut wie unser roter Blutfarbstoff (Hämoglobin). Der einzige Unterschied: Im Gegensatz zu Hämoglobin enthält der grüne Pflanzenfarbstoff kein Eisen, sondern Magnesium. Daher kann Chlorophyll einen wichtigen Beitrag zur Eiweiß- und Magnesiumversorgung leisten. Im Gegensatz zu grünem (Blatt-)Gemüse enthält andere Pflanzenkost, etwa Nüsse, Getreide, Hülsenfrüchte, Früchte, Beeren, alle Wurzeln, Pilze und Gemüsefrüchte (auch grüne Paprika oder Gurken), wenig bis kein Chlorophyll. Fleisch, Wurst, Fisch, Eier, Milch und Milchprodukte, Softdrinks, Süßigkeiten oder Nussnugatcreme enthalten kein Chlorophyll. Diese und ähnliche Lebensmittel haben daher einen weniger hohen Wert für die Gesundheit.

TIPP

Bleiben Sie konsequent!

Ernähren Sie sich mindestens zwei bis vier Wochen kompromisslos gemäß den Empfehlungen auf den nächsten Seiten; am besten verbannen Sie dazu alles Verbotene, wie Süßigkeiten, Käse, Streichcremes (auch vegetarische), Brot und Nudeln aus dem Haus. Die Wirkung der reinen Pflanzenkost ähnelt der des Heilfastens: Sie fühlen sich insgesamt jünger und kräftiger, müssen dafür jedoch nicht hungern und haben keinen Muskelabbau. Schalten Sie daher Ihre Ernährungsampel von nun an auf grün – zumindest zeitweise.

FRISCHKOST SCHLÄGT KOCHKOST

Rohe, frische Nahrungsmittel haben den höchsten Gehalt an gesundheitsfördernden Wirkstoffen und nativem Eiweiß. Durch Erhitzen werden diese Bestandteile in ihrer Struktur ungünstig verändert, vermindert oder ganz zerstört. Die dabei entstehenden Prozesse bezeichnet man in der Wissenschaft unter anderem als Denaturierung und Pyrolyse. Durch die Hitzeeinwirkung entstehen zudem unzählige neue chemische Verbindungen, die im rohen Nahrungsmittel nicht vorhanden sind, wie flüchtige Alkohole, Ketone, Aldehyde, Esther, Äther, Heteroside, braune Pigmente oder verschiedene Polymere. Manche der neu entstandenen Moleküle, etwa die heterozyklischen aromatischen Amine, sind krebserzeugend. Andere können regelrecht süchtig machen. Sie stimulieren bestimmte Rezeptoren im Nervensystem und erzeugen dabei gute Gefühle. Und von denen wollen wir immer mehr. Zugleich verleiten die chemischen Substanzen in erhitzter Nahrung dazu, zu viel zu essen, weil durch sie das Gefühl dafür, wann wir satt sind, verloren geht. Denn erhitzte Nahrung hat weniger Volumen und muss weniger gekaut werden als rohe. Dadurch dauert es länger, bis ein Sättigungseffekt auftritt. Beim Erhitzen entstehen zudem unnatürliche chemische Verbindungen von Kohlenhydraten mit Eiweißen, sogenannte Advanced Glycated Endproducts (AGE). Zwar werden nur zehn Prozent vom Körper aufgenommen und davon wiederum 90 Prozent schnell über die Nieren wieder ausgeschieden. Ein Teil jedoch lagert sich in den Organen ab und verursacht dabei oxidativen Stress und Entzündungen.

AGE spielen bei fast allen Krankheiten eine Rolle und können beispielsweise zu Entzündungen, Wundheilungsstörungen, Nierenschäden, Arteriosklerose, verfrühtem Altern, mangelnder Durchblutung und Schlaganfall führen. AGE üben zudem eine zerstörerische Wirkung auf das Gehirn aus und sind damit möglicherweise mitverantwortlich für neurodegenerative Erkrankungen wie Alzheimer oder Parkinson.

AGE entstehen nicht nur beim Erhitzen kohlenhydrathaltiger Nahrungsmittel, sondern auch im Körper, wenn der Blutzuckerspiegel zu stark ansteigt oder generell zu hoch ist. Dies ist immer dann der Fall, wenn Sie leichtverdauliche beziehungsweise vom Körper schnell aufnehmbare Kohlenhydrate verzehren. Der kurz- oder langfristig überhöhte Blutzucker verbindet sich dann mit körpereigenen Eiweißstrukturen irreversibel (dieser Prozess nennt sich Glykosylierungsreaktion oder Karamellisierung) und zerstört deren Form und Funktion. In den Organen, beispielsweise in den Nieren, Blutgefäßen oder im Gehirn, kann das schädliche Auswirkungen haben. Die Höhe des persönlichen AGE lässt sich über den HbA1c-Wert abschätzen. Dieser Wert, der unter Diabetikern auch als »Zuckergedächtnis« gilt, kann mithilfe eines einfachen Bluttests (siehe Seite 84 ff.) gemessen werden und sollte bei oder unter fünf Prozent liegen. Höhere Werte vergrößern das Risiko, vorzeitig zu sterben. Sie lassen sich jedoch durch die hier dargestellte Ernährugsweise leicht normalisieren.

RUFT ERHITZTE NAHRUNG DIE KÖRPERABWEHR AUF DEN PLAN?

Nahrung ist für unseren Körper zunächst ein Fremdkörper. Er reagiert auf sie daher ähnlich wie auf fremde Eindringlinge und Krankheitserreger (etwa Bakterien). Diese Reaktion bezeichnet man als Verdauungsleukozytose: Die weißen Blutkörperchen (Leukozyten), die hauptsächlich aus Abwehrzellen bestehen, steigen an und machen sich auf zum Ort des Geschehens, den Verdauungstrakt, um den Kampf gegen die »Fremdkörper« aufzunehmen.

Lange Zeit gingen Wissenschaftler davon aus, dass dies eine völlig natürliche und normale Reaktion sei. Erst 1930 stelle der Schweizer Arzt Dr. Paul Kouchakoff, damaliger Leiter des Institutes für klinische Chemie in Lausanne, auf dem ersten Internationalen Kongress für Mikrobiologie in Paris die These auf, dass die Verdauungsleukozytose eine krankhafte Reaktion des Körpers auf erhitzte Nahrung darstelle. Er berief sich dabei auf über 300 Versuche an zehn Freiwilligen. Sie zeigten nämlich, dass rohe Lebensmittel keine Verdauungsleukozytose auslösen. Der Körper reagierte jedoch, wenn man ihm die gleichen Nahrungsmittel in gekochter Form zuführte – und zwar unabhängig von der Portionsgröße; bereits ein kleiner Schluck Kaffee schien zu genügen, um die Reaktion in Gang zu setzen. Wenn dagegen die Mahlzeit zu mindestens 50 Prozent aus Rohkost bestand, kam es überraschenderweise nicht zu der Entzündungsreaktion.

So gut diese These auch klingen mag: Andere Forscher konnten die Untersuchungen Paul Kouchakoffs nicht immer bestätigen. Die letzten Studien zu diesem Thema führten Wissenschaftler 1988 an der Universität Gießen durch. Sie beobachteten zwar tatsächlich, dass die Zahl der Leukozyten (weiße Blutkörperchen) unmittelbar nach dem Essen anstieg. Es war aber gleichgültig, ob der Proband gekochte oder rohe Nahrung zu sich nahm. Nichtsdestotrotz zeigt die Erfahrung, dass sich viele Menschen nach dem Verzehr von gekochter Nahrung müde und antriebslos fühlen. Der Anstieg der Leukozyten könnte möglicherweise die Ursache dafür sein. Im Gegensatz dazu gibt es unzählige Berichte, die belegen, dass man nach dem Essen von rohen Mahlzeiten weniger oder gar nicht schlapp ist.

INFO

Schluss mit Kalorienzählen

Solange Sie Lebensmittel in möglichst unbehandelter Form verzehren, ist es absolut unnötig, Kalorien zu zählen oder den Fett-, Eiweiß- oder Kohlenhydratgehalt eines Nahrungsmittels zu beachten. Sie dürfen so viel essen, wie Sie wollen – unabhängig davon, wie alt Sie sind oder wie viel Sie wiegen. Von dieser Regel sind sogar Leistungssportler und Kranke nicht ausgenommen. Interessant ist, dass sogar Zuckerkranke rohe Salate, rohes oberirdisch gewachsenes Gemüse und rohe Wildpflanzen ohne Mengenbegrenzung und ohne Berechnung der Broteinheiten (BE) verzehren dürfen. Nur bei Wurzelgemüsen wie Möhren, Roten Beten, Kartoffeln oder Pastinaken ist Vorsicht geboten, weil sie relativ viel Stärke (und somit Zucker) enthalten. Trotzdem: In roher Form dürfen Sie deutlich mehr Wurzeln essen als in erhitzter. Denn beim Erhitzen (etwa Garen oder Braten) entstehen aus schwer spaltbaren Kohlenhydraten schnell aufnehmbare Zuckerarten (Dextrinierung). Das bleibt nicht ohne Auswirkungen auf den Blutzuckerspiegel, der nach Verzehr erhitzter Wurzeln deutlich schneller und höher steigt als nach Verzehr von rohen Produkten. Weil auch bei oberirdisch gewachsenem Gemüse mit dem Erhitzen der Anteil von schnell aufnehmbarem (resorbierbarem) Zucker steigt, müssen Diabetiker diese Sorten bei entsprechender Zubereitungsart ebenfalls als BE anrechnen. Besonders Gemüsefrüchte, wie Kürbisse oder Tomaten, sind relativ kohlenhydratreich.

ROHKOST: EIN WAHRER JUNGBRUNNEN?

Einige Forscher gehen davon aus, dass erhitzte Nahrung sogar unsere Chromosomen beeinflusst, also jene Körperstrukturen, die unsere Gene und Erbinformationen enthalten. Denn sie vermuten, dass erhitzte Speisen den »Verschleiß« der Telomere begünstigen. Telomere sind Anhängsel der Chromosomen, die aus DNA-Molekülen aufgebaut sind. Bei der Geburt sind sie etwa 15.000 Basenpaare lang. Bei jeder Zellteilung verkürzen sich die Telomere, sodass ihre Länge im Lauf des Lebens immer mehr abnimmt. Sobald die Telomere nur noch 5000 Basenpaare lang sind, stirbt die Zelle beziehungsweise der Mensch. Im besten Fall vergehen bis dahin rund 120 Jahre. Das bedeutet: Je länger unsere Telomere sind, desto jünger sehen wir aus und desto gesünder sind wir. Je kürzer sie werden, desto älter erscheinen wir und umso höher ist das Risiko, ernsthaft zu erkranken.

Viele Wissenschaftler sind der Meinung, dass der voranschreitende Verlust der Telomere hauptsächlich genetisch festgelegt ist. Tatsächlich aber tragen in erster Linie Umweltfaktoren wie Übergewicht, schlechte Ernährung, freie Radikale, Nitrostress, Medikamente, Strahlung, Gifte (wie zum Beispiel Quecksilber aus Amalgamfüllungen) und Rauchen dazu bei, dass sich die Telomere schneller verkürzen und wir früher altern. Zudem zeigen verschiedene Studien aus den vergangenen 15 Jahren, dass sich die Verkürzung der Telomere durchaus verzögern lässt. Es gibt nämlich mindestens zwei Dinge, die uns jugendliches Aussehen und Gesundheit bis ins hohe Alter schenken und die wir selbst steuern können: unsere Ernährungsgewohnheiten (viel

Vitamin-C-haltige Rohkost, wenig Kohlenhydrate, wenig Nitrosamine, viel Vitamine, hohes HDL-Cholesterin) und spezielles Ausdauertraining (erhöht HDL-Cholesterin und damit auch die Telomerlänge). Alle Gifte, Zigarettenrauch, verschiedene Bestandteile von Fertignahrung, ein hoher LDL- und niedriger HDL-Wert sowie ein hoher Homocystein-Wert im Blut (siehe Seite 86 f.) beschleunigen dagegen die Telomerverkürzung deutlich.

Obst? Besser nicht?

Obst enthält im Vergleich zu Gemüse, Blattsalaten oder Wildpflanzen deutlich weniger gesundheitsfördende Wirkstoffe, dafür aber eine Menge Fruchtzucker (Fruktose). Schätzungsweise 30 bis 60 Prozent aller Mittel- und Nordeuropäer können diese Zuckerart nicht gut verdauen und reagieren auf den Verzehr von Früchten daher oft mit Verdauungsstörungen, wie Blähungen, Durchfall oder ungeformtem Stuhl. Wenn auch Sie zu Verdauungsschwäche neigen, Untergewicht oder zu wenig Muskelmasse haben beziehungsweise oft frieren, sollten Sie auf Obst möglichst ganz verzichten. Denn Obst enthält zu wenig Vitamine, Spurenelemente oder Eiweiße, die alle für eine gute Entgiftung und den Aufbau von Muskelmasse notwendig sind. Falls Sie doch einmal Obst essen wollen, empfehlen sich alte Sorten, wie Äpfel der Sorten Brettacher oder Boskop. Sie enthalten im Vergleich zu modernen Züchtungen viel mehr gesundheitsfördernde se-

INFO

Positiver Einfluss auf den Stoffwechsel

Menschen, die pflanzliche Vollwertkost essen, haben im Ruhezustand eine höhere Stoffwechselrate. Das bedeutet, dass ihr Körper einen Teil der Kalorien nicht für schlechte Zeiten als Fett zwischenlagert, sondern schon in Ruhe verbrennt. Tierversuche unterstützen diese These: Eine Ernährung mit vielen Tierprodukten verstärkt die Neigung zu Fettsucht, Müdigkeit und Antriebsarmut. Jene Tiere dagegen, die am wenigsten tierische Produkte fressen, bewegen sich automatisch mehr, sind insgesamt aktiver und körperlich fitter. Ihre spontane Bewegungsaktivität ist etwa doppelt so hoch wie die ihrer nicht-vegetarischen Vergleichstiere. Das deutet darauf hin, dass eine pflanzenbetonte Kost automatisch zu mehr Lust und Freude an sportlicher Betätigung führt. Dazu kommt, dass es Kurzschlussstoffwechselwege gibt, die bei Pflanzenessern, insbesondere Frischköstlern, vermutlich vermehrt ablaufen. Normalerweise wandelt der Körper ein Teil Glukose aus der Nahrung in zwei Teile Pyruvat (Brenztraubensäure) um. Dabei werden vier Teile ATP (Bioenergie) erzeugt. Bei Pflanzenessern werden diese zwei Teile Pyruvat nicht wie sonst nur zur ATP-Erzeugung genutzt, sondern bei Bedarf wieder in Traubenzucker zurückverwandelt. Weil für diesen Stoffwechselschritt acht Teile ATP verbraucht werden, wird keine neue Energie erzeugt, sondern netto vier Teile Energie verbraucht. Diese Energie bezieht der Körper oft aus den eigenen Fettdepots, die damit automatisch kleiner werden. Um mehr Fett zu verbrennen, müssen Sie also nur weitgehend auf Tierprodukte (Fleisch, Wurst, Eier, Milch und Milchproduke) verzichten.

kundäre Pflanzenstoffe. Ebenfalls zu empfehlen sind kohlenhydratarme Früchte, wie Grapefruit (keine Sweety!), Zitronen, Bitter- und Blutorangen. Und auch bei Beeren, vor allem Wildbeeren, können Sie ohne Bedenken zugreifen; sie sind reich an gesundheitsfördernden Pflanzenstoffen. Eine Ausnahme gibt es: Wenn Sie südländischer Abstammung sind, dürfen Sie mehr Früchte essen, weil sich Ihr Körper im Lauf der Evolution an einen höheren Anteil an Früchten in der Nahrung angepasst hat.

Vorsicht bei Samen und Nüssen

Samen und Nüsse enthalten wie Getreide Fraßschutzstoffe, die sie vor frühzeitigem Auskeimen und Fressfeinden schützen. Für die Pflanze sind diese Schutzstoffe überlebenswichtig. In unserem Körper jedoch behindern sie die Funktion der Verdauungssäfte deutlich. Nicht selten finden sich in Nüssen zudem Schimmelgifte, die durch Verletzung an der Oberfläche oder falsche beziehungsweise zu lange Lagerung enstehen können. Weicht man Samen und Nüsse über Nacht in Wasser ein, in dem etwa drei Gramm Vitamin-C-Pulver gelöst wurden, enthalten sie weniger Schimmelgifte und sind meist besser verträglich. Trotzdem sollten Verdauungsschwache und Schwerkranke anfangs ebenso auf diese Lebensmittel verzichten wie auf Getreide. Eine Ausnahme stellen Leinsamen dar, die in der Regel gut vertragen werden. Sie eignen sich zum Beispiel gut für die Zubereitung von Müslis.

»WILD« IST TRUMPF!

Wildpflanzen, wie Löwenzahn, Spitzwegerich/Breitwegerich, Brennnessel, Giersch, Labkraut und Vogelmiere, aber auch Linden- und Buchenblätter sowie Klee, Gänseblümchen und Stiefmütterchen, sind im Vergleich zu Kulturpflanzen um ein Vielfaches reicher an gesundheitsfördernden Inhaltsstoffen. Brennnesseln beispielsweise enthalten mehr als das 10-Fache an Eiweiß sowie 15-mal mehr Kalzium, 7-mal mehr Eisen, 25-mal mehr Vitamin C, 5-mal so viel Betacarotin und 6,5-mal so viel Magnesium wie Kopfsalat. Wildpflanzen liefern alle lebenswichtigen Nährstoffe in ausreichender Menge, sogar die essenziellen Fettsäuren (vor allem Omega-3-Fettsäuren). Deshalb enthält auch das Fett von Wildpflanzen fressenden Tieren hohe Mengen an diesen »Fischölen«. Das Beste: Wildpflanzen müssen weder gedüngt, gegossen noch gespritzt werden und wachsen als »Unkraut« sogar in vielen Gärten und Grünanlagen. Wer keine Möglichkeit hat, die Kräuter selbst zu sammeln, kann sie im Versandhandel erwerben – frisch gepflückt oder als Pulver in Rohkostqualität (mit Wasser wird daraus ein gesunder grüner Smoothie). **Wichtig:** Auch Pollenallergiker dürfen unbesorgt Wildpflanzen essen – sie sollten es sogar. Denn der Verzehr führt zu einer oralen Toleranz, die wiederum die Allergie beenden kann.

Gras, Allheilmittel der Natur

Eine der wichtigsten Wildpflanzen ist Gras. Es enthält alle Wirk- und Nährstoffe, die ein Mensch zum Wachsen und Leben benötigt. Gras hat ähnliche Eigenschaften wie andere Wildpflanzen. Es ist sehr basisch, bindet Gifte im Darm, nährt und baut Muskelmasse auf. Die Wirkstoffe von Gras können sogar bei Krebs helfen. Denn Krebszellen schützen sich durch einen Milchsäureschild vor Angriffen des körpereigenen Immunsystems sowie vieler herkömmlicher Anti-Krebs-Therapien wie Chemotherapie und Bestrahlung. Die Wirkstoffe im Gras neutralisieren den Schutzschirm und machen die Krebszellen wieder angreifbar für die Körperabwehr und andere Behandlungen. Im 1968 von Dr. Ann Wigmore in den USA gegründeten Hippokrates Health Institute, das natürliche Wege der Krankheitsvorbeugung und Heilung erprobt und anwendet,

wurden schon viele Heilungen von Krebs und anderen Krankheiten mithilfe von Grassäften dokumentiert.
Alle Grasarten sind essbar, sogar die Blätter von Kulturgrassorten (wie Hafer, Weizen, Dinkel, Kamut, Roggen und Gerste) sind gesundheitsfördernd. Es gibt zudem Gras- und Wildkräuterpulver in Rohkostqualität. Am besten schmeckt junges Gras (5–12 cm lang). Es wird vermixt (siehe Seite 107) oder als Frischsaft verwendet.

WIE WICHTIG IST BIOQUALITÄT?

Fakt ist: Biologisch erzeugte Pflanzen oder Tierprodukte enthalten im Vergleich zu Lebensmitteln aus konventioneller Produktion deutlich weniger Schadstoffe. Denn im biologischen Landbau sind künstliche Chemikalien, wie Insektizide, Fungizide, Herbizide und künstlicher Dünger, verboten. Neben Kadmium im Kunstdünger fanden sich kürzlich in anorganischem Phospatdünger regelmäßig hohe Mengen an Uran und Blei. Mittlerweile wurden sogar im Trinkwasser solcher Gegenden, in denen seit Jahren intensiv konventionelle Landwirtschaft betrieben wird, ansteigende Konzentrationen an Uran und Schwermetallen gemessen. Auch genveränderte Nahrungsmittel, die ein hohes Gesundheitsrisiko bergen, sind im Bioanbau nicht zugelassen. Neben der relativen Schadstoffarmut weisen Bio-Lebensmittel deutlich höhere Mengen an gesundheitsfördernden Vitalstoffen auf. Dies liegt, neben der besseren Bodenqualität, unter anderem auch daran, dass sich die Pflanzen wegen des fehlenden Pestizideinsatz selbst gegen Insekten und Krankheitserreger wehren müssen. Genau diese in Bio-Lebensmitteln vermehrt gebildeten pflanzlichen Abwehrstoffe haben für unsere Gesundheit eine erfreulich positive Wirkung. So scheinen zum Beispiel Polyphenole Gene »anzuschalten«, welche die Lebensdauer ausdehnen (Sirtuin-Gene); im Tierversuch konnte dadurch die gesunde Lebensdauer auf bis zu 150 Prozent erhöht werden. Salvestrole, die aufgrund ihres bitteren Geschmacks aus modernen Pflanzen fast vollständig weggezüchtet wurden, haben eine Anti-Krebs-Wirkung. Um diese wertvollen Pflanzenstoffe nutzen zu können, sollte der überwiegende Teil der Nahrungsmittel aus biologischer Produktion stammen.
Doch selbst Bioprodukte können ungünstig verarbeitet sein und somit eine Menge neu erzeugter Giftstoffe enthalten. Zum Beispiel werden beim Erhitzen von dünnflüssigen Pflanzenölen – egal ob Bio oder nicht – giftige Transfettsäuren erzeugt, die Blutgefäße zerstören, müde und aggressiv machen und sogar Krebs verursachen können. Ein anderes »selbsterzeugtes« Gift ist Acrylamid, das beim Braten, Backen, Rösten und Frittieren von kohlenhydrathaltigen Nahrungsmitteln entstehen und deshalb insbesondere in der Rinde von Vollkornbroten, aber auch in Kartoffelprodukten, Kuchen, Reiswaffeln, Maiskeksen oder gerösteten Fertigmüslis

INFO

Enzyme

Enzyme, vorzugsweise aus pflanzlicher Herkunft und Fermentation, unterstützen die Verdauung von Fetten, Eiweißen und Kohlenhydraten. Sie verhindern, dass unverdautes Eiweiß in den Dickdarm gelangt und dort zu faulen beginnt. Dem pflanzlichen Bromelain aus Ananas sowie Papain aus grüner Papaya wird sogar eine krebshemmende Wirkung nachgesagt. In der Regel nehmen Sie Enzympräparate mit reichlich Flüssigkeit 30 Minuten vor den Mahlzeiten ein.

vorhanden sein kann. Hinzu kommt: Nicht alles, was als »Bio« deklariert wird, erfüllt die gleichen Kriterien. Vielmehr gibt es auch unter biologischen Lebensmitteln unterschiedliche Qualitätsstufen. Nahrungsmittel, die nur das EU-Bio-Siegel aufweisen, unterliegen zum Beispiel weniger strengen Auflagen als solche, die das Bio-Siegel von Anbauverbänden tragen (wie Naturland, Bioland, Demeter, AGÖL). Auch im Vergleich verschiedener Nationen werden die biologischen Richtlinien unterschiedlich streng ausgelegt.

GESUND DURCH DEN TAG

Um es vorwegzunehmen: Sie finden auf den folgenden Seiten keine Rezepte mit genauen Zutaten- und Mengenlisten. Schließlich wollen Sie sich viele Wochen und Monate, vielleicht sogar für den Rest Ihres Lebens gesund ernähren. Setzen Sie daher bei der Ernährungsumstellung auf Ihre Kreativität, Ihre Fantasie und Ihren Geschmackssinn. Bestimmen Sie selbst, wie Sie Lebensmittel kombinieren und Speisen zubereiten.

FRÜHSTÜCK

Ein Leinsamenmüsli versorgt Sie mit allen Nährstoffen, die Sie brauchen, um gut in den Tag zu starten. Der hohe Ballaststoffanteil fördert die Darmflora, jene wichtigen Bakterien im Darm, die auch für die Produktion der essenziellen kurzkettigen Fettsäuren (Buttersäure) verantwortlich sind (siehe Seite 24).

Mahlen Sie am Vorabend ganze (Bio-)Leinsamen grob in einer Ölsaaten- oder Kaffeemühle. Je nach Geschmack können Sie noch Mariendistelsamen (gut für die Leber), Sesam, Sonnenblumenkerne, Hanfnüsse, Mandeln, Blaumohn und Gewürze (etwa Zimt, Kardamon, Nelken, Fenchelsamen oder Anis) in die Mühle dazugeben. Lassen Sie das entstandene Pulver über Nacht in kaltem Wasser quellen. Am nächsten Morgen geben Sie kleingeschnittene frische Früchte oder Beeren dazu und schmecken das Ganze mit etwas rohem Nussmuss (Mandelmus), pürierter Avocado oder, als tierische Alternative, mit einem rohen (Bio-) Eigelb oder einem Schuss Sahne ab. Auch Kokosflocken oder Kokoschips passen gut zum Müsli. Gesüßt wird mit Steviasirup oder mit aus Baumrinde gewonnenem Xylitpulver (nicht aus Mais, da es sich meist um Genmais handelt). Beide Süßstoffe erhalten Sie im Bioladen, im Reformhaus oder über das Internet.

Wenn Sie unter einer Fruktoseunverträglichkeit leiden, untergewichtig sind, leicht frieren oder eine schwache Verdauung haben, mischen Sie statt Früchten fein geriebene Möhren, Stangen-, Knollensellerie oder andere Wurzelgemüse (beispielsweise Topinambur, Rote Bete, Pastinake, Petersilienwurzel, Rettich oder Möhre) unter den Leinsamenbrei. Schmecken Sie dann mit frischen oder getrockneten Kräutern, fein gehacktem Knoblauch, Zwiebeln und/oder Gewürzen ab (zum Beispiel Kristallsalz, Paprika, Kurkuma oder Curry). Haben Sie keinerlei Beschwerden mit dem Verdauungssystem, können Sie sogar 1–3 Esslöffel rohes Vollkorngetreide (geschrotet, gekeimt oder gequetscht) unter das Müsli mischen, zum Beispiel Braunhirse, Buchweizen, Quinoa, Spelzhafer, Roggen oder Gerste. Rohes Getreide lässt im Gegensatz zu erhitztem den Blutzucker nicht rasant in die Höhe steigen, obwohl es ebenfalls viele Kohlenhydrate enthält.

MITTAG- UND ABENDESSEN

Zu allen Hauptmahlzeiten sollten Sie eine ausreichende Menge an rohem Gemüse, grünen Salaten und Wildpflanzen zu sich nehmen – vor allem Letztere sind reich an Wirkstoffen, Proteinen und langkettigen Omega-3-Fettsäuren. Falls Sie auch erhitzte Speisen essen, sollten Sie die Frischkost (mindestens 50 Prozent der gesamten

Ernährung) vor der Kochkost verzehren. Denn die Frischkost ist leichter verdaulich und verlässt den Magen schneller. **Tipp:** Sie können Gemüse, Salate und Wildpflanzen einfach pur essen oder nach Belieben kombinieren, sie mit Avocado, Keimlingen oder eingeweichten Nüssen ergänzen oder mit einer Sauce auf Basis von frischem Zitronensaft oder Apfelessig und kaltgepressten Pflanzenölen anmachen.

Blatt- und Gemüsesalate

Wurzeln sind schwerer verdaulich als die Pflanzenteile, die oberhalb der Erde wachsen. Allerdings sättigen sie auch sehr gut, weil sie viele Kohlenhydrate enthalten. Da diese in roher Form nur langsam und gleichmäßig über längere Zeit aufgenommen werden, bleiben schädliche Blutzuckererhöhungen aus. **Tipp:** Essen Sie zu allen »Wurzelgerichten« auch Pflanzenteile, die oberhalb der Erde gewachsen sind. Nur sie enthalten das gesunde Chlorophyll. Auch alle Salate lassen sich mit Wildpflanzen anreichern; sie sind daher in den Rezeptvorschlägen nicht extra erwähnt.

- **Feldsalat mit Löwenzahnblättern und Blüten:** dazu passen Walnüsse, eingeweichte (Bio-)Pfifferlinge oder Mandelmus, Zwiebeln, frischer Zitronensaft oder Apfelessig und Haselnussöl. Naschkatzen dürfen ein paar Rosinen darüberstreuen.
- **Kohlsalat:** Weiß- oder Rotkohl hobeln. Mit Öl, Zitronensaft und Schnittlauch vermengen.
- **Brokkolisalat:** Brokkoli raspeln und mit zerdrückter Avocado, fein gehacktem Knoblauch, Leinöl und Apfelessig vermengen.
- **Sauerkrautsalat:** rohes Sauerkraut (aus dem Reformhaus oder selbst gemacht) mit frisch geriebenem Meerrettich, Zwiebelwürfelchen und Leindotteröl mischen.
- **Blumenkohlsalat:** Blumenkohl mit den Blättern raspeln und in einer Marinade aus verdünntem Mandelmus und Zitrone ziehen lassen. Mit Kokosflocken bestreuen.
- **Kohlrabisalat:** Kohlrabi mit dem Grün, Petersilie, Schnittlauch, Sonnenblumenkernen vermischen; Dressing aus Essig und Öl darüberträufeln
- **Gurkensalat:** Gurken mit Schale hobeln und mit Dill oder Schnittlauch sowie etwas Zitrone oder Sojajoghurt vermengen.
- **Tomatensalat:** Tomaten achteln und mit Zwiebelringen, Haselnussöl und Apfelessig mischen.
- **Spinatsalat:** Spinat waschen, verlesen, klein schneiden und mit Zwiebelwürfelchen, Leinöl und Zitronensaft anmachen.
- **Fenchelrohkost:** Fenchel feinblättrig schneiden und mit verdünntem Mandelmus und Mandarinenschnitzen servieren.
- **Kürbismus:** Hokaidokürbis ohne Schale fein reiben; mit etwas Wasser und Hanföl verrühren und mit gehackten Haselnüssen bestreuen. Die Kürbiskerne können Sie mit verwenden.
- **Sellerierohkost:** Stangensellerie in Stücke schneiden. Dazu passt ein Dipp aus Avocado und Zitronensaft.
- **Wildpflanzenpesto:** Bärlauch (oder Schnittlauch, Knoblauch und/oder Zwiebel), Giersch, Lindenblätter und/oder Brennnessel (nach Geschmack auch andere essbare Wildpflanzen) mit etwas Leinöl, eingeweichten Sonnenblumenkernen und Kurkuma im Mixer pürieren oder durch den Fleischwolf drehen. Mit Wasser verdünnt eignet sich das Pesto auch als Salatsauce.
- **Rote-Beten-Salat:** Rote Beten reiben und mit frisch geriebenem Meerrettich, Hanföl, Apfelessig und einem Tropfen Steviasirup vermengen. Passt auch gut: Ein Dressing aus Mandelmilch, Zimt, Steviasirup.
- **Möhrensalat:** Möhren reiben, mit Zitronensaft beträufeln und mit gehackten Haselnüssen, Mandeln, Sonnenblumenkernen oder verdünntem Mandelmus mischen.
- **Topinambursalat:** Topinambur reiben und mit Zitronensaft beträufeln; gehackte Haselnüsse oder etwas Mandelmilch untermischen.

- **Pastinakensalat:** Pastinaken fein reiben und mit Apfelessig und Schnittlauch abschmecken.
- **Schwarzwurzelsalat:** Schwarzwurzeln unter fließendem Wasser schälen, anschließend reiben und mit Leinöl sowie Apfelessig oder frischem Zitronensaft vermischen.
- **Rettichsalat:** Rettich reiben; aus Apfelessig, Sauerkrautsaft, Petersilie und Steinsalz ein Dressing mischen und darübergeben.

GRÜNE MIXGETRÄNKE (SMOOTHIES)

Aus Wildpflanzen (auch Gras), Gemüse, Salaten, Gartenkräutern und Wasser als Grundlage lassen sich feine, grüne Pflanzenbreie herstellen. Diese eignen sich als gesunder Drink zu jeder Mahlzeit, aber auch als Grundlage für Salatsaucen und sogar für Süßes. In einer Glasflasche hält sich die Mixtur im Kühlschrank bis zu zwei Tage. Sie kann sogar handwarm erwärmt werden (etwa 40 °C); die Drinks gelten trotzdem als Rohkost.
Für die Herstellung der Smoothies empfiehlt es sich, einen leistungsstarken Standmixer anzuschaffen (1–2 Liter Fassungsvermögen, mindestens 1000 W sowie 30.000 Umdrehungen/Minute). Durch das Mixen werden die lebensaktiven Wirkstoffe feinst aufgeschlossen und der Organismus kann sie noch besser aufnehmen.
Für herzhafte Drinks und Salatsaucen können Sie die Smoothies zum Beispiel mit Knoblauch, Avocado, Kokosflocken, Leinöl, Salat- oder Pizzagewürz verfeinern. Wenn Sie Lust auf Süßes haben, mischen Sie Wurzelgemüse (Möhren oder Rote Beten), Steviasirup oder Xylitpulver, Lebkuchengewürz, Zimt, Vanille, Erdmandelflocken, Carob- oder Kakaopulver unter den Drink. Falls keine Verdauungsbeschwerden bestehen, dürfen Sie zum Süßen auch Beeren, Bananen und andere Früchte dazumixen. **Tipp:** Falls keine Wildpflanzen verfügbar sind, verwenden Sie Gemüse und Salat, wie Brokkoli, Grünkohl, Blattsalate, Liebstöckel oder Petersilie als Grundlage.

GESUNDE SÜSSE SNACKS

Viele Gesundheitsbewusste, Vegetarier und Rohköstler machen den Fehler, hauptsächlich Trockenfrüchte (Datteln, Feigen, Rosinen, Aprikosen, Bananen), süßes Obst und Nüsse (wie Cashewkerne und Mandeln) oder Produkte daraus zu naschen (Energiekugeln, Riegel). Dabei können auch diese aufgrund des hohen Fruktoseanteils Blähungen, Verdauungsbeschwerden, vermehrtes

INFO

Fett

Um die fettlöslichen Vitamine A, D, E und K verwerten zu können, benötigt der Organismus Fett. Wer ausreichend grüne Blätter, vor allem als Wildpflanzen, zu sich nimmt, kann auf zusätzliche Fette oder Öle im Prinzip verzichten. Denn die Lebensmittel enthalten selbst ausreichende Mengen an lebenswichtigen ungesättigten Fettsäuren. Weitere natürliche Quellen dafür sind Samen und Nüsse, von denen Sie allerdings wegen der schlechten Verdaulichkeit nicht zu viel essen sollten. Wählen Sie ansonsten ausschließlich native, kaltgepresste Pflanzenöle, die Sie luftdicht und lichtgeschützt im Kühlschrank aufbewahren und nur kalt und bald verwenden dürfen (nicht erhitzen!). Besonders günstig sind Öle, die einen Überschuss an Omega-3-Fettsäuren aufweisen, wie Leinöl, Perillaöl und Leindotteröl. Auch Hanföl kann in kleinen Mengen beigemischt werden. Es enthält im Gegensatz zu anderen Ölen relativ viel gamma-Linolensäure (3 Prozent), die sich günstig auf den Stoffwechsel auswirkt und entzündungshemmend wirkt.

Frieren und Zahnschäden verursachen. Günstiger ist es daher, auf kohlenhydratarme Süßigkeiten zurückzugreifen, etwa auf:

- **Beeren-Eis:** Mischen Sie tiefgekühlte Beeren mit verdünntem Mandelmus oder Mandelmilch, süßen Sie mit Steviasirup oder Xylit und geben Sie nach Geschmack etwas Zimt zu. Im Mixer zerstoßen und sofort genießen.
- **Selbst gemachte Schokohappen:** 4–8 Esslöffel Leinsamen fein mahlen und mit Xylit- oder Glycinpulver und rohem entölten Kakaopulver (aus dem Bioladen) vermischen. Nach Geschmack gemahlene Hanfnüsse, Zimt, Lebkuchengewürz oder Vanillemark zugeben. In einem Topf 4–6 Esslöffel rohes Kokosmus und 4 Esslöffel natives Kokosöl schmelzen lassen. Leinsamen-Kakao-Mischung zugeben und zu »Streuseln« rühren. Eventuell mit Stevia nachsüßen. Abkühlen lassen. Hält im Kühlschrank etwa fünf Tage, im Eisfach Monate.
- **Nussnugatcreme:** 4–8 Essöffel Kokosfett leicht erwärmen, bis es flüssig ist. 4–6 Esslöffel fein gemahlene Haselnüsse, ½ Teelöffel echte Vanille, ¼ Teelöffel Xylit, 1 Teelöffel L-Glycin oder Steviasirup sowie 2 Esslöffel Bio-Lezitin untermischen. Hält im Kühlschrank fünf bis acht Tage.
- **Süße Rohkostcracker:** Leinsamen einweichen und mit Möhre, Fenchel und Gurke durch den Fleischwolf drehen. Lebkuchengewürz, Vanille, Kokosraspel oder Zimt sowie Xylit oder Steviasirup zugeben. Masse dünn auf ein Backblech streichen und bei 40–50 °C im Ofen trocknen.
- **Milchersatz:** Eingeweichte und geschälte Mandeln oder Nüsse fein reiben und mit etwas warmem Wasser vermischen. Dann etwa die vierfache Menge an Wasser zugeben und verrühren. Alternativ können Sie auch fertiges Nussmus aus ungerösteten Nüssen (gibt's im Bioladen oder Reformhaus) mit etwa der 4- bis 8-fachen Menge Wasser verrühren. Die Nussmilch eignet sich als Getränk und als Grundlage für Saucen, Dips oder Süßigkeiten (Pudding).

DAS DÜRFEN SIE TRINKEN

Je höher der Frischkostanteil und je geringer der Salzanteil an der Nahrung ist, desto geringer sind auch der Drang und die Notwendigkeit zu trinken. Denn die Frischkost führt dem Körper viel hochwertiges Zellwasser zu. Trinken Sie dennoch, sobald sich Durst bemerkbar macht.

- Als Getränke eignen sich kohlensäurearmes Wasser, Kräutertees und frische Kräutersäfte. Das Wasser sollte gereinigt und am besten ionisiert als Basenwasser (pH Wert 8–10) vorliegen.
- Verzichten Sie generell auf Softdrinks sowie andere gezuckerte Getränke.
- Fertige, also handelsübliche Obst- und Gemüsesäfte können wegen des Zuckergehalts und der Herstellung die Verträglichkeit der übrigen Nahrung behindern. Zudem enthalten sie manchmal Methanol, einen giftigen Alkohol. Dieser ist zwar auch in ganzen Früchten vorhanden, wird dort aber an den Ballaststoff Pektin gebunden, sodass es der Körper nicht gut aufnehmen kann.
- Trinken Sie in der Umstellungsphase keinen Alkohol. Er unterdrückt die Bildung des Wachstumshormons und entwässert.
- Kaffee und Schwarztee sind tabu. Ersterer enthält suchterzeugende Röststoffe, die Heißhungerattacken auslösen können. Schwarztee enthält anregendes Theophyllin, das Kreislaufprobleme auslösen kann. Zudem enthalten Schwarztee und Kaffee Tannine, welche die Aufnahme von Vitamin B_1 behindern können. Besser Finger weg heißt es auch bei koffeinfreiem Kaffee, weil dieser noch mehr schädliche Röstprodukte (Acrylamid) enthält als normaler Kaffee. Koffein selbst ist nicht schädlich. Auch auf Getreidekaffee sollten Sie wegen der Röstprodukte verzichten.
- Milch ist kein Getränk, sondern ein Nahrungsmittel für Säuglinge (siehe Seite 22). Sie erzielen die besten Heilerfolge, wenn Sie ganz darauf verzichten. Wollen Sie Milch trinken, empfiehlt sich unbehandelte Vorzugsmilch.

Lebensmittel, auf die Sie verzichten sollten

Die Lebensmittel und Zubereitungsmethoden auf dieser Seite sollten Sie weitgehend (am besten ganz) von Ihrem Speiseplan streichen, um Ihren Körper nicht unnötig zu belasten. Verzichten Sie außerdem auf die Zubereitung im Mikrowellenofen, Teflon- und Alukochgeschirr sowie in Alufolie erhitzte Speisen.

- **Zucker in jeglicher Form** (beispielsweise brauner und weißer Zucker, Fruchtzucker, Milchzucker, Traubenzucker, Malzzucker, Ahornsirup, Zuckerrübensirup, Agavendicksaft, Apfeldicksaft, Melasse, Malzsirup, Sucrose, Maltodextrin, Malz, Glukosesirup, Reissirup und Vollrohzucker)
- **Auszugsmehle** und Produkte daraus, wie Weißbrot, Graubrot, Brötchen, Nudeln, Pizza, Grießbrei, Kuchen, Kekse und Zwieback
- **Geschälter Reis** und Produkte daraus
- **Geröstete, ranzige und überlagerte Nüsse** und **Samen** (auch Leinsamen, Sesam oder Sonnenblumenkerne auf Vollkornbrot)
- **Erhitzte, raffinierte Pflanzenöle**; dasselbe gilt für viele pflanzliche Aufstriche, Fischkonserven, eingelegte Oliven, Kekse und Gebäck, weil sie oft erhitzte Pflanzenöle enthalten.
- **Sojaprodukte**; Ausnahme: fermentiertes Soja, wie Tempeh, Natto und Miso
- Lebensmittel und Getränke mit künstlichen Lebensmittelstoffen, wie **Farbstoffe, Konservierungsstoffe, Süßstoffe** (insbesondere Aspartam und Sucralose) und Glutamat
- **Geräucherte Nahrungsmittel**; sie enthalten Rauch- und Teerstoffe
- **Schweinefleisch** und Produkte daraus (dieses Fleisch wird erfahrungsgemäß besonders schlecht vertragen)
- Mit **Pökelsalz** behandelte Fleisch- und Wurstwaren (Achtung: Nitrosaminbelastung)
- **Fleisch aus konventioneller Haltung**
- **Milch und Milchprodukte** aus konventioneller Haltung; **homogenisierte Milch**
- **Zuchtfisch** aus konventioneller Haltung; generell keine Raubfische (zu hohe Schadstoffbelastung), keine Fische aus dem pazifischen Ozean (speichern radioaktive Teilchen aus der Reaktorkatastrophe in Fukushima/Japan vom 11.3.2011) und keine Fische, Muscheln und Schalentiere aus küstennahen Gewässern (mehr Giftstoffe als in der Hochsee)
- Gekaufte **Limonaden, Fruchtsäfte, Sport- und Diätgetränke**
- **Genetisch manipulierte Nahrungsmittel** (GMO) und Produkte daraus
- **Radioaktiv bestrahlte Nahrungsmittel** (Gewürze, Fertigprodukte). Im Bioanabau ist radioaktive Bestrahlung verboten.
- Getränke sowie Öl und Essig aus **Plastikflaschen** enthalten Plastikweichmacher, wie zum Beispiel schädliches Bisphenyl A.

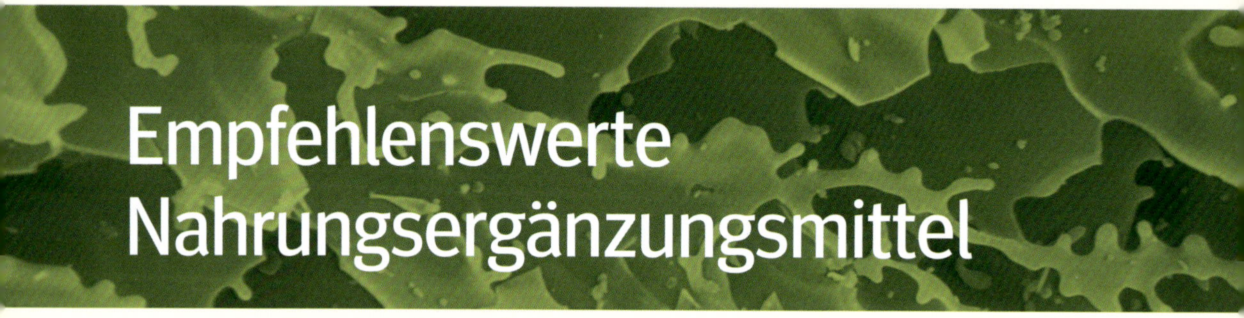

Empfehlenswerte Nahrungsergänzungsmittel

*Mangelt es dem Körper an **Vitalstoffen**, kann er seinen **Aufgaben nicht gerecht** werden und wird mit der Zeit sogar krank. Dann helfen **Vitaminpräparate und Co.**, die Depots wieder aufzufüllen.*

IN DEN MODERNEN Industrienationen werden etwa 70 Prozent aller Gesundheitsausgaben allein dadurch verursacht, dass sich die Bevölkerung falsch ernährt. Einen nicht unerheblichen Anteil hat dabei der Mangel oder die schleichende Unterversorgung an Vitalstoffen. Als Vitalstoffe bezeichnet man alle Wirkstoffe, die im Körper für den Stoffwechsel, das Wachstum und die Energieerzeugung benötigt werden, im Gegensatz zu Nährstoffen selbst aber keinen Energiewert besitzen. Dazu zählen neben Vitaminen, Mineralstoffen und Spurenelementen auch essenzielle Fettsäuren, Vitaminoide (Coenzym Q10, Liponsäure, Carnitin, Taurin), Enzyme, Ballaststoffe, Farbstoffe, Duftstoffe und sekundäre Pflanzenstoffe (etwa Polyphenole und Bioflavonoide).
Ohne Vitalstoffe kann der Körper zwar zunächst überleben, er befindet sich jedoch in einem Zustand der »Halbgesundheit« (Mesotropie). Dauern die Vitalstoffmängel längere Zeit an, können sie durchaus tödlich sein, wie zum Beispiel bei Skorbut (Vitamin C-Mangel), Beri-Beri (Vitamin-B_1-Mangel), Pellagra (Vitamin-B_3-Mangel), perniziöser Anämie und funikulärer Myolinolyse (beide Vitamin-B_{12}-Mangel). Von den absoluten Vitalstoffmängeln sind die relativen Vitalstoffunterversorgungen abzugrenzen. Sie führen meist erst nach Jahren und Jahrzehnten zu Krankheiten und Schäden an den Organen.
Das Problem der Unterversorgung wird noch verstärkt, weil der Körper heute einer viel größeren Gift- und Strahlenbelastung ausgesetzt ist als früher; dadurch steigt auch der Vitalstoffverbrauch. Viele Medikamente, die ein Großteil der Bevölkerung einnehmen muss, wie Magensäureblocker, Schmerzmittel, Blutfettsenker, Entwässerungsmittel, Psychopharmaka, Immunsuppressiva, Blutdrucksenker, Blutverdünner, Antibiotika, Antiepileptika, Antidiabetika, Abführmittel und Chemotherapeutika behindern ebenfalls die Aufnahme von Vitalstoffen oder begünstigen deren vermehrte Ausscheidung.

WER BRAUCHT NAHRUNGSERGÄNZUNGSMITTEL?

Mit der neuen wirkstoffreichen Ernährungsform, die Sie auf Seite 98 ff. kennengelernt haben, versorgen Sie Ihren Körper in ausreichendem Maße mit allen bekannten Vitalstoffen – und noch viel mehr bisher unbekannten –, die er für ein langes und gesundes Leben braucht. Wenn Sie sich konsequent an die Empfehlungen halten, brauchen Sie daher keine zusätzlichen Nahrungsergänzungsmittel einnehmen. Wenn Sie sehr krank sind, in der Übergangsphase oder wenn Sie nicht genug Frischkost und Wildpflanzen essen, kann die Gabe hochwertiger Vitalstoffpräparate jedoch nachweislich sehr positive Wirkungen erbringen. Auch bei »aggressiven« Entgiftungskuren mit hochwirksamen Entgiftungsmitteln (siehe Seite 128) ist die zusätzliche Zufuhr von Vitalstoffen sehr wichtig. Denn in dieser Entgiftungsphase werden nicht nur unerwünschte Gifte aus dem Körper ausgeleitet, sondern auch lebenswichtige Stoffe – und das in weitaus größerem Rahmen, als Sie ihm durch eine natürliche Ernährung zuführen können. Daher ist eine zusätzliche Gabe unverzichtbar. So leitet zum Beispiel das Schwermetallentgiftungsmittel DMPS zwar äußerst effektiv Quecksilber, Arsen, Blei, Kadmium und Nickel aus. Zugleich aber verliert der Körper auch viel lebenswichtiges Zink. Dies kann zu einem Zinkmangel führen, der wiederum Wundheilungsstörungen, vermehrte Infektanfälligkeit, Haarausfall, Allergien, Schlafstörungen, Unfruchtbarkeit und Depressionen nach sich ziehen kann. DMPS reduziert auch den Körperbestand an Kupfer, Mangan, Chrom und Molybdän, die daher ebenfalls substituiert werden sollten.

INFO

Was ist Orthomolekulare Medizin?

Orthomolekulare Medizin (»Ortho« bedeutet »richtig«, »Molekular« »kleinste Bausteine«) ist die wissenschaftsbasierte Therapie mit hochdosierten Nahrungsergänzungen. Sie wurde erstmals 1968 vom zweimaligen Nobelpreisträger Linus Carl Pauling (1901–1994) in der Zeitschrift »Science« formuliert; ihre Erfolge wurden in unzähligen Studien bestätigt. Die orthomolekulare Medizin setzt zur Behandlung nicht körperfremde Arzneimittel ein, sondern lebenswichtige Mikronährstoffe, wie Vitamine, Mineralstoffe, Spurenelemente, essenzielle Fett- und Aminosäuren. Um die Gesundheit und Leistungsfähigkeit zu erhalten, müssen diese Wirkstoffe dem Körper regelmäßig und in ausreichenden Mengen zugeführt werden. Nur auf diese Weise lässt sich das biochemische Ungleichgewicht im Körper ausgleichen, um Krankheiten zu heilen oder von vornherein zu verhindern.

Mit Ausnahme der Vitamine A, D und K werden Vitamine und Antioxidanzien in der orthomolekularen Medizin normalerweise hoch dosiert – manchmal weit über jene Empfehlungen hinaus, die Ernährungswissenschaftler und Mediziner sonst geben. Im Gegensatz dazu lässt sich bei Mineralstoffen und Spurenelementen auch durch hohe Dosierungen kein zusätzlicher positiver Effekt erzielen. Im Gegenteil: Zu hohe Dosen können wie bei Eisen oder Selen sogar giftig sein. Dies wird in der orthomolekularen Medizin jedoch berücksichtigt.

GRUNDLAGEN DER NÄHRSTOFFTHERAPIE

Eins vorweg: Kein künstliches Präparat vermag eine falsche Ernährung vollkommen auszugleichen. Schließlich finden sich in gesunden, frischen Lebensmitteln Vitamine und Spurenelemente immer in einem ganz bestimmten Mengenverhältnis – von den sekundären Pflanzenstoffen sowie bisher unerforschten Wirkstoffen einmal ganz zu schweigen. Es gibt zum Beispiel kein natürliches Lebensmittel, das nur Vitamin C enthält. Und das ist auch sinnvoll. Denn Vitalstoffe verstärken ihre Wirkung gegenseitig oder benötigen sich, um ihre Wirkung voll entfalten zu können. So wird beispielsweise Vitamin E, wird es dem Körper allein zugeführt, bald verbraucht oder wirkt sogar schädlich, weil es durch Oxidation selbst zum freien Radikal werden kann. Nur wenn auch genug Vitamin C vorhanden ist, kann das im Körper verbrauchte Vitamin E im Zellplasma wieder zu seiner wirksamen Form umgewandelt werden und die Zellen schützen. Idealerweise ist auch noch Vitamin A anwesend, denn dann funktioniert das Zusammenspiel noch besser. Ohne Zink wiederum kann Vitamin A nicht richtig greifen … Die Kette ließe sich unendlich fortführen.

Auch lebenswichtige Fett- und Aminosäuren bleiben ungenutzt, wenn das Vitalstoffgleichgewicht aus den Fugen gerät. So bleibt zum Beispiel pflanzliche Omega-3-Fettsäure (alpha-Linolensäure) unwirksam, wenn kein Magnesium, Zink, Vitamin C, Vitamin B_3, Vitamin B_6 vorhanden ist. Denn nur mit ihrer Hilfe kann der Körper alpha-Linolensäure in die für ihn verwertbaren Omega-3-Fettsäuren EPA (Eicosapentaensäure) und DHA (Docosahexaensäure) umwandeln. Ein anderes Beispiel: Die ausgesprochen starke antidepressive, gehirnaufbauende und leberheilende Wirkung der Aminosäure SAM (s-Adenyl-Methionin) verpufft wirkungslos, wenn nicht gleichzeitig Folsäure, Vitamin B_6, B_{12} und Vitamin C anwesend sind.

Natürliche Lebensmittel enthalten die Wirkstoffe ursprünglich in ausreichenden Mengen und im richtigen Verhältnis. Doch die moderne Zivilisationskost ist immer ärmer daran (unter anderem aufgrund von Monokulturen, ausgelaugten Böden und langen Lagerzeiten). Hinzu kommt, dass wir im Vergleich zu unseren Ur-Urahnen zahlreichen vitalstoffzehrenden Giftstoffen ausgesetzt sind, die eine Ergänzung der Nahrung mit orthomolekularen Nahrungsergänzungsmitteln oft sinnvoll machen. Auch im Krankheitsfall lassen sich mit diesen schnellere Heilerfolge erzielen als mit einer bloßen Ernährungstherapie.

INFO

Gesunde Zusatzstoffe

Manche Präparate enthalten die Pflanzenhilfsstoffe Quercetin und Rutin (verstärkt die Vitamin-C-Wirkung), Curcumin (stark entzündungshemmend), Resveratrol und OPC (verstärkt Vitamin-C-Wirkungen und wirkt als Alterungssschutz). Bei Verdauungsschwäche können solche Mittel hilfreich sein, die zusätzlich Verdauungsenzyme enthalten (auch pflanzlicher Herkunft, wie Zellulasen, Bromelain und Papain). Ein hoher Anteil an pflanzlichen Wirkstoffen, etwa Heilpilze, Kräuter, Meeresalgen, ß-Glucane oder Süßwasseralgen wirken unterstützend auf die Körperfunktionen und Heilvorgänge.

WAS IST MIT NEBENWIRKUNGEN?

Nahrungsergänzungsmittel sind in der Verhütung und Behandlung von Krankheiten hochwirksam. Doch in der EU sind seit 1.7.2010 genau solche

hochdosierten Präparate verboten. Man kann sie nur noch mit Arztrezept in der Apotheke erwerben. Dazu kommt, dass die Krankenkassen die Kosten einer Behandlung mit Nahrungsergänzungsmitteln meist nicht übernehmen.
Das Hauptargument der Nahrungsergänzungsmittelgegner lautet: Die Präparate gefährden die Gesundheit. So wird beispielsweise Vitamin E als schädlich eingestuft, weil bei entsprechenden Versuchen nur eine von acht Vitamin-E-Formen verwendet wurde: alpha-Tocopherol. Dadurch entsteht automatisch ein relativer Mangel an den anderen sieben Vitamin-E-Arten (beta-Tocopherol, delta-Tocopherol, gamma-Tocopherol, alpha-Tocotrienol, beta-Tocotrienol, Delta-Tocotrienol und gamma-Tocotrienol), die sich in anderen Studien allesamt als wichtig erwiesen haben. Sie werden beispielsweise wirksam zur Behandlung von Arterienverstopfung, Krebs, Alzheimer, Augen- und Herzschäden eingesetzt. In Studien über vollwertige Vitamin-E-Präparate konnten daher höchst erfreuliche Resultate erzielt werden. Trotzdem enthalten praktisch alle bei uns verfügbaren Vitamin-E-Präparate ausschließlich alpha-Tocopherol. Fakt ist: Die US-Arzneimittelbehörde registriert seit über 20 Jahren auch Nebenwirkungen durch Vitaminpillen. Trotz intensiver Suche wurde nur bei zehn Todesfällen ein Zusammenhang mit der Einnahme von Vitaminpillen entdeckt. Laut Angaben der gleichen Behörde stehen dem pro Jahr 108.000 Todesfälle durch chemische Medikamente gegenüber.

SINNVOLLE PRÄPARATE

Zur Grundversorgung sind nur solche Präparate sinnvoll, die verschiedene Wirkstoffe kombinieren. Es gibt Basispräparate, die wie bei einer Kur

TIPP

Daran erkennen Sie hochwertige Präparate

Es gibt eine Vielzahl Nahrungsergänzungen, die sich preislich stark voneinander unterscheiden. Doch der Preis sagt noch lange nichts über die Qualität eines Mittels aus. Im Gegenteil: Die meisten Nahrungsergänzungen aus dem Kaufhaus oder Supermarkt sind zu teuer oder enthalten zu wenig Inhaltsstoffe. Achten Sie auch auf gesundheitsschädliche Begleitstoffe: Das Präparat sollte beispielsweise kein Titandioxid (E171), Aspartam, Sucralose oder Zuckerarten, wie Sorbit oder Fruktose, enthalten. Sorbit ruft meist Darmprobleme hervor und lässt bei Menschen mit Fruktoseunverträglichkeit die Beschwerden steigen. Magnesiumstearat kann ungünstig wirken, weil es aufgrund seiner talgähnlichen Substanz (Gleitmittel) die Aufnahme der Wirkstoffe unterbinden kann. Zuweilen als »Nanopartikel« enthaltenes Siliziumdioxid kann sich im Körper ablagern und zu Entzündungsreaktionen führen. Einige Mittel, die ihre Wirkstoffe zeitverzögert freisetzen (manchmal erkennbar am Zusatz »retard«) enthalten Phtalate. Die giftigen Kunststoffweichmacher stehen unter anderm im Verdacht, krebserregend zu sein. Manche Präparate enthalten Sonnenblumen- oder Sojaöl, die herstellungsbedingt meist schädliche Transfettsäuren enthalten.
Bei guten Präparaten sind die Wirkstoffe ausreichend hoch dosiert (siehe Seite 126 f.). Sie enthalten zudem wenig bis keine Begleitstoffe.

über Wochen und Monate regelmäßig eingenommen werden können und genau diejenigen Vitalstoffe enthalten, an denen es dem Großteil der Bevölkerung mangelt (siehe Liste Seite 127). Darüber hinaus lässt sich anhand gezielter Laboranalysen (siehe Seite 78 ff.) genau ermitteln, welche Vitalstoffe fehlen, um daraufhin das richtige Präparat zu wählen.

VITAMINE

Die Vitamine A, D, E und K wirken als Antioxidanzien und sind für den Knochenaufbau, das Sehen, für Herz und Gehirn unabdingbar. Damit der Körper sie nutzen kann, braucht er jedoch ein gewisses Maß Fett in der Nahrung. Die wasserlöslichen Vitamine B und C kann unser Organismus nicht lange speichern. Daher ist es besonders wichtig, auf eine regelmäßige Versorgung mit diesen Vitalstoffen zu achten.

- **Vitamin A** erhöht die Schleimhautimmunität und die Abwehrkraft gegenüber viralen Infektionen. In Kombination mit Vitamin E und C und Zink ist es noch effektiver. Es wird auch für den Sehvorgang benötigt. **Empfohlene Tagesdosis:** 1500–5000 IE (3000 IE entsprechen 1 mg).
- **ß-Carotin,** die biologische Vorstufe des Vitamin A, ist ein starkes Antioxidans, das als Farbstoff vor allem in grünen, gelben und roten Pflanzen sowie in Algen vorkommt. Es kann im Körper zu Vitamin A umgewandelt werden; eine Überdosierung ist, im Gegensatz zu Vitamin A, nicht möglich. **Empfohlene Tagesdosis:** 5–20 mg.
- **Vitamin B_1** (Thiamin) wird in der Schulmedizin bei Nervenerkrankungen, Nervenkompressionssyndromen und Alkoholsucht eingesetzt. Es steigert die Gehirnleistung sowie die Bildung von Nervenbotenstoffen und verhindert das »Verbacken« von Zucker mit Körperproteinen. Es ist zudem bei der Bildung der »Glückshormone« Serotonin und Adrenalin beteiligt. Ein Mangel macht reizbar, müde, fördert Herzkrankheiten, Schlaflosigkeit und Lähmungen. Vitamin B_1 kann zudem Schwermetalle ausleiten. **Empfohlene Tagesdosis:** 10–100 mg; bei Nervenkrankheiten empfehlen sich Allithiamine, die fettlöslich sind und länger im Körper verbleiben. Allithiamine entstehen spontan, wenn Knoblauch oder Bärlauch mit Vitamin B_1 in Kontakt kommt. Man kann sie aber auch als Benfothiamin in der Apotheke kaufen. **Wichtig:** Vitamin B_1 hat von allen B-Vitaminen die kürzeste Speicherzeit. Schon nach einigen Tagen sind die Vorräte verbraucht. Wenn Sie viele Kohlenhydrate essen, verbraucht der Körper seine Vorräte noch schneller, sodass sehr rasch ein Mangel entsteht.
- **Vitamin B_2** (Riboflavin) regeneriert verbrauchtes Glutathion (Glutathionreduktase), baut Histamin ab und schützt vor freien Radikalen. Ohne Vitamin B_2 kann der Körper nur schlecht Energie erzeugen oder Fett abbauen. **Empfohlene Tagesdosis:** 10–100 mg.
- **Vitamin B_3** (Niacin/Niacinamid) gilt als reinstes Wundervitamin. Es stärkt das Immunsystem

WICHTIG

Vitamin B_3 verursacht heftige Reaktionen der Haut

Die Haut reagiert auf die Einnahme von Vitamin B_3 zunächst mit starken Rötungen und Brennen (Flush). Weil sich die Wärmereaktion mit der Zeit verliert, sollten Sie das Vitamin erst niedrig dosieren und die Dosis dann langsam erhöhen. Bei Niacinamid, einer anderen Form von Vitamin B_3, bleibt die Hautreaktion in der Regel aus. Dieses Mittel können Sie daher von Anfang an höher dosieren.

und verlängert die Lebensdauer, indem es unter anderem das Langlebigkeitsgen Sirtuin 1 aktiviert und das gute HDL-Cholesterin erhöht. Weil Vitamin B_3 aber auch den Homocystein-Wert ansteigen lässt (siehe Seite 86 f.), sollten Sie es immer mit Folsäure, Vitamin B_6 und Vitamin B_{12} einnehmen; sie sind die natürlichen Gegenspieler des Homocysteins. **Empfohlene Tagesdosis:** 20–3000 mg.

- **Vitamin B_5** (Panthothensäure) ist an der Bildung des »Lebensaktivators« Coenzym Q10, des entgiftenden Taurin sowie des lebenswichtigen Lecithin beteiligt. Es verhilft zu einer gesunden Darm- und Hautfunktion und lässt Blutfette sinken. **Empfohlene Tagesdosis:** 50–1000 mg.
- **Vitamin B_6** (aktive Form: Pyridoxal-5-Phosphat) ist wichtig für Nerven, Haut und Muskelaufbau. Es ist am Histaminabbau beteiligt und kann schädliches Homocystein abbauen und zu Glutathion umwandeln. Ohne Vitamin B_6 kann der entspannende Nervenbotenstoff GABA ebenso wenig gebildet werden wie die glücklich machenden Botenstoffe Dopamin und Serotonin. **Empfohlene Tagesdosis:** 10–100 mg.
- **Vitamin B_{12}** (aktive Form: Methyl-Cobalamin) baut schädliches Homocystein ab und ist am Aufbau von vielen Hormonen beteiligt. Zusammen mit Vitamin B_6 und Folsäure senkt es das Risiko, an Alzheimer, Herzinfarkt, Schlaganfall, Unfruchtbarkeit, Osteoporose und Depressionen zu erkranken. Ohne Vitamin B_{12} können sich unsere Zellen nicht teilen, da es zur Produktion von Erbsubstanz benötigt wird. Das Vitamin ist außerdem wichtig für die Nervenregeneration und Blutbildung; chronisch müde Menschen haben fast immer auch einen Vitamin-B_{12}-Mangel. Weil Vitamin B_{12} das größte Vitamin ist und zudem fein abgestimmte Voraussetzungen im Verdauungssystem vorhanden sein müssen, wird es nur schlecht aufgenommen. Um die Resorption zu erleichtern, sollte es einzeln und hochdosiert eingenommen oder, noch besser, in die Haut oder den Muskel gespritzt werden. **Empfohlene Tagesdosis:** 100–1000 µg.
- **Folsäure** (aktive Formen: Folinsäure und Methyl-Tetra-Hydro-Folsäure) gilt wie Vitamin C als der Alleskönner unter den Vitaminen. Sie ist an der Blutbildung, am Zellwachstum, am Homocysteinabbau, an der Bildung von Melatonin, Serotonin, Dopamin, GABA und Noradrenalin beteiligt. Zudem ließen sich durch Folsäuregabe Tausende von Fehlgeburten und Neuralrohrdefekten vermeiden. **Empfohlene Tagesdosis:** 400–1000 µg. Bei einer Mutation des MTHFR-Gens sollte die aktivierte Form Methyl-Tetra-Hydro-Folsäure (MTHF) eingenommen werden.
- **Biotin** ist für den Eiweißaufbau unabdingbar. Es ist außerdem wichtig bei der Blutzuckerneubildung, erhöht die Immunleistung und verbessert Haut, Haar und Nägel. Ohne Biotin kann Vitamin B_{12} nicht wirken. **Empfohlene Tagesdosis:** 0,5–10 mg.

WICHTIG

Vitamin B_{12}

In der Nahrung und in den meisten Präparaten kommen nur die Vitamin-B_{12}-Vorstufen Cyanocobalamin und Hydroxycobalamin vor. Sie werden nach Aufnahme im Körper im Optimalfall unter Verbrauch von Glutathion und der Antidepressionsaminosäure SAM zu der wirksamen Form, Methyl-Cobalamin, umgewandelt. Weil dieser zusätzliche Verbrauch von wichtigem GSH und SAM insbesonders bei Vergifteten zu einer Verschlechterung der Beschwerden führen kann, sollte man zu Vitamin B_{12} immer auch Methyl-Cobalamin (Tropfen) geben.

- **Cholin**, ein Bestandteil des Bio-Lezithins, ist wichtig zur Bildung des Nervenüberträgerstoffes Acetylcholin und somit unter anderem für das Lernen und die Muskelaktivität. Es zeigt gute Wirkung bei allen Nervenerkrankungen und bei Übergewicht. Denn Cholin baut Fett aus der Leber und den Blutgefäßen ab. **Empfohlene Tagesdosis:** 10–200 mg.
- **Inositol** wirkt ähnlich wie Cholin und ist wie dieses Bestandteil von Bio-Lezithin. **Empfohlene Tagesdosis:**10–100 mg.
- **Pangamsäure** (Vitamin B_{15}) reduziert erhöhtes Homocystein und soll krebshemmende Wirkung haben. **Empfohlene Tagesdosis:** 1000 mg.
- **Laetril** (Vitamin B_{17}) soll selektiv Krebszellen abtöten. **Empfohlene Tagesdosis:** 50–4000 mg; allerdings sind entsprechende Präparate in der EU verboten. Es kommt aber natürlicherweise in Leinsamen, Rotkohl, Mandeln, Äpfeln, Kirschen und Aprikosenkernen vor.
- **Vitamin C:** Stärkt das Immunsystem und ist unabdingbar zur Herstellung von Bindegewebe (Kollagen) sowie der Knochensubstanz. Es ist notwendig für die Elastizität der Blutgefäße und für die Durchblutung, außerdem verhütet es die Bildung krebsauslösender Nitrosamine im Magen (aus überdüngter Nahrung und nitrathaltigen Speisen, wie Wurst, Speck oder nitrathaltigem Wasser). Aus diesem Grund hat sich das Vitamin insbesondere bei Durchblutungsstörungen und Autoimmunerkrankungen bewährt. Weil Vitamin C zudem für den Histaminabbau wichtig ist, kann es auch helfen, Allergien zu verbessern. Nicht zuletzt hilft Vitamin C Schwermetalle (außer Quecksilber) zu entgiften. **Empfohlene Tagesdosis:** 600–1500 mg (höhere Dosierungen müssen in mehrere Tagesgaben aufgeteilt werden, da der Körper sonst mit Durchfall reagiert). Hochdosiertes Vitamin C (7–100 g) zerstört selektiv Krebszellen. Allerdings können so hohe Dosen nur intravenös verabreicht werden. Vorsicht: Bei Patienten mit Schwefelmangel (Methionin, Cystein, Glutathion, Taurin), der sich anhand eines Globaltests im Blut ermitteln lässt, kann Vitamin C prooxidativ, also schädlich wirken. Deshalb sollte es in diesem Fall mit Acetylcystein, das als Pulver oder Brausetablette in der Apotheke frei erhältlich ist, kombiniert werden (200–3000 mg).
- **Vitamin D** ist das einzige Vitamin, das der Körper unter UV-B-Strahlung selbst bilden kann. Ein Mangel begünstigt eine Vielzahl von Krankheiten: Fehlende Kalkeinlagerung in den Knochen bei Kindern (Rachitis) oder Erwachsenen (Osteomalazie), Osteoporose, Autoimmunerkrankungen (wie Polyarthritis, Multiple Sklerose), Müdigkeit, Muskelschwäche, Schmerzen, Abwehrschwäche, mangelnde Entgiftungsfähigkeit, Krebs, Tuberkulose, Übergewicht, Diabetes, Depressionen, Schizophrenie, Asthma, Arthritis, Bluthochdruck, Hypercholesterinämie, Herzmuskelschwäche, Herzinfarkt, Arteriosklerose, Alzheimer, Schlaganfall und Parkinson, um nur einige zu nennen. **Empfohlene Tagesdosis:** 15–500 µg (800– 40.000 IE); hohe Dosis nur bei schweren Krankheiten, wie Krebs, Rheuma und nur initial, um einen Vitamin-D-Mangel schnell zu beheben.

INFO

Vitamin D

Das in der Haut gebildete Vitamin D ist sehr viel gesünder als das mit der Nahrung aufgenommene. Hinzu kommt, dass bei entzündlichen Veränderungen im Darm oral verabreichtes Vitamin D nicht in die Blutbahn gelangen kann. Ein weiterer Vorteil: UV-B-Strahlung kann keine Vitamin-D-Vergiftung auslösen.

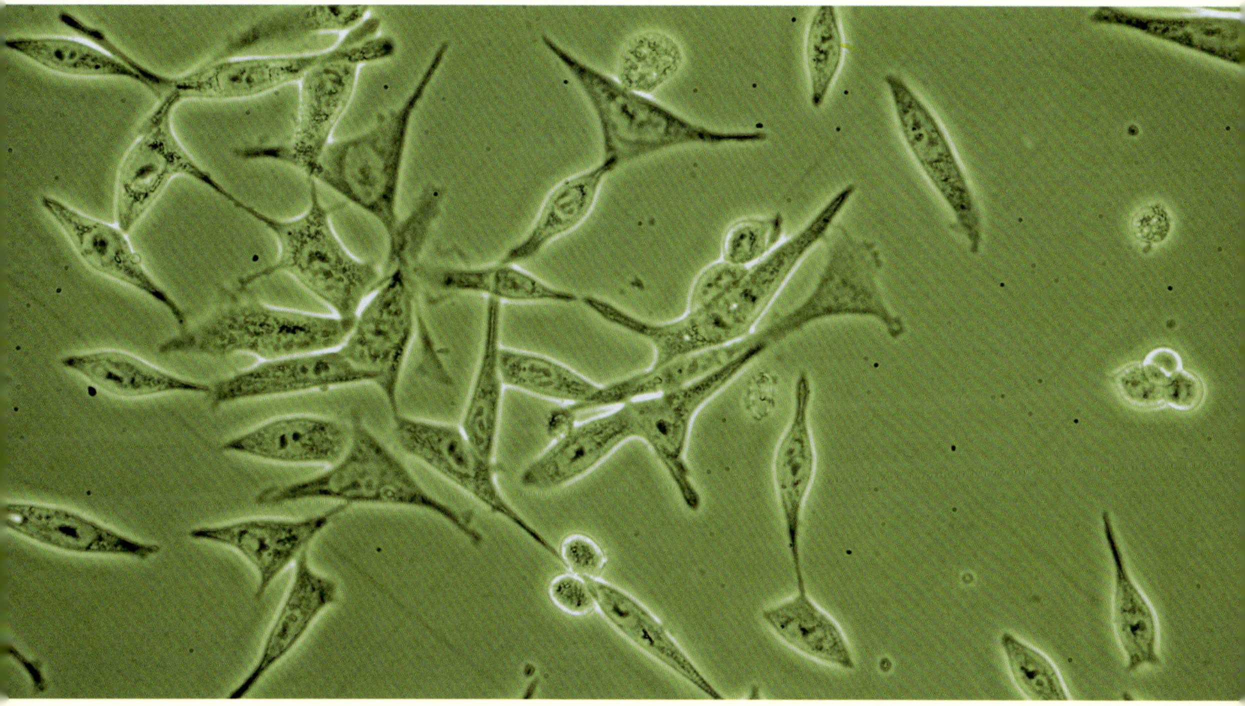

- **Vitamin E:** Starkes Antioxidans, das im Gegensatz zu Vitamin C, das nur die wässrigen Anteile der Zellen schützt, auch die Fettschichten in den Zellen vor Schäden bewahren kann. Vitamin E spielt auch eine Rolle für die Fruchtbarkeit, verhütet Autoimmunerkrankungen, Krebs, Herzinfarkt und Alzheimer. Wichtig ist, dass alle acht Formen enthalten sind (je vier Tocotrienole und Tocopherole). Außerdem darf das zugeführte Vitamin E nicht in Kapseln vorliegen, die ungesättigte Fettsäuren enthalten (wie raffiniertes Sonnenblumen-, Distel- oder Sojaöl), weil es sonst bereits oxidiert ist. Damit schadet es der Gesundheit mehr, als es nützt. **Empfohlene Tagesdosis:** 200–500 IE.
- **Vitamin K:** Bildet ein Eiweiß (Osteocalcin), das Kalkablagerungen aus den Blutgefäßen entfernt und Kalk in den Knochen einbaut. Es wirkt daher gegen Verkalkung und Verengung der Blutgefäße sowie Bluthochdruck und reduziert dadurch das Risiko für Schlaganfall und Herzinfarkt. Das Vitamin wirkt zudem gegen Bindegewebsschwäche, wie Faltenbildung, Cellulite, Bandscheibenschäden und Krampfadern. Es ist wichtig für die Energieerzeugung im Körper und beugt Krebs vor. Es gibt verschiedene Vitamin-K-Arten, von denen MK7, eine Unterform des Vitamin K_2, die wirksamste ist. MK7 wird bei der Fermentierung (Vergärung) von Pflanzen durch Bakterien gebildet; auch die menschliche Darmflora scheint es aus Pflanzennahrung herstellen zu können. Das von dem gesündesten Volk der Erde, den Okinawa-Japanern, traditionell verzehrte Natto (fermentierte Sojabohnen) enthält sehr viel MK7. Eine Überdosierung ist bei keiner Vitamin-K-Art möglich. **Empfohlene Tagesdosis:** 100–400 µg.

VITAMINOIDE

Vitaminoide sind für den Körper wichtige Wirkstoffe, weil die Kraftwerke der Zellen ohne sie keine Energie mithilfe der Sauerstoffverbrennung erzeugen können. Normalerweise kann der Körper Vitaminoide zwar selbst herstellen, doch bei vielen Krankheiten ist die Produktion eingeschränkt und der Organismus daher auf die regelmäßige Zufuhr von außen angewiesen.

- **alpha-Liponsäure:** Dieser »Wunderwirkstoff« ist eine schwefelhaltige Fettsäure und kann daher sowohl fetthaltige als auch wasserhaltige Gewebe entgiften. Weil sich diese Wirkung sogar auf das Gehirn erstreckt, ist alpha-Liponsäure wichtig für die Gehirn- und Nervenfunktionen. Alpha-Liponsäure regeneriert verbrauchtes, also oxidiertes Vitamin C, Vitamin E, Coenzym Q10 und Glutathion und macht sie so wieder fit für ihre Arbeit als Antioxidanzien. Es ist wichtig für den mitochondrialen Energiestoffwechsel und ist an der Verwertung von Kohlenhydraten und Eiweißen beteiligt. Nicht zuletzt schützt es die Leber vor Giften, da es sie binden und in ihrer Wirkung hemmen kann. Alpha-Liponsäure wird eingesetzt bei Aids, Alzheimer, Parkinson, Nervenkrankheiten, Bandscheibenvorfall, Lebererkrankungen, Multiple Sklerose, Krebs, Schwermetallentgiftung, Diabetes mellitus, Migräne sowie grauem und grünem Star. **Empfohlene Tagesdosis:** 600–1200 mg (separat eingenommen oder als Infusion).
- **Coenzym Q10 (Ubichinon):** Unabdingbar für die Energieerzeugung aus Fetten und Kohlenhydraten. Es ist ein fettlösliches Antioxidans, stabilisiert die Zellmembranen, steigert die Immunfunktionen. Daher sollten die Blutwerte stets im obersten Normbereich liegen. Vor allem bei Krebs, Herzmuskelschwäche, Herzrhythmusstörungen, Alzheimer, Parkinson, Zahnfleischerkrankungen, Schilddrüsenüberfunktion und Müdigkeit ist Q10 wichtig, denn ohne Q10 kann keine Energie erzeugt werden und ohne Energie können die Zellen nicht entgiften. **Empfohlene Tagesdosis:** 100–500 mg. Im Alter nimmt die Fähigkeit, Q10 zu bilden, ab. Daher empfiehlt sich ab dem 40. Lebensjahr die reduzierte Form (Ubiquinol), die der Körper besser aufnehmen kann. **Vorsicht:** Moderne Blutfettsenker (Statine) führen zu einem Mangel an Q10. Das Gleiche gilt, wenn Ihr Körper unzureichend mit Pantothensäure, Niacin, Folsäure, B_{12}, B_6, Vitamin E, Phenylalanin beziehungsweise Tyrosin versorgt ist.
- **Coenzym Q1 (NADH):** Wichtig für die Energieerzeugung in den Mitochondrien und wirkt zudem leistungssteigernd. Es wird im Körper aus Vitamin B_3 und/oder L-Tryphtophan gebildet. Es kann sowohl verbrauchtes Glutathion (oxidiert) als auch verbrauchtes Coenzym Q10 wieder in seine Wirkform umwandeln. Weil es vor allem von Gehirnzellen benötigt wird, hat sich die ausreichende Versorgung bei Parkinson und Depressionen bewährt. Zudem ist ohne NADH keine Energieerzeugung in den Mitochondrien möglich und somit auch keine Entgiftung. **Empfohlene Tagesdosis:** 5–20 mg.
- **L-Carnitin und Acetyl-Carnitin:** L-Carnitin kommt in der Ernährung (vor allem Fleisch, aber auch Avocado) vor, kann aber unter Beteiligung von Eisen, Vitamin C, Vitamin B_6 und Vitamin B_3 auch im Körper aus den Aminosäuren Lysin und Methionin (SAM) hergestellt werden. L-Carnitin steigert die Fettverbrennung, den Muskelaufbau und die Energieerzeugung. Es schützt die Kraftwerke der Zellen (Mitochondrien) und fördert die Regeneration nach dem Sport. Es ist weiterhin ein Antioxidans, stabilisiert die Zellmembranen aller Zellen und kann Tumorzellen in den Selbstmord treiben (Apoptose). Die zusätzliche Gabe von Carnitin empfiehlt sich bei Krebs, Parkinson, Alzheimer, Übergewicht, Untergewicht, Müdigkeit, Depressionen, Herz-Kreislauf-Erkrankungen und bei schweren

Infektionen. Bei neurologischen Erkrankungen wird bevorzugt Acetyl-Carnitin eingesetzt, weil es deutlich besser resorbiert wird und leichter ins Gehirn gelangt. **Empfohlene Tagesdosis:** 1–6 g (über den Tag verteilt in Dosen unter 2 g).

MINERALSTOFFE UND SPURENELEMENTE

Damit der Körper all seine Aufgaben erfüllen kann, braucht er neben Vitaminen auch ausreichend Mineralstoffe und Spurenelemente. Damit sie ihre Wirkung optimal entfalten, dürfen sie nicht zeitgleich mit Vitaminpräparaten eingenommen werden (Resorptionsbehinderung). Ideal ist ein Abstand von etwa 30–60 Minuten.

- **Magnesium:** Eines der besten Mittel gegen Bluthochdruck, Herzrhythmusstörungen, Müdigkeit, Migräne, Verspannungen, Schlafstörungen, Nervosität, Muskelkrämpfe und Depressionen. Es vermindert Nierensteine, stimuliert das Immunsystem, fördert einen gesunden Schlaf und steigert die Energie. Ohne Magnesium kann der Körper Kalzium nicht verwerten; daher wirkt der Mineralstoff auch gegen Osteoporose. Magnesium entspannt die Blutgefäße, fördert die Durchblutung und schützt so auch das Herz. Es reduziert – genauso wie Vanadium, Mangan und Chrom – den Heißhunger auf Süßes und reduziert infolgedessen auch das Risiko, an Diabetes zu erkranken. **Empfohlene Tagesdosis:** 300–1800 mg (am besten als Laktat, Orotat oder Citratverbindung); idealerweise nehmen Sie Magnesium vor dem Schlafen ein.
- **Kalium:** Steigert die Muskelleistung und ist wichtig für den Zuckerstoffwechsel sowie die Darmtätigkeit. Es stärkt das Herz, wirkt gegen Herzrhythmusstörungen und senkt wirksam den Blutdruck. Ein entsprechender Mangel zeigt sich in allgemeiner Schwäche, hohem Puls, Herzrhythmusstörungen, Appetitlosigkeit, Schlaflosigkeit, Unlust und Verstopfung. **Empfohlene Tagesdosis:** 1–10 g als Kaliumcitrat.
- **Kalzium** ist wichtig für Knochen, Blutgerinnung und Muskelaktivität. Ein Kalziummangel kann zu Muskelkrämpfen, Taubheitsgefühlen der Glieder, Bewusstseinsstörungen, Apathie und Depressionen führen. Bei Hyperventilation entsteht ein relativer Mangel an ionisiertem Kalzium mit entsprechenden Krämpfen. **Empfohlene Tagesdosis:** 500–800 mg
- **Phosphor:** Nach Kalzium das zweithäufigste Mengenelement im Körper. Es ist Bestandteil der Bioenergie (ATP), der Zähne und Knochen (hier befindet sich der größte Anteil an Phosphor) sowie des körpereigenen Lezithins (zum Beispiel in der Zellmembran). Zudem wirkt es regulierend auf den pH-Wert der Haut. **Empfohlene Tagesdosis:** 700–900 mg, die über die Ernährung mehr als genug abgedeckt wird. Daher nicht extra einnehmen.
- **Schwefel:** Hemmt wirksam Entzündungen, Schmerzen und Allergien. Er fördert die Entgiftung sowie den Aufbau von Bindegewebe, Schleimhaut und Haut. **Empfohlene Tagesdosis:** 1–4 g als Acetyl-Cystein oder Methyl-Sulfonyl-Methan (MSM).

WICHTIG

Spurenelemente einnehmen

Nehmen Sie die Spurenelemente Chrom, Eisen, Jod, Kobalt, Kupfer, Lithium, Mangan, Molybdän, Selen, Silizium und Zink nicht zusammen mit anderen Mineralstoffpräparaten ein, da sie sich gegenseitig in der Aufnahme behindern können. Schlucken Sie die Spurenelemente am besten zu einer Mahlzeit (Ausnahme: Selen).

- **Chrom:** Maßgeblich am Zuckerstoffwechsel beteiligt. Es ist zum einen Bestandteil des Glukosetoleranzfaktors (GTF), der die Glukosetoleranz verbessert und dafür sorgt, dass der Blutzuckerspiegel nach dem Konsum von Kohlenhydraten nicht zu stark ansteigt. Zum anderen aktiviert es Chrommoduin (auch als LMWCR bezeichnet), ohne das Insulin wirkungslos bliebe und der Zucker aus dem Blut nicht in die Zellen einströmen könnte. Ohne Chrom entsteht daher immer eine Insulinresistenz – und in deren Folge ein zu hoher Insulinspiegel und Diabetes. Nicht zuletzt erhöht Chrom die Fettverbrennung um das Vielfache. Leider ist hierzulande die Chromversorgung in großen Teilen der Bevölkerung unzureichend. Diabetiker und Übergewichtige leiden nahezu immer Mangel. **Empfohlene Tagesdosis:** 50–200 µg.
- **Eisen:** Wichtig für die Blutbildung und Energieerzeugung. Ein Mangel kann zu Müdigkeit, Blutmangel, Depressionen, Haarausfall und Rissen an den Lippen führen. Allerdings haben heute die meisten Menschen aufgrund eines zu hohen Fleischkonsums eher zu viel Eisen im Blut als zu wenig. Das schädigt die Organe (etwa die Leber) und kann zu Herz-Kreislauf-Erkrankungen führen. Daher sollten Sie ein Zusatzpräparat nur bei nachgewiesenem Eisenmangel zu sich nehmen. Gut verträglich sind Eisenpiccolinate, eine im Körper vorkommende natürliche Verbindung zwischen Eisen und Piccolinsäure. **Empfohlene Tagesdosis:** 10–30 mg.
- **Jod:** Kurbelt die Bildung von Schilddrüsenhormonen und somit den Stoffwechsel an. Zu wenig Jod kann zu allgemeiner Müdigkeit, zu Fettsucht und zu einem Kropf führen. Tatsächlich ist Jodmangel, genauso wie Selen-, Chrom-, Mangan- oder Molybdänmangel, in Deutschland weit verbreitet. Dies liegt zum einen daran, dass natürliche Lebensmittel mit Ausnahme von Fisch und Algen arm an diesem Spurenelement sind. Zum anderen behindern stickstoffbelastete Nahrungsmittel (Dünger) und Nitrat im Trinkwasser die Jodaufnahme in der Schilddrüse. Auch ein Mangel an Selen, Zink, Eisen, und Vitamin A verringert die Jodverwertung. **Empfohlene Tagesdosis:** 100–200 µg. Japaner essen 12000 µg.
- **Kupfer:** Wichtig für den Aufbau von Bindegewebe, zur Energieerzeugung und Wundheilung. Es ist außerdem wichtig für die Eisenverwertung und Blutbildung. Das Spurenelement ist zudem Bestandteil der Superoxid Dismutase II in den Muskelzellen, ein Enzym, das aggressive Sauerstoffradikale abfängt und damit unschädlich macht. **Empfohlene Tagesdosis:** 0,5–2 mg (nur bei Mangel einnehmen; wie beim Eisen ist dieser jedoch auch beim Kupfer heutzutage eher selten, da viele Menschen durch kupferhaltige Zahnfüllungen oder Wasserleitungen aus Kupfer genug oder sogar zu viel Kupfer aufweisen. Und das ist gefährlich, weil es das Risiko für Krebs und Gehirnerkrankungen erhöht).
- **Lithium:** Hat eine nervenschützende und beruhigende Wirkung. Es wirkt gegen Müdigkeit und wird in der Schulmedizin zur Behandlung der bipolaren Depression verwendet. Lithiumreich sind Samen und Wildkräuter. **Tipp:** Die Versorgung mit diesem Spurenelement, das in naturbelassenen Nahrungsmitteln vorkommt, ist bei kochsalzarmer Ernährung besser. **Empfohlene Tagesdosis:** 3–10 mg.
- **Mangan:** Wichtig für die Knochen- und Knorpelbildung. Es hält die Zellen länger jung, hilft bei der Verwertung von Vitamin B_1, aktiviert die Bauchspeicheldrüsenenzyme und regt die Insulinbildung und -sekretion an. Weiterhin ist es an der Blutgerinnung, der Entgiftung von Ammoniak und der Entgiftung freier Radikale beteiligt. **Empfohlene Tagesdosis:** 1–4 mg (nicht zu hoch dosieren; zu viel Mangan kann bei der Entstehung von Parkinson eine Rolle spielen).
- **Molybdän:** Bestandteil der Atmungskette und von daher an der Energieerzeugung beteiligt. Es

unterstützt außerdem den Alkoholabbau in der Leber, wirkt gegen Karies und ist bei der Verwertung von Eisen beteiligt. Als Teil des Enzyms Sulfitoxidase, ein Enzym, welches giftiges Sulfit (Zwischenprodukt des Abbaus von schwefelhaltigen Molekülen) zu ungiftigem Sulfat oxidiert, ist es notwendig für den Schwefelstoffwechsel und vor allem für die Entgiftung. Fehlt es an Molybdän, kommt es beim Entgiften zu Nebenwirkungen, wie Übelkeit, Erbrechen, Kopfschmerzen, Gesichtsfeldausfälle, Nachtblindheit oder Tachykardie, weil giftiges Sulfit ansteigt. Bei einem Molybdänmangel wird auch die Zufuhr von Nahrungssulfiten nicht vertragen (geschwefelte Früchte, Wein). Weil ein Mangel in der Bevölkerung weit verbreitet ist, sollten Sie das Spurenelement beim Entgiften daher gezielt zuführen. **Empfohlene Tagesdosis:** 50–250 µg.

- **Selen:** Wichtig für das Immunsystem, hemmt Entzündungen, stärkt das Herz, steigert die Leistungskraft und kann sogar vor Alzheimer schützen. Es katalysiert zudem die Umwandlung des Schilddrüsenhormons Tetrajodthyronin (T4) zum aktiven Trijodthyronin (T3). Selen spielt eine tragende Rolle beim Aufbau des entgiftenden Glutathion und bei der Quecksilberentgiftung, weil es das Gift fest bindet und für den Organismus unschädlich macht. Leider jedoch besteht in Mitteleuropa eine generelle Unterversorgung mit Selen. Daher sind die Referenzwerte, die aus dem Durchschnitt der gemessenen Werte in der Bevölkerung ermittelt werden, zu niedrig angesetzt. Aus diesem Grund können Ihre Selenwerte noch »normal« ausfallen, obwohl schon eine Unterversorgung besteht. **Empfohlene Tagesdosis:** 70–300 µg (als Natriumselenit); bei schweren Krankheiten, wie Sepsis, auch 1000 µg. Selen sollte allein genommen werden, da die Aufnahme sonst gestört wird.
- **Silizium:** Nach Sauerstoff das zweithäufigste Element auf der Erde und für verschiedene Tierarten erwiesenermaßen lebenswichtig. Daher ist es sehr wahrscheinlich, dass es auch für den Menschen essenziell ist. Silizium spielt eine Rolle in der Knorpel- und Knochenbildung, ist Bestandteil des Bindegwebes und der Blutgefäße. Zusätzlich stabilisiert es Haare und Nägel. Es greift in den Fettstoffwechsel ein, stärkt das Immunsystem und hilft gegen Entzündungen des Verdauungstraktes sowie bei Durchfall. Ein Mangel führt zu Hauterkrankungen, Bindegewebsschwäche, brüchigen Nägeln, Arteriosklerose, Skelettentwicklungsstörungen und Knochenschäden. Bei einer Ernährung aus auf Pflanzen basierender Frischkost ist die Siliziumversorgung optimal. Denn Pflanzenzellen benutzen

INFO

Nicht frei erhältliche Präparate

Es gibt Spurenelemente, die sich positiv auf den Stoffwechsel auswirken, als Nahrungsergänzungsmittel innerhalb der EU aus unerfindlichen Gründen jedoch verboten worden beziehungsweise nur noch über Rezept erhältlich sind. Dazu zählen:

- **Vanadium:** Spielt wohl eine Rolle beim Zuckerstoffwechsel und ist eventuell an der Knochenbildung beteiligt. Eine gute Versorgung lässt Heißhunger auf Süßes abebben. Empfohlene Tagesdosis: 100 µg.
- **Bor:** Soll wie Vanadium den Zuckerstoffwechsel verbessern. Empfohlene Tagesdosis: 1–3 mg.
- **Germaniumsesquioxid** (organisches Germanium): Ihm wird eine krebshemmende Wirkung nachgesagt. Empfohlene Tagesdosis: therapeutisch bis zu 4 g. Wichtig: Anorganische Germaniumpräparate sind giftig!

das Spurenelement, um die Zellwände zu stabilisieren. Besonders hohe Anteile finden sich in Wildpflanzen, hier vor allem in Zinnkraut und Brennnessel. **Empfohlene Tagesdosis:** 20–50 mg (am besten in Form von kolloidalem Siliziumdioxid, da andere Formen im Tierversuch teilweise giftig sind).

- **Strontium** scheint für einen gesunden Knochenstoffwechsel notwendig zu sein. **Empfohlene Tagesdosis:** 0,5–2 mg (wird durch eine naturnahe Nahrung gewährleistet)
- **Zink:** Ist an der Herstellung von über 300 Enzymen beteiligt und somit das bedeutendste Spurenelement überhaupt. Hochdosierte Zinkgaben führen zudem zur Kupferausleitung. Mangelerscheinungen reichen von ADS, Wundheilungsstörungen, Haarausfall, Infektanfälligkeit bis Durchfall, Darmentzündungen, Krebs, Depressionen, Hauterkrankungen, Lebererkrankungen, Augenschäden bis Fruchtbarkeitsstörungen. **Empfohlene Tagesdosis:** 10–25 mg. **Tipp:** Da Zink zu 99 Prozent in der Zelle gespeichert wird, eignet sich der Plasmaspiegel nicht zur Diagnostik. Stattdessen sollte eine Vollblut- oder Haarmineralanalyse durchgeführt werden.

ESSENZIELLE FETTSÄUREN

Es gibt drei Formen von Fetten: Die gesättigten, die einfach ungesättigten und die mehrfach ungesättigten. Doch nur die nativen mehrfach ungesättigten Fettsäuren sind für den Menschen lebensnotwendig. Der Körper kann diese essenziellen Fettsäuren nicht selbst herstellen; wir müssen sie ihm daher mit der Nahrung zuführen.

Man unterscheidet unter den essenziellen Fettsäuren zwei Hauptgruppen: Die Omega-6- und die Omega-3- Fettsäuren. Sie sollten im Körper und somit in der Nahrung im optimalen Verhältnis zwischen 1:1 und 4:1 (Omega-6 : Omega-3) vorkommen. Denn beide Fettsäurearten verdrängen sich gegenseitig aus den Zellmembranen und konkurrieren im Stoffwechsel um die gleichen Enzymsysteme.

Die in diesem Buch beschriebene wirkstoffreiche Ernährung mit vielen Wildpflanzen enthält auch ohne Verwendung von Pflanzenölen alle essenziellen Fettsäuren im richtigen Verhältnis. Dennoch kann in einigen Fällen eine zusätzliche Ergänzung mit höherkettigen Omega-3-Fettsäuren sinnvoll sein, da sie eine wichtige Rolle für die Entgiftungsprozesse spielen (siehe unten).

- **Omega-3-Fettsäuren:** Man unterscheidet drei Hauptarten von Omega-3-Fettsäuren: Alpha-Linolensäure (ALA), die sich vorwiegend in bestimmten Pflanzen findet, sowie Eicosapentaensäure (EPA) und Docosahexaensäure (DHA), die vor allem in Algen, besonders Meeresalgen, Wild- und Weidetierfett, Krill und in fetten Kaltwasserfischen wie Hering, Sardinen, Makrele und Lachs vorkommen. Unser Organismus kann nur EPA und DHA direkt nutzen. Da körpereigene Enzyme

WICHTIG

Gefährliche Trans-Form

Alle essenziellen Fettsäuren, egal ob Omega-3 oder Omega-6 sind sehr gesundheitsschädlich, wenn sie nicht in der natürlichen Cis-Form, sondern als Transfettsäuren aufgenommen werden. Die Transform entsteht hauptsächlich durch Erhitzen und Härten. Auch Fettsäureperoxide sind schädlich. Diese entstehen durch Sauerstoff-, Wärme-, oder Lichteinfluss. Deshalb sollten Omega-3-Öle nur in kaltgepresster Form erworben werden sowie dunkel, luftdicht und im Kühlschrank aufbewahrt und möglichst bald verbraucht werden.

ALA jedoch bei Gesunden in diese Formen umwandeln, müssen oben genannte Nahrungsmittel nicht unbedingt verzehrt werden, um genug EPA und DHA zu bekommen. **Empfohlene Tagesdosis:** 0,5–2g EPA/DHA beziehungsweise 2–8 g Lein-, Leindotter- oder Perillaöl. Vorsicht: Wenn Sie Omega-3-Fettsäuren im Übermaß einnehmen, erhöhen sich Blutungsneigung und Infektionsgefahr. Allerdings ist eine Überdosierung selten.

- **Lezithin:** Begleitstoff von Fetten und Ölen; fördert den Blutfluss, senkt Bluthochdruck und erhöhtes Cholesterin, regt die Erholung und die Entgiftungsleistung der Leber an, steigert die Muskelleistung und unterstützt die Nervenzellen. **Empfohlene Tagesdosis:** 1–6 g; der Körper kann Lezithin selbst herstellen, wenn kein Vitalstoffmangel herrscht.
- **Omega-6-Fettsäuren:** Sie sind nicht weniger wichtig als Omega-3-Fettsäuren; der tägliche Bedarf liegt bei 0,5–1 g. Doch in der Regel führen wir unserem Körper heute eher zu viel davon zu als zu wenig. Denn die meisten Pflanzenöle (Distel-, Maiskeim-, Raps-, Soja-, Sonnenblumen- und Weizenkeimöl) sowie praktisch alle Getreidesorten sind reich an dieser Fettsäure. Eine zusätzliche Ergänzung ist daher nicht ratsam. Vielmehr kann ein Übermaß an Omega-6-Fettsäuren chronische Entzündungen fördern und dadurch sogar Herzinfarkt, Schlaganfall und Krebs begünstigen. Gleichzeitig hindern sie die Enzyme an der Umwandlung von ALA in EPA und DHA, sodass die positive Wirkung der pflanzlichen Omega-3-Fettsäure nicht zum Zuge kommen kann.

AMINOSÄUREN

Weil Eiweiße beim Erhitzen denaturieren (siehe Seite 99) und immer mehr Menschen den Nährstoff aufgrund von Darmerkankungen, wie zum Beispiel Entzündungen, nur noch vermindert aufnehmen können, ist ein Mangel an Aminosäuren, den kleinsten Eiweißbausteinen, gar nicht so selten. Das Defizit kann jedoch durch eine zusätzliche Zufuhr rasch behoben werden. Dazu empfehlen sich:

- **Glycin:** Wird zum Ausleiten von Kunststoffweichmachern eingesetzt und ist wichtiger Bestandteil von Glutathion. Es fördert die Immunleistung und schmeckt süß (Zuckerersatz). Hat, vor dem Schlafen eingenommen, eine beruhigende Wirkung. **Empfohlene Tagesdosis:** 0,5–4 g
- **L-Tyrosin:** Wichtig zum Aufbau von Schilddrüsenhormonen sowie der wichtigen Hormone Adrenalin, Noradrenalin und Dopamin. In Form von Actetyl-Tyrosin, eine stabilisierte Form von Tyrosin, hilft es zudem bei der Entwöhnung von Suchtgiften, da es die »Antisuchthormone« Dopamin und Noradrenalin erhöht. **Empfohlene Tagesdosis:** 500–3000 mg (zum Beispiel bei Burnout, Depressionen, Multipler Sklerose, Stress und zur Appetitzügelung).
- **Leucin, Isoleucin, Valin:** Stimulieren den Muskelaufbau und unterstützen die Leber – wodurch sie auch die Entgiftungsleistung fördern. Sie entgiften Ammoniak und stimulieren die Energie und Zuckerbereitstellung des Muskels. Sie werden zudem bei Hirnfunktionsstörungen, Lebererkrankungen, Sepsis, Frühgeborenen, Operationen und Traumata eingesetzt. **Empfohlene Tagesdosis:** Leucin 14 mg/kg Körpergewicht, Isoleucin 10 mg/kg Körpergewicht, Valin 14 mg/kg Körpergewicht. Nicht bei Krebs oder Diabetes nehmen.
- **5-Hydroxytryptophan (5-HTP):** Wirksam gegen Schmerzen und Depressionen. Erhöht das Sättigungsgefühl, kurbelt tagsüber die Produktion des »Glückshormons« Serotonin an und nachts die des jungmachenden Schlafhormons Melatonin (wirkt also auch bei Schlafstörungen). **Empfohlene Tagesdosis:** 0,3 mg/kg Körpergewicht (bei gesunden Erwachsenen). Therapeutisch werden 100–300 mg pro Tag empfohlen.

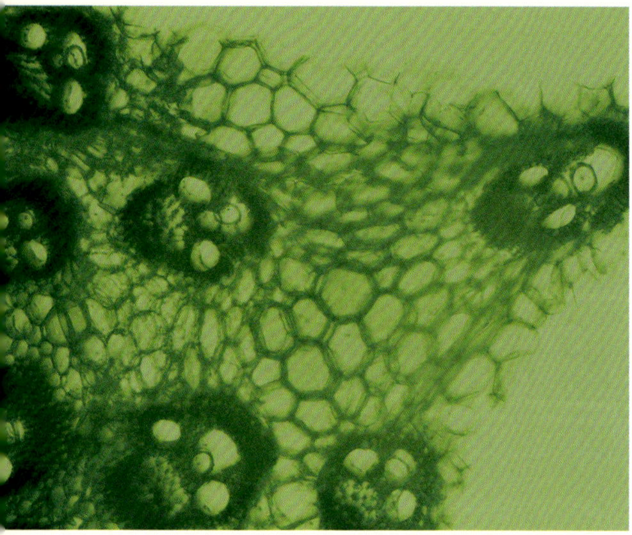

- **Arginin:** steigert die Immunkompetenz und ist beteiligt an der Ammoniakentgiftung sowie an der Bildung von Hormonen, insbesondere Wachstumhormon. Es fördert die Wundheilung und die Bildung von Kreatin (siehe unten). **Empfohlene Tagesdosis:** 0,5–30 g (bei Krankheiten wie Aids, Krebs, Verbrennungen, Trauma, Sepsis, Impotenz, Bluthochdruck und Herzschwäche). Nicht bei Herpes einnehmen (oder nur zusammen mit Lysin), weil Arginin die Bildung und Ausprägung der Infektion fördert.
- **Glutamin:** Energieträger und wichtig für die Dünndarmschleimhaut, das Immunsystem und den Muskelaufbau. Zusammen mit Cystein und Glycin bildet es das wichtigste körpereigene Antioxidans Glutathion. Kann zudem zu Glutaminsäure umgewandelt werden (nicht umgekehrt). **Empfohlene Tagesdosis:** 0,5–40 g (bei Darmentzündungen, Durchfall, Trauma, Sepsis, Verbrennungen. Nicht bei Krebs! Glutamin fördert das Krebswachstum).
- **Kreatin:** Wird im Körper aus Arginin, Glycin und SAM gebildet und kommt in der Muskulatur als Energiespeicher vor. **Empfohlene Tagesdosis:** 2–30 g Kreatin bei ALS, Muskelkrankheiten (Dystrophie) und Herzschwäche.
- **Lysin:** Wichtig für den Bindegwebe- und den Knochenaufbau, die Bildung von Carnitin und den Abbau von LDL-Cholesterin. **Empfohlene Tagesdosis:** 0,5–6 g bei Diabetes, viralen Infektionen (besonders Herpes), Osteoporose sowie Arterienverkalkung, bei Veganern.
- **L-Carnosin:** Schützt das Bindegwebe vor Angriffen zu hoher Blutzuckerspiegel. Deshalb und weil es als Antioxidans wirken kann, wird ihm eine verjüngende Wirkung nachgesagt. **Empfohlene Tagesdosis:** 1000 mg.

SCHWEFELHALTIGE AMINOSÄUREN UND PEPTIDE

Schwefelhaltige Aminosäuren und Peptide haben unter anderem eine muskelaufbauende Wirkung und helfen beim Entgiften. Denn die Schwefelgruppe kann Gifte binden und wirkt zudem antioxidativ. Über die neue Rohkost-Ernährung ist die Zufuhr ausreichend. Bei Krankheiten und zur Leistungssteigerung können sie aber zusätzlich eingesetzt werden.

- **Acetyl-Glutathion:** fördert das Immunsystem und die Energieerzeugung aus Sauerstoff, unterstützt den Muskelaufbau und erhöht die körperliche Leistungsfähigkeit. Zudem schützt sie die Zellen vor oxidativem/nitrosativem Stress und ist einer der wichtigsten Wirkstoffe für die Entgiftung des Körpers. **Empfohlene Tagesdosis:** 0,6–2 g.
- **Acetyl-Cystein:** Vorstufe von Glutathion; bei einem Mangel kann dieses nicht ausreichend aufgebaut werden. Steigert die Immunabwehrleistung, ist wichtig für anabole (körperaufbauende) Prozesse, als Schutzfaktor für die Blutgefäßinnenwände und für das Wachstum von Haut und Haaren. **Empfohlene Tagesdosis:** 0,5–4 g
- **SA-Methionin:** Wichtig für den gesamten Methyl-Gruppen Stoffwechsel. Methyl-Gruppen

spielen eine entscheidende Rolle bei der Steuerung und dem Ablesen der Erbinformation, bei der Herstellung von Nervenbotenstoffen und Hormonen, bei der Herstellung von Carnitin, Glutathion, Taurin, Kreatin und Lezithin. **Empfohlene Tagesdosis:** 500–1500 mg. Nicht bei Krebs!

- **Taurin:** Fördert die Herztätigkeit und Leistungsfähigkeit, regt den Gallefluss an und unterstützt so die Entgiftung. Es ist für den Schutz der Augen und des Gehirns notwendig und wird bei einer Vielzahl von Krankheiten zusätzlich eingenommen (Alkoholsucht, Diabetes, Herzerkrankungen, Nierenkrankheiten, Alzheimer, Parkinson, Gallensteine, Krebs, Aids, Lungenentzündung, Migräne und Schlafstörungen). **Empfohlene Tagesdosis:** 0,5–6 g (über den Tag verteilt einnehmen)

SEKUNDÄRE PFLANZENSTOFFE

Verschiedene Inhaltsstoffe von Pflanzen (sekundäre Pflanzenstoffe, kurz: SPS) scheinen ausleitende Effekte zu haben und gleichzeitig den körpereigenen Glutathionspiegel (siehe Seite 124) erstaunlich zu erhöhen. So verstärken zum Beispiel oligomere Procyanidine (OPC) oder hochdosiertes Resveratrol genauso wie Asthaxanthin und Bioflavonoide die entgiftende Wirkung von Glutathion. Weiterhin wirken sie antioxidativ und sparen so andere Antioxidanzien ein. Astaxanthine etwa gelten als eines der stärksten Antioxidanzien überhaupt.

- **OPC (oligomere Procyanide):** Diese SPS gehören zur großen Gruppe der Polyphenole.
Sie finden sich unter anderem in der Rinde der französischen Seekiefer, aber auch in Beeren und deren Kernchen beziehungsweise in der Außenhaut der Kerne. Die hochdosierte Einnahme schützt in Kombination mit Quercetin das Bindegewebe vor Alterung, reduziert den Vitamin-C-Bedarf, verhütet Entzündungen und Schmerzen und hat ausleitende Effekte. OPC hemmt die Histaminausschüttung, wirkt also gegen Allergien. Es wird eingesetzt bei Arthrose, Asthma, ADHS, Krampfadern, Impotenz, Zahnfleischentzündungen, schmerzhaften Periodenblutungen, Bluthochdruck, Arteriosklerose, Diabetes, Autoimmunerkrankungen, Neuralgien, Karpaltunnelsyndrom, Augenerkrankungen und Alzheimer. **Empfohlene Tagesdosis:** 50–400 mg (diese Mengen wurden in Studien eingesetzt).
- **Resveratrol:** Soll den körperlichen und geistigen Alterungsprozess aufhalten (in Tierversuchen aktiviert es ein bestimmtes Gen, das die Zellen schützt und ihre Lebensdauer um bis zu 50 Prozent erhöht). Es steckt unter anderem in den Schalen und Kernen von Trauben, dem rötlichen Häutchen von Erdnüssen sowie in verschiedenen Mengen auch in Rotwein. **Empfohlene Tagesdosis:** 5–15mg.
- **Asthaxanthine:** Diese Untergruppe der Carotinoide gelten als das stärkste Antioxidans. Sie reduzieren das Risiko für Gehirnerkrankungen und Krebs, wirken leistungssteigernd, fördern nach Sport die Regeneration und verringern das Risiko für Augenerkrankungen. Besonders reich an diesem SPS sind Meeresalgen, Krill und Wildlachs. **Empfohlene Tagesdosis:** 4 mg.
- **Bioflavonoide:** Verstärken die Wirkung von Vitaminen und wirken selbst zellschützend. Quercetin, das als König der Bioflavonoide gilt, kommt zum Beispiel in der Schale von Äpfeln, in Zwiebeln, grünen Gemüsesorten, Beeren und Wildpflanzen vor. Es hemmt die Ausschüttung von Histamin und wirkt somit bei Allergien. Rutin, ein anders Bioflavonoid, ist in den Stängeln und Blüten von Knöterichgewächsen (besonders Buchweizen) enthalten. Es kräftigt die Kapillargefäße und schützt so vor Blutungen, aber auch vor Krampfadern und soll die Widerstandsfähigkeit gegenüber Infektionen stärken. **Empfohlene Tagesdosis:** 500–1500 mg (Quercetin), 100–500 mg (Rutin).

Basisversorgung: Nahrungsergänzung

Natürlich ersetzen Vitaminpillen die gesunde Ernährung nicht. Ihre Wirkung ist gegenüber der neuen pflanzlichen Frischkost sogar zweitrangig. Allerdings können sie gerade in den ersten Wochen der Nahrungsumstellung helfen, die Vitalstoffdepots im Körper rasch wieder zu füllen, und leisten so einen wichtigen Beitrag zur Gesundheitsvorsorge. Im Krankheitsfall kommt ihnen besondere Bedeutung zu.

Die auf dieser Seite aufgeführten Vitalstoffe und Dosierungen sind ideal für die Basisversorgung. Für gesunde Menschen sind Kombipräparate, die möglichst viele dieser Stoffe in den benötigten Mengen enthalten, sehr praktisch. Allerdings behindern sich die Stoffe zum Teil gegenseitig an der Aufnahme und können ihre Wirkung daher nicht immer voll entfalten. Um dies zu vermeiden, ist es günstiger, Mineralstoffe jeweils in einem Abstand von 30–60 Minuten vor oder nach den Vitaminpräparaten und Spurenelementen einzunehmen. Auch alpha-Liponsäure muss separat zugeführt werden, damit der Körper sie besser resorbiert.

ZUSÄTZLICHE WIRKSTOFFE

Je nach Krankheitsbild und Beschwerdegrad kann sich die hier angegebene Dosis um ein Vielfaches erhöhen, und es können weitere Wirkstoffe hinzukommen. Laboranalysen (siehe Seite 78 ff.) können helfen, die benötigten Dosierungen der einzelnen Wirkstoffe zu ermitteln. Welche Vitalstoffe sich bei der Behandlung von besonders häufigen chronischen Krankheiten bewährt haben, erfahren Sie ab Seite 160.

EINNAHMEDAUER

Wenn Sie nur Ihre Vitalstoffdepots auffüllen wollen, genügt es, die Präparate zwei bis drei Monate einzunehmen. Das Gleiche gilt, wenn Sie eine Entgiftungskur machen, weil der Körper dabei einen erhöhten Vitalstoffbedarf hat. Im Anschluss an die Auffüllphase können Sie einige Monate wieder auf die Nahrungsergänzungsmittel verzichten. Wer sich anschließend vorwiegend nach den Regeln der neuen Frischkost ernährt, muss im Normalfall gar nicht »nachhelfen«. Bei chronischen Krankheiten nehmen Sie die Präparate so lange, bis es Ihnen besser geht, mindestens aber sechs bis zwölf Monate.

ACHTEN SIE AUF QUALITÄT

Greifen Sie nur zu Präparaten, die keine Phthalate und Parabene (gelten als allergisierend und krebserregend), kein Titandioxid (siehe Seite 37), Aspartam, Neotam, keine Sucralose (siehe Seite 16 f.) und kein Sorbitol (kann zu Durchfall und Vitalstoffmangel führen) enthalten. Auch ungünstig: Magnesiumstearat (hemmt die Nähr- und Wirkstoffaufnahme) und Siliziumdioxid (kann in Zellen zu Entzündungsvorgängen führen).

FETTLÖSLICHE VITAMINE

- **Vitamin A:** 1500–5000 IE*
- **natürliches ß-Carotin:** 3000–10.000 IE*
- **Vitamin D (Cholecalziferol):** 4000–20.000 IE (100–500 µg). Bei Sonnenbädern im Sommer entfällt die Gabe.
- **Vitamin E** (alle vier Tocotrienole und Tocopherole): 100 IE als Grundlage sind ausreichend; der Bedarf steigt durch eine hohe Aufnahme von ungesättigten Fettsäuren.
- **Vitamin K_2 (MK7):** 100–400 µg

WASSERLÖSLICHE VITAMINE

- **Vitamin B_1** (Thiamin: wasserlöslich, Benfothiamine: fettlöslich): 10–100 mg
- **Vitamin B_2** (Riboflavin): 10–50 mg
- **Vitamin B_3** (Niacin/Niacinamid): 20–3000 mg
- **Vitamin B_5** (Panthothensäure): 10–1000 mg
- **Vitamin B_6**, aktiviert (Pyridoxal-5-Phosphat): 10–100 mg
- **Vitamin-B_{12}**, aktiviert (Methyl-Cobalamin): 100–500 µg
- **Folsäure**, Folinsäure oder besser MTHF: 400–1000 µg
- **Biotin:** 0,5 mg
- **Cholin:** 10–200 mg (in Bio-Lezithin)
- **Insositol:** 10–100 mg
- **Pangamsäure** (Trimethyl-Glycin, Betain, Vitamin B_{15}): 1000 mg
- **Vitamin C:** 600–1500 mg

* 1 mg entspricht 1,49 IE

MINERALSTOFFE

Getrennt von Vitaminen und anderen Wirkstoffen einnehmen.

- **Kalium:** 1–4 g (nicht bei Nierenleiden)
- **Kalzium:** 500–1000 mg
- **Magnesium:** 300–1800 mg

SPURENELEMENTE

In zeitlichem Abstand zu Mineralstoffpräparaten einnehmen.

- **Bor:** 1–3 mg
- **Chrom:** 50–200 µg
- **Eisen:** 10–30 mg (nur bei Eisenmangel)
- **Jod:** 100–200 µg
- **Kupfer:** 0,5–2 mg (nur bei Kupfermangel)
- **Mangan:** 1–2 mg
- **Molybdän:** 75–200 µg
- **Selen** (anorganisch, sollte allein genommen werden): 70–300 µg
- **Vanadium:** 100 µg
- **Zink:** 10–15 mg

FETTSÄUREN

- **gamma-Linolensäure:** 0,5–1 g
- **Omega-3-Fettsäuren** (aus Leinöl, Algenöl, Krill-Öl): 1–10 g

AMINOSÄUREN UND PEPTIDE

- **Acetyl-Cystein:** 0,5–2 g
- **L-Carnitin:** 1–2 g

VITAMINOIDE

- **alpha-Liponsäure:** 200–600 mg (getrennt einnehmen)
- **Coenzym Q10** (als Ubiquinol): 30 mg

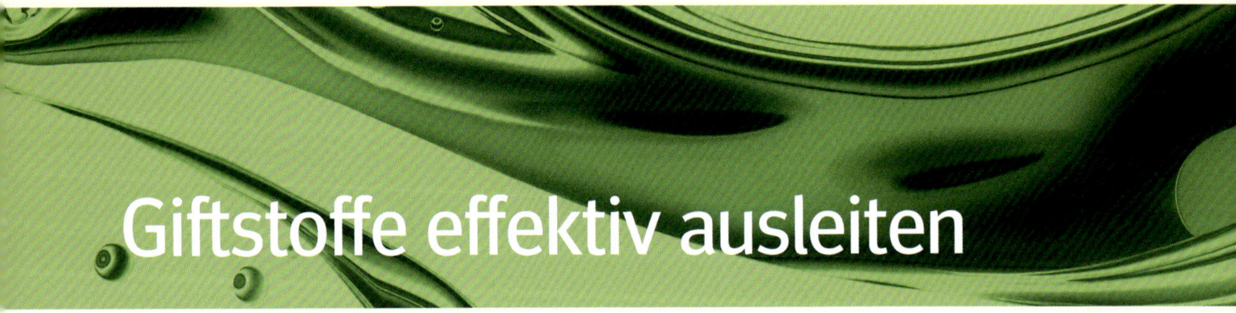

Giftstoffe effektiv ausleiten

Verschiedene ***Wirkstoffe aus der Natur*** *unterstützen den Körper, sich von Giftstoffen zu befreien, indem sie diese* ***binden*** *und zur* ***Ausscheidung bringen.*** *In schweren Fällen hilft die Schulmedizin.*

DER MODERNE MENSCH hat etwa 10- bis 1000-mal mehr Schwermetalle, wie zum Beispiel Quecksilber oder Blei, in seinen Körperorganen als seine Vorfahren. Dadurch werden viele Organe in ihren Funktionen eingeschränkt oder ihre Zellen werden zerstört. Zudem kann der Körper viele Stoffe, die er braucht, um gesund zu bleiben, nicht mehr selbst herstellen (beispielsweise ATP, Q10, Glutathion, alpha-Liponsäure, Vitamin D, Lezithin und Carnitin). Um die Zellfunktionen und somit die Organaktivität wieder zu steigern, ist es sinnvoll, die Giftstoffe gezielt aus dem Körper auszuleiten, also aktiv zu entgiften. Fast immer kann der Körper anschließend auch wieder viele wichtige Wirkstoffe produzieren. Zumindest benötigt er weniger davon, sodass die Zufuhr von Vitaminen und anderen Vitalstoffen (siehe Seite 110 ff.) eingeschränkt werden kann.
Der Körper kann jedoch nur dann gut entgiften, wenn vorher seine Vitalstoffreserven aufgefüllt wurden. Die neue wirkstoffreiche Ernährung mit grünen Pflanzenbestandteilen ist somit die Basis einer guten Entgiftung und kann in leichten Krankheitsfällen bereits ausreichen. Wenn Sie die Entgiftung zusätzlich fördern möchten, können Sie auf verschiedene Natursubstanzen zurückgreifen; es dauert in der Regel jedoch mehrere Monate bis Jahre, ehe sich nachweisbare Erfolge einstellen. Schneller und effektiver entgiften Sie mithilfe von schulmedizinischen Mitteln. Diese Methode ist daher in erster Linie bei schweren Krankheitsbildern angezeigt.

DAS PRINZIP DER ENTGIFTUNG

Ein großer Teil der Entgiftung von Fremdsubstanzen erfolgt über Leber und Darm, nur ein kleiner Teil über die Niere (siehe Seite 68 ff.). Bei der Darmpassage werden jedoch viele Giftstoffe, vor allem fettlösliche, wie Quecksilber, Dioxin, PCB und DDT, wieder in das Blut und somit in den Körper zurückresorbiert (enterohepatischer

Kreislauf). Um Gifte aus dem Körper zu bringen, müssen daher bei Entgiftungsaktionen auch Substanzen im Darm sein, welche die im Rahmen einer Entgiftung vermehrt über die Leber in den Darm ausgeschiedenen Gifte so fest binden, dass sie mit dem Stuhlgang ausgeschieden werden können. Auch ist es günstig, die Darmpassagezeit, also die Zeit, die der Stuhlgang und die Gifte im Darm verbleiben, zu verkürzen. Dies geschieht schon durch die Ernährung.
Darmeinläufe (siehe Seite 144 f.) oder eine Colon-Hydrotherapie beim Heilpraktiker, spezialisierten Ärzten oder in einer Fastenklinik beschleunigen die Darmpassage und damit die Ausleitung der Giftstoffe aus dem Darm. Sie bewirken oft innerhalb weniger Minuten eine starke Entlastung und Verbesserung des Allgemeinbefindens. Die Darmentgiftung ist aber nur ein Teil eines ganzheitlichen Entgiftungsprogrammes. Der andere Teil der Entgiftung besteht aus Substanzen oder Maßnahmen, die selbst den Körper dazu anregen, Gifte aus den Körperdepots zu mobilisieren, damit sie überhaupt in den Darm oder die Nieren gelangen können.
Giftstoffe sind in der Regel überall im Körper vorhanden. Sie sitzen sowohl außerhalb der Zellen (extrazellulär oder Bindegewebe) als auch in den Zellen selbst (intrazellulär). Manche, wie beispielsweise Quecksilber, sitzen sogar bevorzugt im Zellinneren. Viele Entgiftungsmittel gelangen aber schlecht in die Zelle oder in das Gehirn und können daher nur außerhalb der Zellen wirken. Wenn allerdings nach fortgesetzter Gabe der Extrazellulärraum entgiftet wurde, entsteht ein Druckgefälle, da die Giftkonzentration in der Zelle deutlich höher ist als außerhalb (osmotischer Gradient). Nun können Zellen ihre Gifte besser loswerden. Mitunter haben die Gifte sogar die Tendenz, passiv aus der Zelle herauszuströmen, bis sich die Konzentrationen zwischen Zellinnerem und Zelläußerem wieder angeglichen haben. Bei weiteren Ausleitungen wird so nach und nach auch die Giftstoffbelastung in der Zelle und im Gehirn abgebaut.

ENTGIFTEN MIT NATURSUBSTANZEN

Beim Entgiten über den Darm helfen neben frischen Wildpflanzen und Blattgemüse (frisches Chlorophyll), vor allem Algenextrakte, Ballaststoffe, Heilerde, Zeolithe und medizinische Kohle. Mitunter eingesetzte Mittel wie Rizinusöl oder Cholestyramin und gereinigtes Paraffinöl binden zwar ebenfalls Gifte im Darm. Da durch sie auch Cholesterin gebunden und ausgeschieden wird, sinkt als Nebeneffekt der Cholesterinspiegel im Blut. Dies ist angesichts der Tatsache, dass ein immer größerer Teil der Bevölkerung an zu hohen Blutfettwerten leidet (siehe Seite 171 f.), durchaus positiv zu werten.
Allerdings braucht es für eine Körperentgiftung auch Substanzen, die die Entgiftungstätigkeit der Organe und Zellen selbst anregen, damit sie überhaupt in den Darm (oder in die Nieren) gelangen können. Zu diesen Mitteln zählen Korianderkraut, Bärlauch und auch Knoblauch. Auch die Gabe von Acetyl-Glutathion und seinen Vorstufen (Actetyl-Cystein, Glutamin, Glycin) sowie Alpha-Liponsäure gehören in diesen Bereich, da sie in die Zelle gelangen, dort die Entgiftungstätigkeit anregen und selbst giftbindenden Schwefel enthalten. **Tipp:** Grundsätzlich ist es günstig, die Darmentgiftungsmittel abends einzunehmen, denn in der Nacht erreicht die Entgiftungsleistung der Leber ihren Höhepunkt.

ALGEN

Algen gehören zu den ältesten Lebewesen auf der Erde; weltweit gibt es über 20.000 Arten. Fast allen ist gemein, dass sie Umweltgifte und Schwermetalle binden können. Besonders hervorragende Fähigkeiten weist in dieser Hinsicht die Süßwasseralge Chlorella auf. Sie ist nur so klein wie ein rotes Blutkörperchen und wird daher zu den Mikroalgen gerechnet. Doch die Zellzahl von Chlorella kann sich innerhalb von 24 Stunden um das 40-Fache vermehren. Chlorella ist eines der bestuntersuchten Nahrungsmittel der Welt; eine Vielzahl von Studien stammen aus Asien, wo Chlorella traditionell seit Jahrhunderten verzehrt und produziert wird. Die Alge besteht zu 60 bis 80 Prozent aus Eiweiß und enthält alle lebenswichtigen Aminosäuren, 10 bis 20 Prozent Kohlenhydrate, etwa 11 Prozent Fett (hauptsächlich mehrfach ungesättigte Fettsäuren, auch Omega-3-Fettsäuren, siehe Seite 122 f.), neun Prozent sonstige Vitalstoffe wie Vitamine, Mineralien, Chlorophyll, Ballaststoffe und Wasser. Schon 2,5 Gramm decken den Tagesbedarf an Vitamin B_{12} zu 300 Prozent, den von Vitamin A zu 147 Prozent. Trotzdem ist keine Überdosierung mit Vitamin A zu befürchten. Denn das in Algen enthaltene ß-Carotin (Vorstufe des Vitamin A) wird vom Körper nur bei Bedarf umgewandelt.

Von allen Pflanzen der Erde hat Chlorella den höchsten Chlorophyllgehalt. Und dieser grüne Pflanzenfarbstoff hat, wie Sie schon wissen, eine ausgesprochen positive Wirkung auf die Gesundheit: Er bindet Körpergerüche, reguliert die Darmtätigkeit (der Stuhlgang wird normalisiert, Verstopfungen oder Durchfälle werden behoben), kann Tumore im Wachstum hemmen, unterstützt die Wundheilung, ist ein Radikalenfänger, kann die Ausdauerleistung erhöhen, hat eine leicht entwässernde Wirkung, steigert die Herzleistung, lindert Schmerzen, reguliert den Blutdruck, wirkt gegen Blutarmut und unterdrückt das Wachstum schädlicher Bakterien.

Chlorellin, ein weiterer Inhaltsstoff der Chlorella-Alge, wirkt als Probiotikum und stimuliert das Wachstum von gesundheitsfördernden Milchsäurebakterien im Darm.

WICHTIG

Salzwasseralgen

Auch viele Meeresalgen können Gifte binden und ausleiten. Es gibt verschiedene Arten, wie Nori, Kelp, Wakame, Dulse, Hijiki und Arame, die unterschiedlich schmecken. Sie können alle Meeresalgen einweichen und im Salat essen. Wegen der hohen Strahlenbelastung nach dem Atomunfall in Fukushima 2011 empfiehlt es sich jedoch, nur noch Meeresalgen aus dem Atlantik einzusetzen, zum Beispiel aus Irland.

Entgiftende Wirkung

Chlorella vermag die im Verdauungskanal gelegenen Gifte zu binden, indem sie mit ihnen leicht ausscheidbare Komplexe bildet. Dadurch vervielfacht sich die messbare Quecksilbermenge im Stuhl belasteter Personen um das 2- bis 30-Fache. Zwar kann die Alge nicht diejenigen Schwermetalle mobilisieren, die sich im Gehirn abgelagert haben, weil sie die Blut-Hirn-Schranke offiziell nicht durchdringen kann. Es gibt jedoch Hinweise, dass sehr hohe Dosen (> 40 g/Tag) sehr wohl eine gewisse Entgiftung im Zentralnervensystem ankurbeln; vermutlich gelangt in diesem Fall eben doch eine geringe Menge ins Gehirn.

Einnahme und Dosierung

Für die Wirksamkeit von Chlorella ist es wichtig, dass die Alge aufgrund der Aufzucht und Herstellung nicht selbst mit Schwermetallen belastet ist. Dies ist bei Zucht in kontaminiertem Wasser oder bei Umweltbelastung der Fall. Der Blei-, Arsen- und Quecksilbergehalt sollte unter 0,3 mg/kg liegen. Achten Sie daher auf Schadstoffanalysen. Ein weiteres Qualitätsmerkmal sind die dunkel-

grüne Farbe und der heuartige Geruch. Wird die Alge zu lange im Licht aufbewahrt, baut sich das Chlorophyll ab und die Alge wird braun, was die Wirksamkeit herabsetzt. Bewahren Sie sie daher stets lichtgeschützt und kühl auf.
Wenn der Körper mit vielen Giftstoffen belastet ist, kann die erstmalige Einnahme von nur einigen Presslingen Chlorella (250–4000 mg) zu unerwünschten Befindlichkeitsstörungen führen. Dabei können regelrechte Entgiftungskrisen auftreten, weil mobilisierte Giftstoffe ungebunden im Körper kreisen. Die Hauptsymptome sind unter anderem Schwindel, Übelkeit, Sodbrennen, Durchfall, grippeartige Beschwerden, Kopfschmerzen, abnorme Müdigkeit, depressive Stimmung und Blähungen. In diesem Fall gibt man, laut dem Experten für Schwermetall- und Ausleitung Dr. Dietrich Klinghardt, sehr hohe Dosierungen, zum Beispiel 40–50 g pro Tag – entweder zwei Tage oder als Kur über zwei bis drei Wochen. Bei den meisten Patienten verschwinden daraufhin nicht nur die Nebenwirkungen, sondern auch die Beschwerden, wegen denen Chlorella überhaupt genommen wurde. Die Erklärung für diese paradoxe Reaktion: Geringe Mengen Chlorella können zwar viele Gifte im Körper mobilisieren, aber diese im Darm nicht sicher binden, weil dort zu wenig Sporopollein (giftbindender Ballaststoff in Chlorella) vorhanden ist. Bei deutlich höheren Chlorellamengen steigt auch der Anteil an Sporopollein; gleichzeitig werden nicht mehr Gifte mobilisiert (Sättigungskinetik).

BALLASTSTOFFE

Man nimmt an, dass Ballaststoffe, wie Pektin und Flohsamenschalen, ebenfalls Fette (Cholesterin) und manche Gifte, wie Schwermetalle, Dioxine, Fäulnisgifte und abgestorbene Schleimhautreste im Darm binden, damit sie zügig ausgeschieden werden können. Sie sind in der neuen Ernährung reichlich enthalten (siehe Seite 98 ff.).

INFO

Was ist Spirulina?

Im Gegensatz zu Chlorella haben die fälschlicherweise oft als Algen bezeichneten tiefgrünen AFA-»Algen« und Spirulina keinen Zellkern. Sie weisen stattdessen alle Merkmale einer Bakterie auf (Cyanobakterien). Viele Anwender beobachten bei der Einnahme von AFA und Spirulina trotzdem eine positive Wirkung in Bezug auf Wohlbefinden, Beschwerden und Krankheiten. Dies liegt zum einen an den reichlich in ihnen enthaltenen essenziellen Aminosäuren, Vitaminen, Fettsäuren, Mineralstoffen, Spurenelementen und Carotinen (Naturfarbstoffe, die zu den sekundären Pflanzenstoffen zählen). Zum andern zeigten Bindungsstudien des TÜV Südwest Anfang 2000, dass Spirulina auch in der Lage ist, Schwermetalle zu binden. Empfohlene Dosierung: Zwei bis vier Wochen täglich etwa 2–10 g AFA oder Spirulina einnehmen.

Einnahme und Dosierung

Trinken Sie morgens gleich nach dem Aufstehen eine Mischung aus drei Esslöffeln Flohsamenschalen oder Chiasamen (aus dem Bioladen) und einer Tasse ungezuckerten Kräutertee oder einem Glas Wasser (je nach Geschmack können Sie den Saft einer halben Zitrone zugeben und noch einen halben Teelöffel Pektin aus dem Reformhaus einrühren). Auf diese Weise werden Schadstoffe und abgestorbene Schleimhautreste, die über Nacht in den Darm gelangt sind, gebunden und können zügig ausgeschieden werden. Sie können Ballastsoffe täglich einnehmen oder nur kurmäßig über ein bis drei Monate.

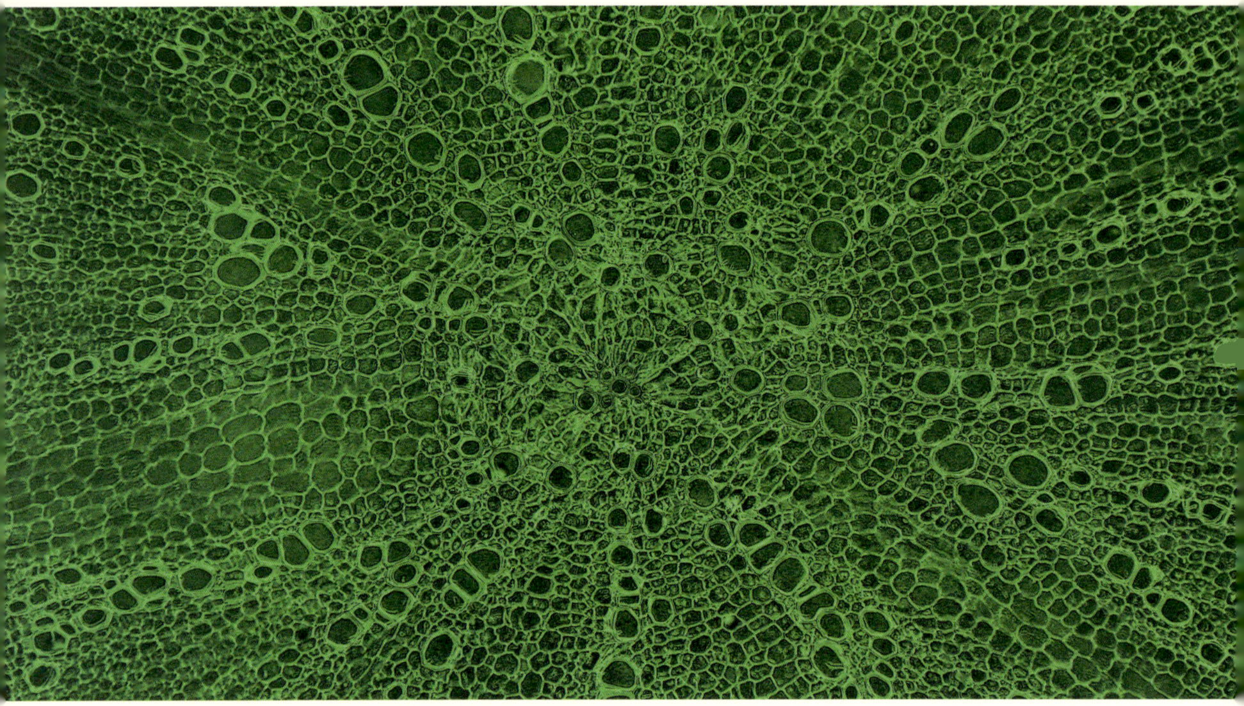

HEILERDE UND ZEOLITHE

Heilerde oder Zeolithe, eine Gruppe bestimmter Mineralien (aus der Apotheke oder über den Internethandel) enthalten in ihrer Kristallstruktur Silizium und weisen fein gemahlen eine große Oberfläche auf. Mit ihrer Hilfe können Sie Ihr Verdauungssystem spürbar von Giften entlasten.

Einnahme und Dosierung

Die tägliche Dosierungsempfehlung für Heilerde oder Zeolithe liegt zwischen 1 und 4 Gramm – je nach Geschmack. Nehmen Sie beide mit viel Flüssigkeit ein, am besten vor einer Mahlzeit. Manche Patienten machen dies für ein bis sechs Monate täglich, andere nur sporadisch einmal pro Woche – je nach Beschwerdegrad.
Nehmen Sie Heilerde und Zeolithe nicht mit Säuren ein, wie zum Beispiel Früchte und Essig, da sonst die Gefahr bestehen könnte, dass der Körper das möglicherweise in ihnen enthaltene Aluminium aufnimmt.

KOHLETABLETTEN

Medizinische Kohletabletten (aus der Apotheke) können ebenfalls im Darm befindliche Gifte abbinden und zur Ausscheidung bringen. Sie dürfen, genauso wie alle anderen Darmgiftbindemittel, nur mit viel Wasser eingenommen werden, da sie quellen und zu Verstopfung oder Darmverschluss führen können.

Einnahme und Dosierung

Nehmen Sie 2 bis 10 Presslinge (1–5 g) nüchtern mit viel Wasser (etwa zwei Gläser 30 Minuten vor einer Mahlezeit). Die Anwendungsdauer beträgt in der Regel zwei bis vier Wochen.

WEITERE NATÜRLICHE »ENTGIFTUNGSMITTEL«

Die im Folgenden genannten Pflanzen regen zwar die Entgiftung der Körperzellen an. Sie können aber nicht den enterohepatischen Kreislauf im Darm unterbrechen, sodass die gelösten Schadstoffe nicht abtransportiert werden, sondern zum Teil in den Blutkreislauf zurückkehren. Dadurch kann es zu Rückvergiftungen mit entsprechenden Vergiftungssymptomen kommen. Wenden Sie die Pflanzen daher nur in Kombination mit den zuvor genannten, bindenden Entgiftungsmitteln für den Darm an.

KORIANDERKRAUT

Koriander hat eine anregende Wirkung auf den Gallenfluss und Verdauungsapparat und zugleich eine starke antibakterielle Aktivität. Zudem gibt es Hinweise, dass frisches Koriandergrün und daraus hergestellte Extrakte (nicht die Samen) die Mobilisierung von Quecksilber, Blei und Aluminium aus den Zellen und dem Nervensystem anregt. Es scheint sogar sehr wirksam zu sein, weil innerhalb kürzester Zeit viele Giftstoffe aus der Zelle ausgeschieden und daher auch heftige Vergiftungssymptome ausgelöst werden. Weil Koriander jedoch scheinbar nicht die Fähigkeit besitzt, die Gifte aus dem Körper auszuleiten, sollten Sie es nur in Kombination mit Entgiftungsmitteln anwenden, welche die Quecksilberausscheidung aus dem Körper fördern, wie Chlorella, Bärlauch, Knoblauch oder DMPS (siehe Seite 135 f.). Die Erfahrung zeigt zudem, dass etwa 50 Prozent der Patienten erst nach einem halben bis einem Jahr Entgiftung mit Chlorella und Bärlauch mit der Einnahme von Koriander beginnen können, da sonst mögliche Entgiftungssysmptome durch zu viel frei werdendes Quecksilber zu heftig sind.

Einnahme und Dosierung

Die Einnahme erfolgt je nach Vergiftungsgrad 6–24 Monate – oder so lange, bis die Beschwerden verschwinden. Nehmen Sie anfangs ein- bis dreimal täglich vor einer Mahlzeit 1 Tropfen Korianderextrakt (aus der Apotheke) oder 1 Teelöffel frisches Korianderkraut (Bioware). Alternativ können Sie auch ⅓ Teelöffel selbst gemachtes Korianderpesto benutzen. Treten keine Entgiftungssymptome (wie Kopf- und Gliederschmerzen, Depressionen, Müdigkeit) auf, können Sie die Dosis auf dreimal 30 Tropfen oder 30 Teelöffel frisches Kraut steigern. Geben Sie die Tropfen auf die Zunge und behalten Sie sie vor dem Schlucken möglichst lange im Mund; kauen Sie frisches Kraut ausgiebig. **Wichtig:** Koriander wirkt wassertreibend, deshalb müssen Sie tagsüber viel trinken (mindestens 1,4–2 Liter). Nicht in der Schwangerschaft einnehmen, da das Kraut Gebärmutterkontraktionen aulösen kann.

WICHTIG

Eingeschränkte Entgiftung

Elektromagnetische Strahlungen, insbesondere Mobilfunk, Schnurlostelefone, schnurloser Internetzugang (WLAN, WIMAX) und digitale Babyphone können die Entgiftungsleistung des Körpers behindern. Die besten Ausleitungen und somit Verbesserungen der Beschwerden werden daher in funkarmen Gegenden erzielt, in denen weder Radio und Fernsehen noch Mobilfunk zu empfangen sind. Die Entgiftungsleistung ist zudem bei warmem Körper, im Liegen und beim Sport besonders hoch. Das bedeutet, Infusionen mit Entgiftungsmitteln sollten im Liegen oder vor dem Schlafen durchgeführt werden. Sauna oder Ausdauersport regen die Durchblutung und damit die Entgiftungsleistung an.

BÄRLAUCH

Bärlauch ist eine der ersten Grünpflanzen im Frühjahr. Seine lanzenförmigen, grünen Blätter enthalten schwefelhaltige Moleküle (Sulfhydylgruppen), die Schwermetalle im Blut aufnehmen und über die Nieren ausscheiden können. Bärlauch enthält aber auch Inhaltsstoffe, die Herz-Kreislauf-Erkrankungen entgegenwirken, da sie antioxidativ wirken und somit das schädliche LDL-Molekül vor Oxidation bewahren und vor Arteriosklerose schützen. Sie haben zudem einen positiven Einfluss auf die Verdauungsfunktionen. Denn durch die in Bärlauch enthaltenen ätherischen Öle und Alliciin, einen schwefelhaltigen Geruchsstoff, werden Darmerreger abgetötet und die Durchblutung und Verdauungssaftbildung angeregt.

Sie können Bärlauch selbst in Laubwäldern oder Parkanlagen sammeln (Vorsicht: Verwechslungsgefahr mit dem giftigen Maiglöckchen und der Frühjahrsform der Herbstzeitlose) oder im Bioladen kaufen. Außerhalb der Saison können Sie auf Bärlauchtinkturen und Frischpflanzenpulver zurückgreifen. Oder Sie bereiten aus frischem Bärlauch und Olivenöl ein Pesto zu.

Einnahme und Dosierung

Bärlauch hat zwar eine ähnliche Wirkung wie das Entgiftungsmittel DMPS (siehe Seite 135 f.), er mobilisiert aber bei Weitem nicht so viel Schwermetalle wie dieses. Sie sollten ihn daher immer in hohen Dosierungen einnehmen. Keine Sorge vor dem knoblauchartigen Geruch: Zusammen mit anderen grünen Blättern oder als Smoothie verzehrt, wird die Geruchsgrenze selten erreicht. Denn Chlorophyll bindet den Geruch. Nur auf den Genuss von Brot und Früchten sollten Sie anschließend verzichten, weil beides die Geruchsbildung verstärkt. **Empfohlene Dosierung:** Nehmen Sie täglich oder kurmäßig über zwei bis zwölf Wochen eine Handvoll frischen Bärlauch, 2 Esslöffel Bärlauchpesto oder 8 Bärlauchkapseln zu den Mahlzeiten ein.

Tipp: Weil Bärlauch nicht das ganze Jahr über frisch verfügbar ist, bietet sich die Verwendung von Knoblauch an. Er enthält dieselben Wirkstoffe, wenn auch in geringerer Konzentration. Essen Sie jeden Tag mindestens eine Zehe, kurmäßig auch mehr.

DIE SCHNELLEN ENTGIFTUNGSMITTEL

Sogenannte Chelatbildner sind die wirksamsten Entgiftungsmittel für Schwermetalle. Sie sind nur auf Rezept erhältlich und werden unter ärztlicher Kontrolle als Infusion verabreicht, in den Muskel oder unter die Haut gespritzt oder oral eingenommen. Chelatbildner werden mit einer Anzahl von 10–50 Gaben zur Therapie von Krankheiten eingesetzt. Bei Gesundheit können sie einmal im Jahr (etwa acht Gaben im Abstand von jeweils einer Woche) zur allgemeinen Ausleitung eingesetzt werden.

Die Ausleitung mit Chelatbildnern verbessert die Durchblutung, senkt den Blutdruck und festigt das Knochengewebe, wahrscheinlich indem es das darin befindliche Blei, Kadmium, Nickel und Quecksilber ausleitet. **Wichtig:** Schlucken Sie die Kapseln isoliert etwa 30 Minuten vor den Mahlzeiten, da sonst die Aufnahme in den Körper durch Nahrungsbestandteile behindert wird. Dagegen kann die entgiftende Wirkung von Chelatbildnern mit der gleichzeitigen Gabe von Alpha-Liponsäure (aus der Apotheke oder über den Internethandel) nochmals gesteigert werden. Denn die Moleküle der Alpha-Liponsäure (siehe Seite 118) sind in der Lage, bis in das Gehirn und in die Körperzellen zu gelangen und so auch dort Gifte zu binden, wodurch sie die positive Wirkung der Hauptentgiftungsmittel in hervorragender Weise unterstützen.

DMPS

Dimercaptopropansulfonsäure, kurz DMPS, wurde Anfang der 1950er Jahre in der Ukraine entwickelt. Es ist momentan das stärkste Ausleitungsmittel für Quecksilber, Arsen und Kupfer, leitet aber auch Blei, Kadmium, Zinn, Palladium, Gold und Silber aus.

Wird DMPS häufig verwendet, sind die klinischen Verbesserungen beeindruckend: Das Haarwachstum wird angeregt, die Haut wird geschmeidiger

INFO

Hilfreiche Mittel aus der Apotheke

- Die Einnahme von Acetyl-Cystein steigert die körpereigene Bildung von Glutathion, einem lebenswichtigen Peptid, im Körper und in den Gehirnzellen und führt zum Auffüllen des Thiolspeichers, der für die normale Funktion der Mitochondrien wichtig ist. Denn Mitochondrien erzeugen Energie in Form von ATP, ohne das Entgiftungen nicht möglich sind. Bei schweren degenerativen Erkrankungen (Alzheimer, Parkinson), Krebs und Aids werden täglich mehrere Gramm eingenommen. Da bei diesen Erkrankungen oft auch die körpereigene Glutathion-Produktion behindert ist, sollte auch Acetyl-Glutathion verabreicht werden (0,6–3 g oral).
- Das Schlafhormon Melatonin schützt Gehirnzellen vor schädlichen Einflüssen durch Gifte und Strahlungen. Es hilft, das Nervensystem zu regenerieren, und unterstützt das lebenswichtige Glutathion bei seiner Entgiftungsarbeit. Melatonin hat eine schlaffördernde und blutdrucksenkende Wirkung. Nehmen Sie dazu 3–20 mg vor dem Schlafen; zerkauen Sie die Kapseln und lassen Sie sie für einige Zeit im Mund. Dadurch wird der Wirkstoff bereits über die Mundschleimhaut aufgenommen. Anwendungszeitraum: ein bis vier Monate oder länger. Sie fördern die körpereigene Melatoninbildung, wenn Sie vor Mitternacht zu Bett gehen. Der Schlafraum muss zudem absolut dunkel und arm an Elektrosmog sein. Auch nächtliches Fernsehen und Arbeiten am Bildschirm (PC, Handy) unterdrückt die Melatoninbildung. Außerdem muss am Tage genug natürliches Licht über das Auge in das Gehirn gelangen. Denn dadurch wird die Bildung von Serotonin angeregt, einer Hormonvorstufe für Melatonin. Auch die Einnahme der Serotoninvorstufe L-Tryphtophan oder 5-HTP kann, wenn genügend Magnesium, Vitamin B_6, Folsäure, Eisen, Biotin und SAM anwesend ist, zu einer besseren Melatoninsynthese beitragen.
- Positive Wirkungen, insbesondere bei Darm- und Gelenkproblemen, aber auch bei Allergien und Autoimmunerkrankungen, verspricht die Einnahme von Methyl-Sulfonyl-Methan (MSM). Es wirkt gegen Entzündungen und unterstützt die Schwefelzufuhr und damit auch die Entgiftungsfunktionen. Nehmen Sie kurmäßig über drei Monate 3–8 g MSM zu den Mahlzeiten ein (nicht abends). Zusammen mit Vitamin B_{12} verbessert MSM dessen Resorption.
- S-Adenyl-Methionin (SAM) begünstigt ebenfalls die Ausleitung von Giftstoffen. Denn es ist eine Vorstufe von Glutathion. Nehmen Sie kurmäßig 2–3 Monate zwei- bis dreimal täglich 200–400 mg ein.

TIPP

Basisches Körpermilieu

Da eine basische Stoffwechsellage die Entgiftung fördert, ist es ratsam, über den gesamten Behandlungszeitraum vor, während und nach der Gabe von Ausleitungsmitteln spezielle Basenmittel aus der Apotheke einzunehmen – pro Tag 200–500 mg Kalzium, 300–900 mg Magnesium sowie 1–4 g Kalium (nicht bei Nierenerkrankungen oder Therapie mit kaliumsparenden Entwässerungsmitteln). Um die Vitalstoffaufnahme nicht zu behindern, sollten Sie die Präparate nicht ständig einnehmen. Außerdem versorgen Sie Ihren Körper mithilfe einer wirkstoffreichen Ernährung (siehe Seite 98 ff.) ohnehin ausreichend mit Lebensmitteln, die für ein basisches Milieu sorgen.

und rosiger, Laborwerte verschieben sich in den Normalbereich. Eigenartigerweise normalisieren sich auch erhöhte Blutdruck- und Cholesterinwerte. DMPS hat zudem eine heilende Wirkung auf Leber und Herz (zumindest die günstige Wirkung auf das Herz-Kreislauf-System lässt sich durch die Ausleitung von Quecksilber und Blei erklären). In Russland ist es daher nicht nur bei Vergiftungen mit Schwermetallen zugelassen, sondern auch bei Leberverfettung, Alkoholsucht, Leberzirrhose und sogar bei Überdosierung mit Digitalis (Fingerhut).

Einnahme und Dosierung

Eine gute Ausleitung besteht aus 10 bis 50, manchmal bis zu 100 DMPS-Gaben (à 250–500 mg); bei schweren Krankheiten zuweilen anfangs alle vier Stunden. Am besten wird es mittels einer Infusion verabreicht, die zusätzlich Taurin, Carnitin, Magnesium und Kalium enthält. Denn diese Mittel unterstützen die Ausleitung und machen den Körper basischer. DMPS kann aber auch unter die Haut oder in den Muskel gespritzt werden. In diesem Fall ist die Mischung mit 2-6 ml Procain 2 Prozent sinnvoll. Dies nimmt die Schmerzen und fördert zudem die Durchblutung.
Sie können den Inhalt der DMPS-Ampulle auch auf nüchternen Magen mit viel Wasser schlucken, wobei jedoch nur rund 50 Prozent der Wirkstoffe aufgenommen werden. Mehr Informationen zu Darreichungsform, Dosierung und Kosten erhalten Sie auf Seite 95 f.

DMSA

Dimercaptobernsteinsäure (DMSA) wurde in China entwickelt und erstmals 1949 beschrieben. Es hat ähnliche Eigenschaften wie DMPS, leitet aber im Vergleich nur etwa ein Zehntel an Giftstoffen aus. Oral verabreicht nimmt der Körper sogar nur noch 20 Prozent des Wirkstoffs auf. Sie erhalten DMSA in Ampullen- und Kapselform auf Rezept in der Apotheke (auch Heilpraktiker dürfen es verschreiben).

Einnahme und Dosierung

In der Regel spritzt der Arzt oder Heilpraktiker ein- bis siebenmal pro Woche 1–4 200-mg-Ampullen DMSA in die Vene, unter die Haut oder in den Muskel. Bei der oralen Zufuhr haben sich Dosierungen von 250 bis 1000 mg bewährt. Je nach Krankheitsart und Schwere sind 10 bis 100 DMSA-Gaben üblich.

TIOPRONIN

Dieses Mittel ist in Deutschland zur Ausleitung von Quecksilber, insbesondere von organischem Quecksilber, zugelassen. Organisches Quecksilber wird von Bakterien aus anorganischem Queck-

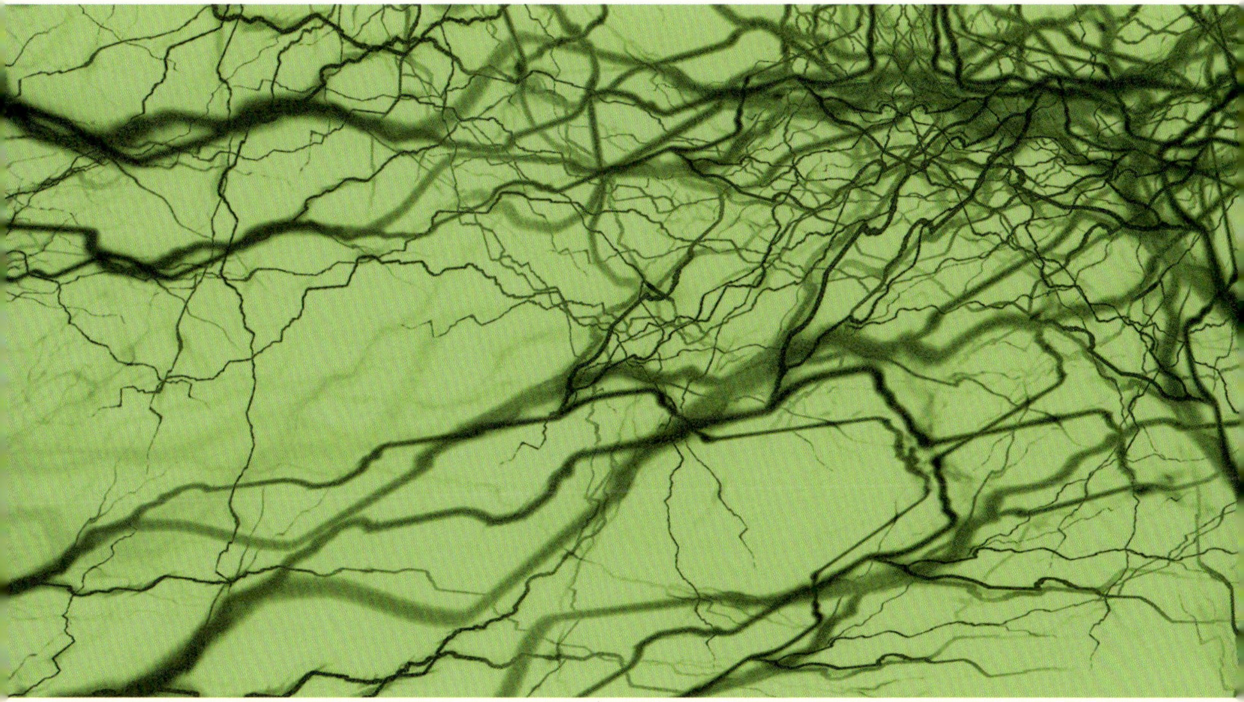

silber (zum Beispiel Quecksilberdampf oder -salze) gebildet. Es ist eine Verbindung von Quecksilber mit Kohlenstoffatomen und findet sich auch in Fisch oder im Speichel sowie im Stuhl von Menschen mit Amalgamfüllungen. Eigene erste Messreihen an Patienten ergaben jedoch, dass Tiopronin Quecksilber schwächer ausleitet als DMPS. Es kann zudem keine Schadstoffe aus dem Gehirn oder Rückenmark lösen. Wie DMPS oder DMSA hilft es jedoch auch bei Lebererkrankungen und schützt vor Strahlenschäden.

Einnahme und Dosierung

Tiopronin kann einzeln oder kombiniert mit DMPS gegeben werden. Allerdings steht nur eine orale Form zur Verfügung, die allergieverdächtiges Titandioxid enthält.

Empfehlenswert ist eine Anwendungsdauer von ein bis drei Monaten. Während dieser Zeit nimmt man alle fünf Tage ungefähr 30 Minuten vor einer Mahlzeit 200–1000 mg Tiopronin mit einem Glas Wasser zu sich.

NATRIUMTHIOSULFAT

Dieses rezeptpflichtige Mittel ist relativ preiswert (fünf Ampullen kosten ca. 20 Euro) und hat eine akzeptable Bindungsfähigkeit zu Quecksilber, ist jedoch weniger effektiv als DMPS. Sie können Natriumthiosulfat auch zum Spülen des Mundes während und direkt nach einer Amalgamentfernung verwenden (10–20 ml), um im Mundraum verbliebenes und versehentlich geschlucktes Amalgam zu binden. Bei Metallgeschmack während einer Entgiftungstherapie, hilft eine Mundspülung mit Natriumthiosulfat ebenfalls.

WICHTIG

Vorsicht bei Amalgamfüllungen

Wenn Sie noch Amalgamfüllungen im Mund haben beziehungsweise noch Amalgamreste unter Kronen und im Kiefer vorhanden sind, sollten Chelatbildner nicht zum Einsatz kommen. Der Grund: Sie erscheinen auch im Speichel und reagieren dann mit der Oberfläche von Amalgamfüllungen. Auch Entzündungen des Kieferknochens sollten erst beseitigt werden. Zum einen können in ihnen Quecksilberreste vorhanden sein, zum anderen blockieren Entzündungen die Entgiftung.
Da Chelatbildner zudem Spurenelemente, wie Zink, Mangan, Molybdän, Chrom, Kupfer und Eisen, ausleiten, sollten diese Vitalstoffe in den Therapiepausen – je nach Schwere der Krankheit zwischen 1 und 30 Tage – wieder aufgefüllt werden.

Einnahme und Dosierung

Spülen Sie den Mund direkt nach der Amalgamentfernung mit dem Inhalt einer Ampulle und schlucken Sie anschließend eine weitere Ampulle. Intravenös werden 7 g pro Tag verabreicht.

EDTA

Die Wirkung der klassischen intravenösen Therapie mit Ethylendiamintetraacetat (EDTA) beruht auf der Ausleitung von Nickel, Kupfer und Blei, die nachgewiesenermaßen Arterien verkrampfen und die Herzmuskelzellen schädigen können. Daher wird das Mittel auch zur Behandlung von Bluthochdruck, Durchblutungsstörungen, Arteriosklerose und Herzinfarkt eingesetzt. Es gibt Hinweise dafür, dass EDTA auch Verkalkungen der Arterien beseitigen kann. Da EDTA Quecksilber nicht ausleiten kann beziehungsweise dessen Giftigkeit sogar noch erhöht, sollte man es nicht sofort nach einer Amalgamentfernung einsetzen oder nur in Kombination mit DMPS oder DMSA. Wenn sichergestellt ist, dass nur noch wenig bis kein Quecksilber im Körper abgelagert ist, kann es allein verabreicht werden.
Sie können EDTA auch oral einnehmen. Weil nur liposomales EDTA im Verdauungstrakt resorbierbar ist, wird es dazu in Lezithin (Phospholipide) »verpackt«. So gelangt es über den Darm in die Blutbahn und kann bis ins Gehirn vordringen. Positiver Nebeneffekt: Durch das Lezithin werden die Zellwände regeneriert. Ein weiterer Vorteil: Durch die besondere Darreichungsform nimmt der Körper die Wirkstoffe zeitverzögert auf und Giftstoffe werden über einen langen Zeitraum von bis zu 48 Stunden kontinuierlich ausgeschieden. Dadurch wird verhindert, dass eine zu große Menge Giftstoffe die Nieren flutet.

Einnahme und Dosierung

Intranvenös wird 1,9 g Ca-Na-EDTA in 250 ml Infusionslösung über 15 Minuten verabreicht. Wird dabei reines EDTA (Na2-EDTA) verwendet (klassische Chelattherapie), muss dieses in 1 l Infusionslösung verdünnt werden und über einen Zeitraum von mindestens drei Stunden infundiert werden. Anderenfalls kann es beim Patienten zu einem lebensbedrohlichen Kalziummangel kommen.
Liposomales EDTA wird geschluckt. Dabei nehmen Sie auf nüchternen Magen 1–3 Esslöffel (Löffel nicht aus Metall) davon mit einem Glas Wasser zu sich. Auch anschließend dürfen Sie 60 Minuten nichts essen, um die Aufnahme nicht zu behindern. Wiederholen Sie dies über drei bis sechs Monate alle drei bis sieben Tage.

Manuelle Therapien

Auch Massagen und verschiedene manuelle Therapien der Alternativmedizin fördern die Mobilisation und den Abtransport von Giftstoffen aus dem Körpergewebe. Sie unterstützen das Entgiften, weil sie Blockaden und Störfelder lösen und so umgehend eine Erleichterung der Symptome herbeiführen.

OSTEOPATHIE

Osteopathie ist eine sanfte Heilmethode, die ohne Apparate und Medikamente auskommt und allein auf die Berührungen und kaum wahrnehmbaren Gewebeverschiebungen des Therapeuten baut. Ihr Ziel ist nicht, eine Krankheit zu bekämpfen oder bestimmte Symptome zu lindern. Vielmehr sollen Störungen und Blockaden, die für die Krankheit verantwortlich sind, gelöst werden, um so **die Selbstheilungskräfte zu aktivieren**. So kann zum Beispiel die viszerale Osteopathie **strukturelle Blockaden lösen**, welche die Organfunktionen behindern. Das fördert nicht nur die Durchblutung der Organe insgesamt, sondern auch ihre Entgiftungsleistung. Bei der Craniosacraltherapie werden sanfte Zug- und Druckbewegungen auf die Schädelknochen ausgeübt. Sie entspannen und **scheinen den Giftabfluss aus dem Kopfbereich zu unterstützen**.

ATLASTHERAPIE

Ähnlich wie bei der Craniosacraltherapie arbeitet der Therapeut auch bei der Atlastherapie: Hier werden Fehlstellungen des ersten Halswirbels (Atlas) diagnostiziert und durch sanfte Druckimpulse auf die Nackenrezeptoren in den oberen Halswirbeln ausgeglichen. **Dadurch sollen die Abflusswege des Kopfes entlastet werden.** Dr. Bodo Kuklinski, Facharzt für innere Medizin, Umwelt- und Nährstoffmedizin in Rostock, konnte nachweisen, dass die Belastung mit freien Radikalen und besonders nitrosativer Stress, also die Belastung mit schädlichen Stickstoffradikalen, dadurch zurückgehen.

NEURALTHERAPEUTISCHE INJEKTIONEN

Blockaden lassen sich auch durch neuraltherapeutische Injektionen beseitigen, die das vegetative Nervensystem beeinflussen und ihre Wirkung im ganzen Körper entfalten sollen. **Der Effekt wird durch die gleichzeitige Gabe von DMPS zum Procain verstärkt.** Zudem kann der Mischung gerade bei Injektionen in Gelenkbereichen Bienengift zugesetzt werden. Dieses regt zum einen noch stärker die Durchblutung an, zum anderen ist das darin enthaltene Mellitin ein starkes antibakterielles Mittel. Das bedeutet, es kann auch Borrelien oder Yersinien, die bei manchen Gelenkentzündungen vorhanden sind, abtöten.

Die Entgiftung sanft unterstützen

*Durch einfache Maßnahmen können Sie die körpereigene **Entgiftungsleistung anregen** und so die Ausscheidung von Giften beschleunigen. Sie wirken aber auch **vorbeugend** positiv auf die **Gesundheit**.*

ALLE PHYSIKALISCHEN REIZE, die wie Sauna, Bürstenmassagen, Vollbäder (mit Basenpulver) und Wechselduschen oder -bäder, aber auch Sport (siehe Seite 148 ff.) zu vermehrter Schweißbildung, verbesserter Durchblutung und einer Anregung des Stoffwechsels beitragen, führen automatisch zu einer verstärkten Freisetzung und Ausscheidung von Giften. Dasselbe gilt, wenn Sie beim Fasten eine Zeit lang gänzlich auf feste Nahrung verzichten oder bewusst die Heilkraft verschiedener Kräuter nutzen. Sogar das natürliche Sonnenlicht hilft Ihrem Körper, sich von schädlichen Giftstoffen zu befreien.
Aufgrund ihrer positiven Wirkung sollten all diese Maßnahmen bei einer ganzheitlichen Therapie von Krankheiten und zur Verbesserung des Gesundheitszustandes nicht fehlen. Selbst bei schweren Krankheiten können sie eine gute Ergänzung zur Einnahme von Entgiftungsmitteln darstellen. Eine Alternative sind sie aber nicht, da zu wenig Gifte ausgeschieden werden.

SAUNA

In der Sauna wird der Körper für kurze Zeit extremen Temperaturunterschieden ausgesetzt. Das trainiert die Hautblutgefäße sowie die allgemeine Anpassungsfähigkeit des Körpers an unterschiedliche Außenreize und stärkt das Immunsystem. Eine Saunatherapie kann darüber hinaus auch die Ausleitung von Giften, vor allem von fettlöslichen Giften, anregen. Gerade zu Beginn einer Saunatherapie kann es zu starken Entgiftungsreaktionen kommen. Holzschutzmittelvergiftete oder Personen mit Dioxinbelastung erfahren dadurch meist eine Verschlechterung der Symptomatik, die bis zu vier Wochen andauern kann. Daher sollten die ersten Saunagänge nur auf der untersten Bank erfolgen und nur wenige Minuten dauern (langsam steigern).
Sie können die Entgiftung zusätzlich unterstützen, indem Sie sich vor dem Saunagang mit Kokosfett einreiben, das die fettlöslichen Gifte bindet, die über die Haut ausgeschwitzt werden. Duschen

Sie dann nach jedem Saunagang gründlich und rubbeln Sie die Haut mit einem frischen Handtuch gut trocken (Achtung: jedes Handtuch wegen der möglichen Giftstoffbelastung infolge des Schwitzens nur einmal benutzen).

FINNISCHE SAUNA

Die klassische finnische Sauna kann bei fast allen Krankheiten durchgeführt werden. Selbst Bluthochdruck oder Krampfadern stellen kein Hindernis dar, sondern können im Gegenteil durch die Sauna positiv beeinflusst werden. Nur bei akuten Infekten und Fieber sollten Sie auf das Saunieren verzichten. Ansonsten dürfen Sie täglich schwitzen.

WICHTIG

Unerwünschte Belastung

Mitunter kann die Luft in der Sauna selbst mit Giftstoffen belastet sein. Wenn zum Beispiel viele der Mitsaunenden Amalgamfüllungen tragen, ist die Quecksilberdampfbelastung ziemlich hoch. Diesen Dampf atmen Sie ein. Deshalb sollten Sie nur zu Zeiten in die Sauna gehen, in denen wenige Menschen anwesend sind. Alternativ können Sie über die Anschaffung einer Wärmekabine oder Sauna in den eigenen vier Wänden nachdenken. Ebenso wichtig: Infrarotkabinen sollten aus unbehandeltem Naturholz gefertigt sein. Spanplatten, Resopalplatten und Kunstoffplatten haben im Innenraum nichts verloren, da sie gerade bei Hitze vermehrt Lösemittel aus Klebstoffen und Weichmachern ausdünsten. Diese Gefahr besteht vor allem bei Kabinen, die mit Flächenstrahlern ausgerüstet sind.

Idealerweise herrscht in der klassischen finnischen Sauna eine Temperatur von 80–110 °C und eine niedrige Luftfeuchtigkeit (unter 20 Prozent). Durch die hohe Temperatur wird der Körper zum Schwitzen angeregt, um den Körperkern konstant bei etwa 37 °C halten zu können (steigt die Temperatur im Gehirn auf 40–42 °C kommt es zum Koma und Hitzetod. Aber keine Angst, in der Sauna ist noch niemand gestorben). Wichtige »Saunaregeln« sind:

- Achten Sie darauf, dass Sie vor dem Saunagang warme Füße haben, damit die Schweißbildung in der Sauna richtig in Gang kommt. Machen Sie, wenn nötig, also erst warme Fußbäder.
- Halten Sie in der Sauna die Beine auf Herzhöhe (es ist also besser zu liegen als zu sitzen). Anderenfalls kann das Blut in die Beine sacken, wenn sich die Gefäße durch die Hitze erweitern und Ihnen wird schwindelig.
- Ein Saunadurchgang dauert in der Regel 8 bis 15 Minuten, bei geübten Saunabesuchern auch länger. Ein bis zwei Minuten vor Ende der Zeit können Sie einen Aufguss machen. Dazu gießen Sie einige Schöpfkellen Wasser, gemischt mit ein paar Tropfen ätherischen Blattölen (zum Beispiel Pfefferminz- oder Fichtennadelöl) auf die heißen Steine im Saunaofen. Dadurch entsteht Dampf, der die Luftfeuchtigkeit in der Sauna kurzfristig erhöht und für die Haut einen weiteren Hitzereiz darstellt. **Achtung:** Verzichten Sie auf Aufgüsse am Anfang eines Saunagangs. Denn durch die hohe Luftfeuchtigkeit wird die eigene Schweißbildung unterdrückt und damit die Ausscheidung von Giftstoffen behindert.
- Nachdem Sie die Sauna verlassen haben, tauchen Sie sofort in ein kaltes Becken oder lassen aus einem dicken Wasserschlauch von den Füßen bis zur Schulter kaltes Wasser über den Körper fließen. Einsteiger können zunächst auch nur Beine und Arme abduschen. Der Wasserdruck des Schlauches sollte so eingestellt sein, dass der

Wasserstrahl nicht höher als zwei bis drei Zentimeter herausströmt.

- Nach dem Abkühlen trocknen Sie sich sofort am ganzen Körper ab, gehen eventuell noch kurz an die frische Luft und beginnen dann gleich mit dem nächsten Saunagang. Absolvieren Sie auf diese Weise insgesamt zwei bis vier Durchgänge.
- Machen Sie zwischen den einzelnen Saunagängen keine langen Pausen. Denn die Wirkung des Saunierens beruht auf der abrupten Temperaturanpassung des Körpers.
- Erst nach dem letzten Saunagang legen Sie sich entspannt und in ein trockenes Tuch gewickelt oder in den Bademantel gehüllt für 15 bis 30 Minuten bequem hin. Achten Sie in dieser Ruhephase auf die Reaktionen Ihres Körpers und genießen Sie die Entspannung. Als Nachreaktion kommt es zu intensivem Schwitzen und einer starken inneren Entspannung.

INFRAROTSAUNA

Im Gegensatz zur herkömmlichen Sauna, bei der die Wärme über die heiße Luft direkt auf die Hautoberfläche übertragen wird (Wärmeleitung), arbeiten Infrarotsaunen mit Wärmestrahlung. Diese gelangt tiefer in das Körperinnere und erwärmt den Körper von innen heraus. Die Luft in der Infrarotsauna ist dadurch zwar weniger heiß. Trotzdem kann es sein, dass Sie noch heftiger schwitzen und der Puls stärker ansteigt, ähnlich wie bei körperlicher Anstrengung.
Weil Sie bei der Infrarotsauna vermehrt Fett und damit auch die in Fett gelösten Substanzen ausschwitzen, wirkt es stark entgiftend. Im Vergleich zur klassischen Sauna, bei der Ihr Schweiß etwa zu 97 Prozent aus Wasser und zu drei Prozent aus Fett und Salzen besteht, enthält er beim Infrarotsaunen nur zu 80 Prozent Wasser und zu rund 20 Prozent Fette, Proteine und Salze. Der praktische Ablauf ist dabei der gleiche wie bei der klassischen Sauna. Es genügt jedoch ein Saunagang.

BÜRSTENMASSAGEN UND KALTE GÜSSE

Durch tägliche Bürstenmassagen wird die Haut sofort besser durchblutet und der Abtransport von abgestorbenen Hautschuppen gesteigert. Eine bessere Hautdurchblutung geht zudem mit einer besseren Entgiftungsfähigkeit einher.
Kalte Güsse verursachen dagegen reaktiv, also erst nach der Anwendung, eine vermehrte Hautdurchblutung. Sie trainieren gleichzeitig die Muskulatur der Hautblutgefäße, was sich günstig bei Krampfadern auswirken kann. **Wichtig:** Bei Fieber sollten Sie kalte Güsse auf Beine und Arme beschränken und vorher eventuell ein warmes Fußbad nehmen.

DIE RICHTIGE ANWENDUNG

Führen Sie die Prozedur am besten direkt nach dem Aufstehen durch, weil Sie dann die höchste innere Wärme aufweisen. Bürsten Sie zunächst den ganzen Körper in kreisenden Bewegungen von den Zehen bis zur Schulter mit einer trockenen Massagebürste ab. Duschen Sie dann sofort mit langsamem kaltem Wasserstrahl: erst von den Füßen aufwärts zur Leiste (erst das rechte Bein, dann das linke), dann von den Händen nach oben zu den Schultern (abermals erst rechts, dann links). Fortgeschrittene duschen nun den ganzen Körper mit kaltem Wasser ab, einschließlich Kopf; Naturliebhaber können sich nach der Bürstenmassge auch im taufrischen Gras oder Schnee wälzen. Anschließend trocknen Sie sich schnell ab und ziehen sich warm an. Wenn Sie noch einmal »richtig« duschen wollen, um sich zu waschen, machen Sie das erst später. Bei Infektanfälligkeit hat sich auch folgende Vorgehensweise bewährt: Reiben Sie nach dem Aufstehen den ganzen Körper mit einem in kaltem Wasser getränkten Waschlappen ab. Danach schlüpfen Sie mit tropfnassem Körper noch einmal unter die warme Bettdecke. Dadurch kommt

> **TIPP**
>
> ### Wechselunterschenkelbäder
>
> Dieses Wechselbad eignet sich hervorragend bei chronisch kalten Füßen, die oft bei Schwermetallvergiftungen vorliegen, und Erkrankungen der oberen Luftwege (bei Vergiftungen leidet man öfter unter Infekten). Füllen Sie einen großen Eimer mit kaltem Wasser, einen zweiten mit so heißem Wasser, dass Sie gerade noch die Füße hineinstellen können. Stellen Sie nun beide Beine zum Aufwärmen mehrere Minuten in das heiße Bad. Wechseln Sie dann für etwa zehn Sekunden in den kalten Eimer und sofort wieder zurück ins heiße Wasser. Mehrmals wiederholen (insgesamt 10–20 Minuten) und die Füße dann trockenrubbeln.

es zu einer angenehmen und immunstärkenden Wärmeentwicklung, die das Abwehrsystem anregt. Die kalten Waschungen helfen auch, wenn Sie nicht einschlafen können, wahrscheinlich, weil durch die Hautreize die Melatoninbildung angeregt wird. **Vorsicht:** Verzichten Sie nach dem Sport auf Kaltwasseranwendungen, weil dadurch Muskelstoffwechsel und Muskelaufbau gestört werden. Außerdem gilt für alle Kaltwasseranwendungen: Führen Sie sie nie aus, wenn Sie kalte Füße haben oder frieren. Sonst kann es zu einer schädlichen Auskühlung kommen.

BASENBÄDER

Wenn sich der ganze Körper im Wasser befindet, muss er sich auf andere Druckverhältnisse einstellen als an der Luft. Durch den hydrostatischen Druck des Wassers wird das Körpergewebe etwas zusammengepresst, was nachweislich die Tätigkeit der Lymphen und der Nieren anregt (Diurese). Das allein hat schon eine entgiftende Wirkung. Unterwasserbäder unterstützen sogar bei Nierenkranken die Entwässerung.
Sobald Wasser hinter die Ohrläppchen gelangt (dort ist ein Sensor), wird reflexartig der Vagusnerv angeregt, der größte Nerv des vegetativen Nervensystems. Dies führt sofort zu einem langsameren Herzschlag, zu Blutdrucksenkung und Entspannung (Tauchreflex). Nicht zuletzt wird in angenehm warmen Vollbädern das Schwitzen und die Entgiftung angekurbelt. Dies gilt insbesondere dann, wenn das Badewasser vorher mit Basensalzen angereichert wurde. Denn durch das basische Wasser wird der Körper angeregt, Säure und damit auch Giftstoffe über die Haut auszuscheiden (die Entgiftung funktioniert immer am besten im alkalischen Zustand). Denn im alkalischen Zustand herrscht eine bessere Versorgung der Gewebe mit Sauerstoff, was die Energieerzeugung anregt. Zudem konkurrieren Schwermetalle mit sauren Protonen um die Entgiftungsbindungsstellen. Wird nun das Milieu basischer, können sich die Schwermetalle besser an die Entgiftungsmittel binden. Um diesen positiven Effekt zu nutzen, geben Sie in ein Vollbad ein Kilogramm Totes-Meer-Badesalz, Natriumbicarbonat (im Drogeriemarkt oder Lebensmitteldiscounter erhältlich). **Tipp:** Entspannen Sie ein- bis siebenmal pro Woche mindestens 30 Minuten im warmen Basenbad und gehen Sie anschließend am besten gleich ins Bett.

FASTEN

Ein- bis zweimaliges Fasten pro Jahr (jeweils 3–40 Tage) wird von einigen Heilkundlern als eine der wirksamsten Therapiemethoden zum Entgiften und Gesunden eingestuft und daher oftmals auch als Operation ohne Messer oder

Königsweg zur Gesundheit bezeichnet. Das Beste aber: Im Prinzip kann jeder Mensch fasten. Bei Tuberkulose, psychischen Krankheiten und Suchterkrankungen ist es jedoch günstig, in einer Fasteneinrichtung oder Klinik zu fasten.
Beim Fasten werden zwangsläufig aus dem Bindegewebe und Fettgebwebe Giftstoffe mobilisiert, die durch die Leber in den Darm transportiert werden. Da beim Fasten aber auch der Darm ruhig gestellt wird und in den Darm ausgeschiedene Giftstoffe nicht zur Ausscheidung kommen, kreisen sie weiter im Blut (Autointoxikation/ Rückvergiftung). Die Folge sind die bekannten Fastenkrisen, die zum Beispiel mit Kopfschmerzen, Übelkeit und Rastlosigkeit einhergehen. Achten Sie daher auch beim Fasten darauf, dass Sie täglich Stuhlgang haben. Dabei helfen tägliche Darmeinläufe und die tägliche morgendliche Einnahme von Bittersalz (2 Teelöffel Magnesiumsulfat in einem Glas warmem Wasser). Bittersalz reinigt Dünn- und Dickdarm, Einläufe nur den unteren Dickdarm. Es ist zudem günstig, wenn sich genug Substanzen im Darm befinden, die anflutende Giftstoffe und abgestoßene Darmschleimhautzellen binden und helfen, sie auszuscheiden. Daher hat sich die Einnahme von Heilerde, Propolispulver und Zeolithen aus der Apotheke in Kombination mit Ballaststoffen (etwa Flohsamenschalen, Pektin, Lein- oder Chiasamen) sowie reichlich Wasser bewährt. Trinken Sie in den Fastentagen mindestens 1,5–3 Liter Wasser. Verzichten Sie außerdem auf jede Form von Salz, auch nicht in Gemüsebrühe; es bindet Wassser (und somit Giftstoffe) im Körper. Die beste Fastenwirkung erreichen Sie übrigens, wenn Sie während des Fastens Sport, auch Wandern, treiben. Dadurch verhindern Sie, dass die Muskulatur abgebaut wird, und Sie fördern den Fettabbau. Durch Letzteres werden jedoch auch im Fettgewebe gespeicherte Giftstoffe ins Blut abgegeben, die dann ausgeschieden werden müssen.

EINLAUF – REINIGUNG FÜR DEN DARM

Bei einem Einlauf wird der Dickdarm mithilfe eines Irrigators (aus Apotheke oder Sanitätshaus) mit lauwarmem Wasser gespült. Stecken Sie dazu das Darmrohr auf das Anschlussstück des Einlaufgeräts, schließen Sie den Wasserhahn am Plastikschlauch an und füllen Sie zwei Liter lauwarmes Wasser oder Kamillentee ein. Lassen Sie etwas Wasser ab, damit sich keine Luftblasen im Schlauch befinden. Schließen Sie nun den Hahn am Gerät und befestigen Sie dieses zum Beispiel an der Türklinke des Badezimmers. Breiten Sie ein großes Handtuch am Boden aus. Ölen Sie das Endstück des Darmrohrs und den After mit Vaseline oder Körperöl. Legen Sie sich auf den Rücken oder die Seite oder gehen Sie auf alle viere und führen Sie das Darmrohr sanft in den Enddarm ein. Pressen Sie dabei kurz, damit sich der Schließmuskel öffnet. Lassen Sie nun mindestens einen Liter Wasser in den Darm fließen, ehe Sie den kleinen Hahn am Gerät wieder schließen

TIPP

Natürliche Basenspender

Beim Fasten bildet der Körper vermehrt Säuren. Durch die regelmäßige Einnahme von Basenpulvern (aus Apotheke oder Internethandel, Einnahme nach Packungsanweisung) werden die Säuren beseitigt. Auch Wildkräutersäfte sind extrem basisch und puffern die schädlichen Säuren ab. Überhaupt kann die Fastenwirkung durch rohe Wildkräutersäfte oder Grassäfte noch einmal gesteigert werden. Denn die grünen Säfte führen dem Körper sehr hochwertige Wirkstoffe und Enzyme zu, welche die Entgiftung stark fördern.

und das Darmrohr vorsichtig herausziehen. Legen Sie sich auf den Rücken und entspannen Sie sich. Versuchen Sie, das Wasser einige Minuten zu behalten, bis Sie einen deutlichen Drang zur Toilette verspüren. Der Darm leert sich in ein bis zwei kräftigen Schüben. Ist der Darminhalt nicht dünnflüssig, sondern dickflüssig oder enthält er gar harte, Kotsteine, machen Sie gleich noch einmal einen Durchgang. Bei Migräne oder fieberhaften Infekten kann so ein Einlauf sofortige Verbesserung erbringen.

KRÄUTERHEILKUNDE

Die Pflanzenheilkunde hat in Europa eine jahrhundertelange Tradition. Und auch wenn momentan die Tendenz besteht, exotischen Kräuter anzuwenden, sind wir Mitteleuropäer doch am besten an die Kräuter aus Europa angepasst. Zudem sind manche exotischen Kräuter, gerade aus Asien, aufgrund der Anbaumethoden mit giftigen Pflanzenschutzmitteln belastet. Von daher sollten Sie aryuvedische oder chinesische Kräutermischungen stets mit Vorsicht genießen. Trotzdem: Manche exotische Kräuter sind aufgrund ihrer hohen Wirksamkeit nicht ersetzbar, allen voran Ginkgo-Blätter (entgiftend, Antikrebswirkung, durchblutungssteigernd), sibirischer Ginseng (allgemeine Stärkung, Immunstärkung), chinesischer Ginseng (steigert der Körperkräfte, immunstimulierend), Amla-Beere (höchster Gehalt an Polyphenolen aller Pflanzen, daher starke Antikrebswirkung) oder Kurkuma (hilft gegen Entzündungen, Autoimmunerkrankungen, wirkt verdauungsfördernd und energiesteigernd).

UNTERSTÜTZUNG BEI VIELEN BESCHWERDEN

Allein durch die neue Rohkost-Ernährung führen Sie Ihrem Körper heimische Wildpflanzen schon in ihrer höchsten Wirkform zu: roh und frisch. Sie können aber zusätzlich biologische Kräuterpulver und Kräutertees sowie Kräuteröle verwenden. Nicht wenige Menschen leiden zum Beispiel an einer chronischen Fehlbesiedelung des Darmes oder sogar an parasitären Erkrankungen, wie zum Beispiel Würmern. Beides kann mit bitteren Heilkräutermischungen behandelt werden. Besonders Wermut, Beifuß, Löwenzahn, Tausendgüldenkraut haben sich dabei bewährt. Ein Tee aus diesen Kräutern wirkt bei Verdauungsproblemen, Durchfall, Verstopfung, Appetitmangel, Verdauungsenzymmangel, Bauchschmerzen und Übelkeit wahre Wunder. Darmfehlbesiedelungen und Infektionen (auch mit Parasiten) lassen sich auch mit speziellen, mit Ozon versetzten Pflanzenölen behandeln (Rizole). In der Apotheke erhalten Sie verschiedene Mischungen; gut bewährt hat sich das Rizol-Epsilon (50 ml kosten ca. 30 Euro). Trinken Sie zunächst vor jeder Mahlzeit ein Glas warmes Wasser mit einem Tropfen Rizol. Steigern Sie dann alle zwei Tage die Tropfenzahl auf bis zu zehn Tropfen (dreimal täglich). Weil durch die Behandlung viele Bakterien und Parasiten absterben und dadurch ihre Zellinhaltsstoffe plötzlich freisetzen, kann es zu heftigen Immunreaktionen (Herxheimer-Reaktion), Fieber und Müdigkeit kommen. In diesem Fall sollte die Dosierung heruntergesetzt werden. Nehmen Sie nur einen Tropfen pro Tag und steigern Sie die Dosis nur, solange keine Verschlechterung der Symptome eintritt. Nach etwa einer Woche kann dann die Dosierung erhöht werden. Insgesamt sollte die Kur etwa zwei bis drei Monate dauern. Für Entgiftungskuren mit Kräutern, die die Reinigung des Körpers und der Verdauungsorgane unterstützen, eignen sich auch folgende Teekräuter oder Pulver (Mischungen werden auf Wunsch in der Apotheke hergestellt): Astragaluswurzel, Bibernelle, Brombeerblätter, Fenchelsamen, Ginkgo-Blätter, Hafergras (gibt es auch als Roh-Saftpulver), Hirtentäschel, Isländisch Moos, Korianderkraut, Kreuzkümmel (Cumin), Kurkuma, Lindenblätter, Löwenzahnblätter, Mariendistelblätter, Oregano, Rhodiola, Ringelblumen, Rosmarinblätter, rote Weinblätter, Salbei, Schafgarbe, sibirischer Ginseng, Spitzwegerich, Thymian, Wachholderbeeren, Walnussblätter, Weißdornblätter und -blüten. **Anwendung:** Nehmen Sie täglich einen Teelöffel voll gemahlener Kräuter in den Mund, speicheln Sie sie gut ein und schlucken Sie die Mischung hinunter.

SONNENANWENDUNGEN

Die Heliotherapie, also die Anwendung von Sonnenlicht, hat eine lange Tradition. Heute ist wissenschaftlich belegt, dass Sonnenlicht über die Vitamin-D-Produktion in der Haut die Abwehrzellen aktiviert und zum Beispiel Tuberkelbakterien (Auslöser der Tuberkulose) zerstört. Dennoch überwiegt seit rund 50 Jahren die Sorge vor den negativen Einflüssen der Sonnenstrahlung. Dabei brauchen wir Licht nicht nur zum Sehen. Fritz Hollwich (1909–1991), ehemaliger Leiter der Universitätsaugenklinik Münster, hat schon vor 60 Jahren herausgefunden, dass etwa 30 Prozent der Sehnervenfasern nicht zur Sehrinde ziehen, sondern direkte Verbindungen zu Hypothalamus, Epiphyse (Zirbeldrüse) sowie Hypophyse (Hirnanhangsdrüse) haben und damit das gesamte vegetative Nervensystem steuern.
Zum Glück besinnen sich immer mehr Ärzte und Therapeuten auf die Heilkraft des Sonnenlichts und setzen es (auch in Form echten Vollspektrumlichts, siehe unten) zum Beispiel zur Behandlung von Winterdepressionen (SAD), Rachitis, Neugeborenengelbsucht, Schlafstörungen, Hauterkrankungen (Schuppenflechte, Nesselsucht, Akne, Neurodermitis) oder Allergien ein. Tierversuche, die in den siebziger Jahren in der damaligen UdSSR durchgeführt wurden, zeigen sogar, dass schwermetallvergiftete Mäuse länger leben, wenn sie unter natürlichem Licht gehalten werden. Die Schwermetallausscheidung war bis zu 30-mal höher als bei den Mäusen, die unter künstlichem Licht lebten.

NATÜRLICHES LICHTSPEKTRUM

Natürliches Licht setzt sich aus sichtbaren und unsichtbaren Farbspektren zusammen: Ultraviolett A und B, Violett, Blau, Grün, Gelb, Orange, Rot und Infrarot in einem harmonischen Verhältnis. Die verschiedenen Farbspektren haben wichtige biologische Auswirkungen. Vor allem das UV-B-Licht führt zur Vitamin-D-Synthese und regt den Kalzium-, Kohlenhydrat- und Phosphorstoffwechsel an. Es steuert aber auch weitere Lebensfunktionen wie die Fruchtbarkeit, die Geschlechtsaktivität, die Stimmungslage, den Blutdruck, das Herz-Kreislauf-System, den Zucker- und Wasserhaushalt, das Wachstum oder die Muskelleistung und stärkt das Immunsystem. Übersichtsarbeiten des amerikanischen Vitamin-D-Experten Michael Hollick, der verschiedene Studien analysierte, zeigen sogar, dass durch natürliches Licht mit UV-B-Anteil die Häufigkeit von Brustkrebs und Herzinfarkt um bis zu 60 Prozent sinken kann. Im Gegensatz dazu scheint das herkömmliche »Universalweiß«-Röhrenlicht aufgrund des mangelnden UV-Spektrums die Krebshäufigkeit zu erhöhen. Diese Tatsache kann allein mit der mangelnden Vitamin-D-Bildung in der Haut und vermehrter Stressreaktion erklärt werden.

RICHTIG SONNENBADEN

Was die Empfehlungen zum Sonnenbaden angeht, hat sich die Meinung der Medizin innerhalb eines Jahres gewandelt: Jahrzehntelang warnte man vor der Sonne und empfahl Sonnenbäder nur in den frühen Morgen- oder späten Abendstunden sowie unter Verwendung von

Sonnenschutzcremes mit hohem Lichtschutzfaktor. Heute sieht die Lage gänzlich anders aus. Denn durch die alten Empfehlungen wurden mehr tödliche Krebsfälle (alle Krebsarten) verursacht als verhütet. Selbst der bösartige Hautkrebs (malignes Melanom) entsteht bei Personen, die viel in der Sonne sind und weniger Sonnenschutzmittel verwenden, seltener. Nur die gutartigen Hautkrebse, wie Basaliome oder Plattenepithelkarzinome, sind häufiger.

Die aktuelle Empfehlung lautet daher: Gehen Sie täglich und am besten so unbekleidet wie möglich sowie ohne Sonnenschutzmittel in die Sonne. Den höchsten UV-B-Anteil, der zur Vitamin-D-Synthese notwendig ist, hat die Mittagssonne. Im Sommer ist daher die Zeit zwischen 10 und 16 Uhr ideal. Je nach Hauttyp sollten Sie anfangs nur zwischen fünf Minuten und einer Stunde in der prallen Sonne verweilen, damit kein Sonnenbrand entsteht. Anschließend können Sie sich zum Beispiel mit Kleidung schützen.

Nach einiger Zeit des »Sonnentrainings« können Sie dann länger in der Sonne bleiben. Denn die Haut passt sich bald an die Strahlungen an. Es kommt zu einer Verdickung und Vermehrung der Melanozyten, also derjenigen Hautzellen, die schützendes braunes Pigment bilden. Darüber hinaus spielt auch die Ernährung und die Versorgung mit lebenswichtigen Vitalstoffen eine entscheidende Rolle für die Sonnenverträglichkeit. Sie werden bald merken, dass Sie durch die neue wirkstoffreiche Ernährung deutlich länger in der Sonne verweilen können, ohne einen Sonnenbrand zu bekommen. Sie werden außerdem brauner. Umgekehrt findet sich in Ihrer Haut mehr Fett, wenn Sie sich von Fertigprodukten und vor allem mit vielen raffinierten, mehrfach ungesättigten Pflanzenölen (Transfettsäuren) ernähren. Und dieses Fett wird unter UV-Licht zu Fettsäureradikalen, die wiederum die Haut schädigen und eher zu Sonnenbränden führen. Aus demselben Grund sollten sich, wenn Sie in die Sonne gehen, weder Seifenreste noch Parfüm oder Fettcreme auf oder in der Haut befinden. Auch dadurch entstehen unter UV-Strahlung vermehrt freie Radikale, welche die Haut altern lassen und zudem das Hautkrebsrisiko fördern. Um die ausreichende Versorgung sicherzustellen, sollten Sie den Vitamin-D-Spiegel regelmäßig messen lassen. Falls die UV-Bestrahlungen nicht ausreichen, müssen Sie zusätzlich künstliches Vitamin D einnehmen. Dabei ist wichtig: Je mehr Fettgewebe vorhanden ist, desto höher ist der Vitamin-D-Bedarf. Schon ein normaler Erwachsener benötigt täglich 8000 IE, um einen Blutspiegel von 40–100 ng/ml zu erreichen.

INFO

Künstliche Vitamin-D-Quellen

Leider ist in Deutschland der UV-B-Anteil des Sonnenlichts von Oktober bis März durch den schrägen Sonnenstand nicht mehr messbar (Ausnahme: Höhenlagen um die Mittagszeit, vor allem bei Schnee). Dadurch sinkt die Vitamin-D-Versorgung drastisch. Um das Defizit auszugleichen, können Sie Vitamin D als D3 einnehmen. Der Nachteil solcher Präparate: Oral verabreichtes Vitamin D ist an das LDL-Cholesterin gebunden und für die Zellen weniger leicht verfügbar. Es senkt auch nicht den Cholesterin- und Insulinspiegel. Daher ist es besser, sich in den sonnenarmen Monaten im Solarium mit UV-B- Licht bestrahlen zu lassen – je nach Hauttyp zwischen 5 und 40 Minuten. **Wichtig:** UV-A-Strahlung macht zwar braun, zerstört jedoch in der Haut gebildetes Vitamin D und ist krebserregend.

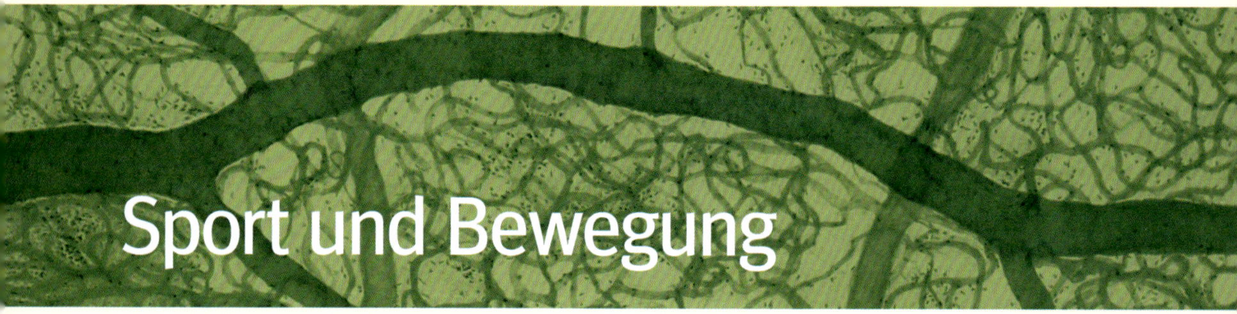

Sport und Bewegung

Wer genug Zeit für ***Ausdauer- und Kraftsport einplant****, kann seinen Körper im Kampf gegen gesundheitsgefährdende Giftstoffe zusätzlich unterstützen. Es kommt aber darauf an,* ***wie Sie trainieren.***

KEINE FRAGE: Regelmäßige Bewegung trägt viel zum persönlichen Wohlbefinden, zu mehr Fitness und einer guten Figur bei. Im Gegensatz zu einer sinnvollen Ernährungsumstellung hilft Sport jedoch weniger, Volkskrankheiten zu verhüten oder zu behandeln. Wer sich beispielsweise nur von Zucker und Weißmehlprodukten ernährt, kann sich noch so viel bewegen, er muss trotzdem mit Zahnverfall, Gallensteinen, Arteriosklerose, Gelenkschäden, Knochenentkalkung, Leberverfettung, hohen Blutfettwerten und Magenproblemen rechnen. Die Beschwerden ließen sich durch das Training zwar vermutlich hinauszögern. Doch über kurz oder lang hinterlässt der Mangel an lebenswichtigen Wirkstoffen Spuren am Körper. Mehr noch: Weil die Gelenkknorpel nicht alle Baustoffe erhalten, die sie brauchen, um ihre Aufgabe optimal zu erfüllen, wird der körperliche Verschleiß durch den Sport sogar noch gesteigert, sofern Sie nicht gleichzeitig auch auf die Ernährung achten.

BEWEGUNG TUT GUT

Dies ist natürlich kein Freischein für all jene, die abends lieber bequem vom Sofa aus die Sportsendung im Fernsehen verfolgen, als selbst aktiv zu werden. Denn wie ein Auto sollte auch unser Körper regelmäßig auf Touren kommen. Damit Ihr Wagen ein Maximum an Leistung erbringt, ist es wichtig, regelmäßig richtig Gas zu geben und bis ans Limit zu fahren. Dadurch wird das Auto im normalen Betrieb mehr Leistung bringen und weniger verbrauchen als eines, das immer auf Sparflamme fährt und nur Kurzstrecken zurücklegt. Genauso ist es beim Menschen: Sport entspricht einer rasanten Fahrt auf der Autobahn, die alltägliche Bewegung dem Stadtverkehr.
Wer regelmäßig Sport treibt, profitiert auf mehrfache Weise:

- Alle Organe werden besser durchblutet. Es bilden sich sogar neue Blutgefäße, sodass die Durchblutung noch besser wird und die Gefahr eines Verschlusses abnimmt.

- Das Herz wird kräftiger und kann mehr Leistung erbringen. In Notfallsituationen, etwa unter Sauerstoffnot, überleben Trainierte besser.
- Blutdruck und Blutzucker normalisieren sich.
- Der Ruhepuls (gemessen nach dem Aufwachen) sinkt (ideal ist ein Ruhepuls von weniger als 80 Schlägen pro Minute; jede Erhöhung senkt die Lebensdauer).
- Das Lungenvolumen nimmt zu. Der Körper kann nun mehr Sauerstoff aufnehmen. Die Leistungsfähigkeit steigt an.
- Knochensystem, Sehnen und Bänder werden fester und stärker. Dadurch sinkt die Verletzungsgefahr – im Alltag und beim Sport.
- Die Bandscheiben der Wirbelsäule sowie die Gelenkknorpel werden besser ernährt. Dadurch sind sie vor Degeneration und Bandscheibenvorfällen geschützt.
- Die Leistung des Immunsystem steigt um das bis zu Sechsfache; die Infektanfälligkeit nimmt ab.
- Depressionen und depressive Verstimmung lassen nach. Oftmals ist Sport sogar wirksamer als Medikamente, so eine im Jahr 2000 veröffentlichte Studie an der Duke-University Durham in North Carolina/USA. Das verwundert nicht, denn der aktive Muskel produziert BDNF (Brain Derived Neurotropic Factor), der das Nervensystem regeneriert. Sport erhöht außerdem die antidepressiv wirksamen Hormone Serotonin, Dopamin und Noradrenalin.
- Der Appetit auf gesunde Lebensmittel steigt, was die Nahrungsumstellung erleichtert.
- Es fällt leichter, sich von Süchten wie Rauchen oder Alkoholgenuss zu befreien.
- Das Selbstbewusstsein wächst.
- Die Figur wird besser.
- Es tritt eine biologische Verjüngung ein: Der Körper produziert mehr Wachstumshormon, der Telomer-Abbau (siehe Seite 101 f.) wird verzögert.
- Durch das vermehrte Schwitzen entgiftet der Körper besser.

MUSKELN, DAS VERNACHLÄSSIGTE KÖRPERORGAN

Unter normalen Umständen ist die Muskulatur das mit Abstand größte und schwerste Organ des Körpers. Beim Gorilla beispielsweise macht sie bis zu 70 Prozent des Körpergewichts aus. Davon ist der moderne Mensch weit entfernt. Selbst wenn Sie einigermaßen trainiert sind, machen die Muskeln im Optimalfall nur noch rund die Hälfte Ihres Körpergewichts aus. So mancher Zeitgenosse besteht sogar zu 30 bis 40 Prozent aus Fett und nur noch zu 20 bis 30 Prozent aus Muskelmasse.
Wer das ändern will, muss sich mehr bewegen und sinnvoll ernähren. Zwar verliert jeder Erwachsene normalerweise ab dem 30. Lebensjahr alle zwöf Monate ca. 250 Gramm Muskelmasse, weshalb man mit 70 Jahren nur noch über die Hälfte der ursprünglichen Muskelkraft verfügt. Doch dieser Prozess lässt sich durch Sport deutlich verlangsamen – egal wie alt Sie sind. Dies ist umso wichtiger, da Muskeln auf vielfältige Weise unser Aussehen und Befinden beeinflussen.

MUSKELN MACHEN SCHLANK UND JUNG

Muskeln sind wahre Fettkiller. Je größer Ihre aktive Muskelmasse ist, desto mehr Fett kann darin verbrannt werden. Dabei helfen auch zwei Botenstoffe, die der Körper bei intensivem Muskeltraining erhöht bildet: Interleukin 6 und 15. Die kleinen Eiweißstoffe hemmen Entzündungen im Körper und helfen somit auch, das Risiko für Herz-Kreislauf-Erkrankungen und Krebs zu senken. Weil Interleukin 6 zudem den Zuckertransport in die Muskelzellen fördert, wirkt es einem Diabetes entgegen. Interleukin 15 wiederum regt zusätzlich den Energiestoffwechsel an und sorgt so dafür, dass Fettdepots schmelzen. Doch regelmäßiges Muskeltraining hilft nicht nur im Kampf gegen ungeliebte Speckröllchen. Es hält auch den Verschleiß der Telomere auf.

Die Zahl dieser Chromosomen-Anhängsel nimmt mit dem Zeitpunkt unserer Geburt kontinuierlich ab und trägt wesentlich zu unserer Lebensdauer bei (siehe Seite 101 f.). Alle Maßnahmen, welche die Verkürzung der Telomerlänge verlangsamen oder – wie der richtige Sport – die Telomere sogar länger machen, erhöhen die Wahrscheinlichkeit, dass wir bis ins hohe Alter gesund und leistungsfähig bleiben. Wie groß gerade der positive Einfluss von Sport ist, zeigen Studien an eineiigen Zwillingen aus dem Jahr 2008: Von 2401 Zwillingspaaren verlängerten sich die Telomere bei denjenigen Geschwisterteilen, die Sport trieben, am meisten. Ihr »biologisches« Alter lag im Durchschnitt neun Jahre unter dem ihrer nicht aktiven Zwillingsgeschwister. Grund für dieses aufsehenerregende Ergebnis:

- Beim Sport werden Kohlenhydrate verbraucht und das gute HDL-Cholesterin (siehe Seite 20 f.) wird erhöht. Beides geht mit einer größeren Telomerlänge einher.
- Durch Sport entstehen zudem kleine Muskelfaserrisse in der Muskulatur. Dort wandern muskuläre Stammzellen (Satellitenzellen) ein und bauen neue, stärkere Muskeln auf. Die Satellitenzellen schütten für die Muskelreparatur Wachstumshormon aus (HGH), das zudem als das Hormon mit der stärksten fettschmelzenden, muskelaufbauenden und verjüngenden Wirkung gilt. **Tipp:** Intensives Krafttraining und Intervalltraining, bei dem Sie immer nur kurzzeitig Vollgas geben (siehe Seite 152 ff. und 154 f.), kitzeln ein Maximum an HGH heraus. Innerhalb von nur wenigen Wochen kann der HGH-Wert so auf das Vierfache des Ausgangswerts und mehr gesteigert werden.
- Nicht zuletzt kurbelt regelmäßig betriebener Sport die körpereigene Produktion von stabilisierendem Kollagen im Bindegewebe an. Dadurch erscheint die Haut automatisch straffer und jugendlicher.

MUSKELN MACHEN STABIL

Die Muskulatur schont und stabilisiert unsere Gelenke, unseren Rumpf und unseren Rücken. Denn der Muskel verstärkt wie ein Korsett die Wirbelsäule und die Gelenke und schützt sie dadurch. Somit verringert sich nicht nur das Risiko für Stürze und Brüche. Auch Rückenschmerzen lassen rasch nach, wenn die Muskeln stark genug sind.

MUSKELN MACHEN SCHLAU UND HEBEN DIE STIMMUNG

Regelmäßiger Sport senkt das Risiko, an Alzheimer zu erkranken. Denn Bewegung, insbesondere Koordinationstraining, aktiviert die Gehirnzellen und steigert die Hirnleistung. Nach neusten Erkenntnissen kann intensives Training sogar Nervenstammzellen aktivieren und die Reparatur des Gehirns unterstützen. Denn es reduziert das gehirnlähmende BMP (bone morphogenetic protein) – das lässt sich bisher mit keiner anderen Maßnahme erreichen, auch nicht mit Denksportaufgaben und Meditation. Muskeln stellen darüber hinaus einen Nervenwachstumsfaktor her, der eine schützende Wirkung auf die Nervenzellen hat und sogar gegen Depressionen wirken kann. Auch verschiedene Hormone, wie Serotonin, Endorphine, Noradrenalin, Testosteron und Dopamin, die der Körper bei Sport vermehrt ausschüttet, erhöhen das Wohlbefinden und die Antriebskraft.

KOHLENHYDRATE BEHINDERN DEN TRAININGSEFFEKT

Ein Muskel kann seine benötigte Energie aus Kohlenhydraten (Glukose) oder aus Fett beziehen. Natürlich sollte es das Ziel jeden Trainings sein, die Fettverbrennung anzukurbeln. Doch da die Zuckerverbrennung einfacher und schneller geht, »frisst« der Muskel, solange er genug davon zur

Verfügung hat, nur Kohlenhydrate. Selbst wenn Sie ausgiebig trainieren, lernt er so nicht, auf Fettverbrennung umzuschalten. Zum einen setzt diese erst ein, wenn alle Zuckervorräte verbraucht sind, was in der Regel erst nach etwa zwei Stunden körperlicher Anstrengung der Fall ist. Zum anderen sind für die Fettverbrennung spezielle Enzyme nötig, die erst nach etwa ein bis drei Wochen Training zur Verfügung stehen. Solange aber der Körper nicht genug Fettverbrennungsenzyme hat, wird, sobald die Zuckerreserven verbraucht sind, statt Fett Körpereiweiß (Muskelmasse) abgebaut und zu Zucker umgewandelt. Dadurch nimmt nicht nur die Muskelmasse ab. Es entstehen auch reichlich Harnsäure und Harnstoff, der Körper wird müde und übersäuert, das Immunsystem wird deutlich geschwächt. Wird ab diesem Zeitpunkt das Tempo nicht so weit heruntergefahren, dass die unzureichend vorhandene Fettverbrennung zur Energiebereitstellung ausreicht, ist Sport regelrecht gesundheitsschädlich. Wenn Sie mindestens drei Stunden vor dem Training keine Kohlenhydrate essen, lernt Ihr Körper deutlich schneller und mehr Fette zu verbrennen und seinen Fettstoffwechsel zu erhöhen. Um auch den Nachbrenneffekt zu nutzen, sollten Sie bis zu zwei Stunden nach dem Sport ebenfalls auf Kohlenhydrate verzichten. Denn der Körper verbrennt noch bis zu 24 Stunden Fette und baut Muskeleiweiß auf. Nicht zuletzt fördern Sie durch eine kohlenhydratarme Ernährung die Produktion von Wachstumshormon HGH, das Fettverbrennung und Muskelaufbau massiv unterstützt (siehe auch Seite 154 f.).

INFO

Aerobes Training

Der Körper kann nur dann Fett aus seinen eigenen Depots verbrennen, wenn ihm genug Sauerstoff zur Verfügung steht (aerober Bereich). Wird die Leistungsgrenze, bei der die Energieerzeugung unter Sauerstoffverbrauch gerade noch stattfinden kann (anaerobe Schwelle), überschritten, reicht die Durchblutung und damit die Sauerstoffversorgung des Muskels nicht mehr aus, um den Bedarf für die gesteigerte Energieerzeugung zu decken. Nun wird die Energie, die der Körper braucht, ohne Sauerstoff erzeugt. Dabei entsteht vermehrt Milchsäure und in deren Folge eine Übersäuerung, die schnell in Ermüdung und Erschöpfung mündet. Indem Sie im Fettverbrennungsmodus trainieren, wird die anaerobe Schwelle deutlich angehoben. Zwar übersäuern auch die Ketonkörper, die bei der Fettverbrennung entstehen, den Körper. Da die neue, wirkstoffreiche Ernährung aufgrund der großen Menge an pflanzlicher Rohkost jedoch extrem basisch ist, stellt dies kein Problem dar. Die Nahrung puffert die Übersäuerung einfach ab.

EFFEKTIV TRAINIEREN

Um das Optimum für Ihren Körper herauszuholen, braucht es nur zwei Trainingsarten:

- Beim Ausdauertraining und indirekt auch über das Intervalltraining lernt der Körper, über einen längeren Zeitraum Leistung zu erbringen. Die Mitochondrien, also die fettverbrennenden Kraftwerke im Muskel, vermehren sich, die Herzkraft wird stärker, das Lungenvolumen nimmt zu und die Entgiftung über Schweiß und Lunge sowie der Fettabbau werden gefördert.
- Krafttraining und Intervalltraining bauen ganz gezielt Muskeln auf und fördern auch das Telomerwachstum (siehe Seite 101 f.).

AUSDAUERTRAINING

Und so trainieren Sie optimal:

- Planen Sie zwei- bis siebenmal pro Woche 10–60 Minuten für Ihr Ausdauertraining ein – am besten gleich morgens nach dem Aufstehen, also vor dem Frühstück auf nüchternen Magen.
- Die Intensität des Trainings hängt von Ihrem persönlichen Fitnesszustand ab. Sie sollten sich so anstrengen, dass Sie sich gerade noch unterhalten könnten. In diesem Pulsbereich wird der überwiegende Teil der Energieerzeugung unter Verwendung von Sauerstoff erzeugt (siehe auch Kasten Seite 151).
- Trinken Sie vor dem Training reichlich Wasser oder ungesüßten Kräutertee, damit Sie nicht austrocknen und Schlacken abtransportiert werden. Sie können zusätzlich auch ein Basenpulver und kalorienfreie Ballaststoffe (etwa Flohsamenschalen) in die Flüssigkeit rühren, um den Giftabtransport über Darm und Nieren zu verbessern.
- Nach dem Ausdauertraining sollten Sie unbedingt etwas essen, um dem Körper mit Vitalstoffen und muskelregenerierendem Eiweiß zu versorgen. Verzichten Sie aber auf Kohlenhydrate (auch kein Obst), da diese den Nachbrenneffekt verhindern würde. Am besten sind Salate, Gemüse, Smoothies, ein paar Nüsse, Avocado, Süßwasseralgen und Keimlinge aus Hülsenfrüchten, eventuell auch Ei oder Fisch.

INFO

Die besten Ausdauersportarten

- **Skilanglauf und intensives Nordic Walking:** Hierbei werden 90 Prozent der Muskeln bewegt.
- **Jogging:** Trainiert 70 Prozent aller Muskeln. Und Sie können diesen Anteil noch steigern, indem Sie während des Laufens Boxübungen (nach vorne und zur Seite), Wurfübungen und/oder Kraulbewegungen (vorwärts und rückwärts) durchführen.
- **Mini-Trampolin:** noch effektiver als »normales« Joggen, weil es fast schon ein Vibrationstraining ist (siehe Seite 107); auch für Einsteiger sehr gut geeignet.
- **Radfahren:** Trainiert 40 Prozent der Muskulatur (bergauf auch mehr).
- **Schwimmen:** ähnlich wie Radfahren, jedoch gelenkschonender für Knie und Hüften.

INTERVALLTRAINING

Intervalltraining hat einen zwei- bis dreimal so starken positiven Trainingseffekt wie »normales« Ausdauertraining. Denn wo dieses nur die roten Muskelfasern trainiert (Typ-I-Muskelfaser), übt jenes auch die weißen Muskelfasern (Typ-IIa und Typ-IIb-Muskelfaser). Dieser Muskelfasertypus kann fünf- (Typ-IIa)- bis zehnmal (Typ-IIb) schneller zucken als Typ I, außerdem kann er die größte Kraft und den größten Muskelzuwachs erzeugen. Zudem ist nur der weiße Muskel bei Belastung, also Sprints im anaeroben Bereich, in der Lage, große Mengen an Wachstumshormon zu bilden. Kein Wunder also, dass beim Intervalltraining beziehungsweise bei kurzen Spitzenbelastungen mit maximaler Atmung die beste Verlängerung der Telomere nachgewiesen wurde. Dieser Sachverhalt wurde 2011 auch von der American Heart Association (AHA) und dem American College of Sports Medicine (ACSM) in ihren neusten Empfehlungen berücksichtigt: Sie empfehlen statt des bisher üblichen Ausdauertrainings (»Cardio«), maximal zweimal pro Woche einige wenige, nur einminütige, dafür extreme Spitzenbelastungen bis an die Leistungsgrenze durchzuführen. In der Erholungszeit werden die leeren Energievorräte der weißen Muskulatur unter hohem Energieverbrauch un-

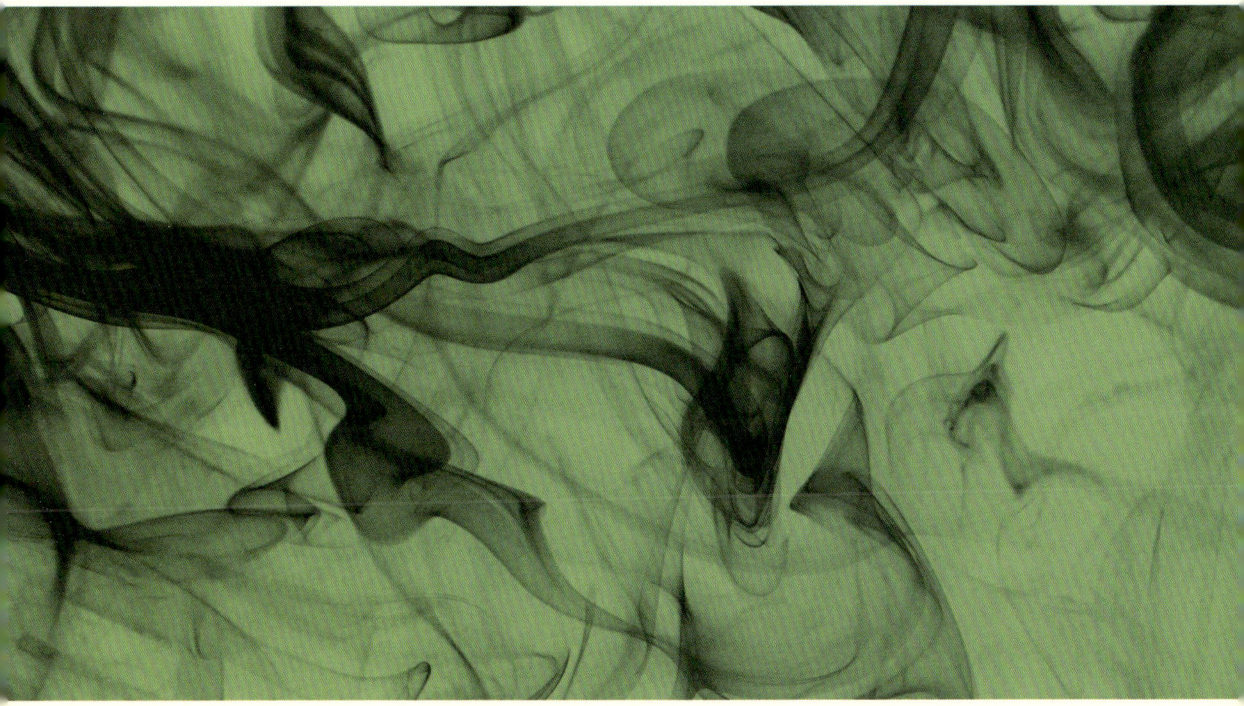

ter anderem durch die benachbarte rote Muskulatur wieder aufgebaut. Zudem kann der Wachstumshormonspiegel bis zu 24 Stunden nach dem Training um das Vielfache steigen. In dieser Phase findet die gewünschte Fettverbrennung statt – allerdings ebenfalls nur dann, wenn Sie innerhalb der ersten zwei bis drei Stunden nach dem Training keine Kohlenhydrate essen. Anderenfalls schüttet der Körper Somatostatin, den Gegenspieler des Wachstumshormons, aus, und das vermindert den Trainingseffekt sofort. Also Finger weg von den beliebten Sportdrinks und Energieriegeln. **Tipp:** Durch die Sprintphase des Intervalltrainings wird automatisch auch die gesamte Bauch- und Rückenmuskulatur trainiert. Dies ist neben den höheren Wachstumshormonwerten ein Grund, warum Sprinter nicht nur an den Beinen prächtige Muskelpakete haben.

So machen Sie es richtig

Intervalltraining lässt sich mit jeder Ausdauersportart praktizieren, zum Beispiel beim Laufen, Radfahren oder Schwimmen. Sie gehen dabei folgendermaßen vor:

- Machen Sie sich zwei bis drei Minuten warm.
- Geben Sie nun Vollgas und trainieren Sie 20 bis 30 Sekunden mit maximaler Anstrengung. Manche Menschen kommen dabei nur 100 Meter weit, andere schaffen 200 m (Beispiel Laufen) – je nach Fitnesslevel.
- Es folgen 90 Sekunden langsames Traben, Radfahren oder Schwimmen – je nachdem, welche Sportart Sie für das Sprinten ausgewählt haben.
- Jetzt erneut 20 bis 30 Sekunden »sprinten«.
- Wiederholen Sie den Wechsel insgesamt achtmal. Ab dem sechsten Mal wird es richtig schwer; die Muskeln tun weh, man schnappt nach Luft,

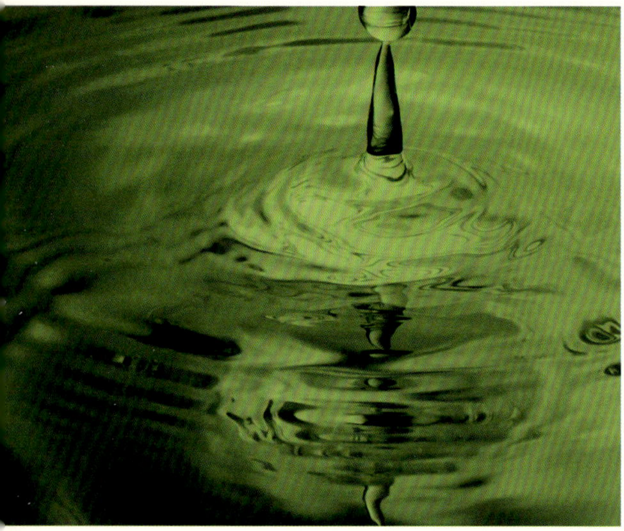

der Puls schießt weiter nach oben bis zum Pulsmaximum. Aber genau das ist erwünscht.

- Zum Abschluss nochmals drei Minuten langsam »auslaufen« – das war's.

Wichtig: Zwischen zwei Intervalltrainings müssen mindestens zwei Tage liegen; planen Sie also nicht mehr als zwei bis drei Trainingseinheiten pro Woche. Wenn Sie Lust haben, können Sie an den intervalltrainingsfreien Tagen ein lockeres »normales« Ausdauertraining absolvieren.

VIBRATIONSTRAINING

Auch durch Vibrationstraining (auch »G-force-Training« genannt) lassen sich die super-schnellen Muskelfasern (Typ IIb) besonders wirksam trainieren. Auf der Übungsplattform, die sich pro Sekunde 25- bis 50-mal sehr schnell nach oben und unten bewegt (je nach Modell auch zur Seite, vorwärts und rückwärts), werden neben den schnellen Muskelfasern auch Koordination, Gleichgewicht und Schutzreflexe trainiert. Mithilfe der Vibrationsplatte können alle möglichen Gymnastikübungen durchgeführt und jede beliebige Muskelgruppe durchtrainiert werden. Schon im Stehen werden alle Haltemuskelfasern unbewusst und ohne Gedankenanstrengung im Takt der Vibrationsfrequenz kontrahiert. Wenn Sie in die Hocke gehen, ist schon nach einigen Minuten ein erschöpfendes Training mit höchsten Wachstums- und Trainingsreizen möglich. So lässt sich nicht nur viel Zeit sparen. Im Vergleich zu herkömmlichem Ausdauertraining ist auch das Training auf der wackeligen Platte um bis zu dreifach effektiver.

KRAFTTRAINING: IMMER WICHTIG

Wenn Sie Muskeln aufbauen wollen, kommen Sie um ein Krafttraining nicht herum. Tatsächlich macht nur dieses den Knochen stärker, nicht unbedingt das Ausdauertraining. Dafür bieten sich der Nachmittag oder die Zeit vor dem Abendessen an, denn zu diesem Zeitpunkt liegt die letzte Mahlzeit (keine Kohlenhydrate) zwei bis drei Stunden zurück und Sie können nach dem Krafttraining gleich wieder etwas essen. Das ist wichtig, denn die mikrofeinen Muskelverletzungen, die während des Krafttrainings zwangsläufig entstehen, müssen umgehend durch neue Nährstoffe und Eiweiß repariert werden (Recovery Meal). Nur so wird der Muskelaufbau schnell aktiviert. Durch die neue wirkstoffreiche Ernährung, vor allem durch das eiweißreiche Blattgrün, erhält die Muskulatur nach dem Training reichlich Aminosäuren. Einige Sportler ergänzen das Eiweiß auch mit Keimlingen, pflanzlichen Eiweißpulvern, Süßwasseralgen oder Eiern.

Die erste Mahlzeit sollte direkt im Anschluss an das Training erfolgen. Im Rahmen des sogenannten »Pulse feeding« kann der Muskelaufbau zusätzlich gefördert werden, indem Sie alle ein bis drei Stunden noch mal etwas essen oder einen grünen Smoothie (siehe Seite 107) trinken. Ein unerwünschter Insulinanstieg durch den Verzehr schnell resorbierbarer Kohlenhydrate dagegen stimuliert das Hormon Somatostatin, das wiederum das wichtige Wachstumshormon blockiert.

Bis zum »Anschlag« trainieren

Beim freien Krafttraining (ohne Geräte) aktivieren und trainieren Sie unterbewusst auch all jene Muskelgruppen, die für das Gleichgewicht und die Koordination notwendig sind. So »bearbeiten« Sie beispielsweise beim Kniebeugen oder bei Klimmzügen gleichzeitig Ihre Rumpf-, Bauch- und Rückenmuskeln höchst effektiv und schulen Ihren Gleichgewichtssinn. Freies Krafttraining ist daher einem Training an Maschinen vorzuziehen. In der Regel reichen bereits drei Übungen ohne Geräte aus: Liegestütze, Klimmzüge und Kniebeugen. Wiederholen Sie jede Übung ohne Pausen so lange, bis die Kraft nachlässt und Sie nicht mehr weitermachen können (bis zu drei Durchgänge). Nur wenn Sie an diese maximal mögliche Grenze gelangen, führt der Wachstumsreiz für die Muskulatur zu einer weiteren Kraftsteigerung. Ähnliches gilt auch für freies Hanteltraining (zum Beispiel Bizepstraining und Stemmen). Die Hanteln sollten so schwer sein, dass in einem Zug mindestens 4 bis maximal 12 Wiederholungen möglich sind. Erst die mechanische Überlastung sorgt im Muskel für den Wachstumsreiz. Schon nach einigen Tagen können Sie das Gewicht der Hanteln erhöhen.

Fasten unterstützt das Krafttraining

Ist Ihr Ziel nicht nur der Muskelaufbau, sondern auch die Verjüngung der Muskulatur, fasten Sie von morgens bis abends (oder länger). Am späten Nachmittag beginnt dann wie gewohnt das Krafttraining. Die bis zur Erschöpfung aktivierten Muskeln bauen das unmittelbar nach dem Training benötigte Eiweiß durch eine Art Selbstverdauung aus alten und überflüssigen Eiweißablagerungen im Muskel, im Bindegewebe und in den Blutgefäßen auf, ähnlich wie beim Fasten, und setzt diese im Muskel neu zusammen. 30 Minuten nach dem »Fastentraining« essen Sie dann wieder, wie Sie es ab Seite 98 gelernt haben: Blattgrün, grüne Smoothies, Chlorella, Spirulina und Graspulver enthalten genug Eiweißsubstanz, um Muskelmasse aufzubauen. Zudem werden durch die Ballaststoffe im Darm vermehrt verzweigtkettige Aminosäuren (Leucin, Isoleucin, Valin) aufgebaut, die das Muskelwachstum am meisten anregen können und zudem den Blutzuckerspiegel stabilisieren.

Die Phase nach dem Training

Wenn es um die Effektivität eines Trainings geht, auch in Bezug auf Verjüngungseffekte, ist die Zeit nach dem Training genauso wichtig wie das Training selbst. Denn der Muskelaufbau kommt erst in der Regenerationsphase in Gang. Idealerweise liegen zwischen zwei Krafttrainingseinheiten 24–48 Stunden (an den Tagen dazwischen können Sie ein moderates Ausdauertraing absolvieren). Der Grund: Muskeln haben einen Rezeptor, der mTOR genannt wird (mammalian Target of Rapamycin). Wird mTOR stimuliert, erhält der Muskel den Befehl, Eiweiß aufzubauen und stärker zu werden. Wird er blockiert, baut der Muskel nicht auf, sondern eher ab. Während des Muskeltrainings wird mTOR blockiert. In der Erholungsphase wird er dafür umso stärker stimuliert – und die Muskulatur wird aufgebaut; Aufbau und die Regeneration benötigen in der Regel 48 Stunden. **Wichtig:** Kaffee blockiert mTOR ebenso wie Infektionen und Stress. Daher sollten Sie nach dem Training ein paar Stunden auf dieses Getränk verzichten. Und: Krafttraining sollte nie direkt vor dem Ausdauersport stattfinden, weil sonst die Muskeln nicht regenerieren können. Auch im direkten Anschluss an das Ausdauertraining ist es wenig effektiv, weil der Eiweißblutspiegel dann recht niedrig ist.

Die persönliche Belastung ermitteln

Bluttests sowie die Untersuchung von Urin, Stuhl, Speichel oder Haaren zeigen, wie stark der Körper durch gesundheitsschädliche Gifte belastet ist und welche Vitalstoffe ihm in besonderem Maße fehlen.

Regelmäßige Untersuchungen sind außerdem eine gute Möglichkeit, den Verlauf einer Entgiftungskur oder die positive Wirkung einer Ernährungsumstellung auf den Organismus zu verfolgen.

Die körpereigenen Selbstheilungskräfte stärken

Pflegen und fördern Sie die Entgiftungsorgane des Körpers, um den zügigen Abtransport und die Ausscheidung von Gift- und Schadstoffen zu beschleunigen: Reichlich Frischkost, Kurzzeitfasten, Leberwickel und Reflexzonenmassagen unterstützen die Leber. Bitterstoffe kurbeln die Produktion von Gallenflüssigkeit an. Ballaststoffe, Aktivkohle oder Heilerde binden Giftstoffe im Darm. Chlorophyll aus grünem Blattgemüse sowie ausreichende Mengen Flüssigkeit fördern die Nierentätigkeit. Sauna, Bürstenmassagen und Sport durchbluten die Haut und unterstützen sie so beim Entgiften. Regelmäßige Bewegung erhöht zudem das Lungenvolumen und somit auch die Entgiftungsleistung dieses Organs. Eine ähnliche Wirkung haben bewusstes Atmen und Atemtraining.

Metalle im Mundraum entfernen lassen

Lassen Sie Metalle, allen voran Amalgamfüllungen, eventuell auch Implantate sowie Kunststoffe im Mundraum vorsichtig von einem darauf spezialisierten Zahnarzt entfernen. An die Behandlung anschließende Ausleitverfahren helfen, die Giftstoffe möglichst rasch aus dem Körper zu leiten.

Gifte ausleiten

Um die Organaktivität zu steigern, ist es sinnvoll, die Gifte aus dem Körper auszuleiten. Natursubstanzen wie Algen, Koriander oder Heilerde stimulieren den Körper auf sanfte Art, sich von Schadstoffen zu lösen. Schneller geht es mit verschreibungspflichtigen Chelatbildnern, die Schwermetalle sehr effektiv ausleiten.

Die Ernährung umstellen

Nutzen Sie die Heilkraft der Nahrung: Mindestens 50 Prozent dessen, was Sie täglich zu sich nehmen, sollte aus pflanzlicher Frischkost bestehen – vor allem aus grünem Blattgemüse und (Wild-)Kräutern. Verzichten Sie dagegen weitmöglichst auf Fleisch, andere tierische Produkte und Kohlenhydrate.

Der Körper gewöhnt sich schnell an die neue Ernährungsweise und stellt seinen Stoffwechsel um. Sie fühlen sich fitter und haben mehr Lust, sich zu bewegen. Vorübergehende Blähungen und andere Unpässlichkeiten lassen bereits nach wenigen Wochen wieder nach.

Mit Nahrungsergänzungsmitteln nachhelfen

Nahrungsergänzungsmittel helfen, verbrauchte Vitalstoffspeicher in der Umstellungsphase auf die neue Ernährungsweise aufzufüllen. Sie sind auch dann wichtig, wenn Sie eine Entgiftungskur mithilfe sogenannter Chelatbildner (schnelle Entgiftungsmittel) durchführen, da diese nicht nur Schadstoffe, sondern auch wichtige Stoffe (zum Beispiel Vitamine und Mineralien) aus dem Körper leiten.

Die Entgiftung unterstützen

Sauna, Bürstenmassagen und (Wechsel-)Bäder unterstützen den Körper bei der Freisetzung und Ausscheidung von Schadstoffen. Sie sind daher nicht nur ein wichtiges Element jeder Entgiftungskur, sondern sollten fester Bestandteil des alltäglichen Lebens werden. Auch regelmäßiges (Heilkräuter-)Fasten kurbelt die Entgiftung an und setzt neue Energie frei.

In Bewegung kommen

Ein regelmäßiges Aktivprogramm trägt viel dazu bei, gesund zu bleiben oder zu werden. Dabei stärkt Sport nicht nur Muskeln, Sehnen und Knochenapparat und schützt so vor Verletzungen und Osteoporose. Er unterstützt auch das Immunsystem im Kampf gegen schädliche Schadstoffe und Krankheitserreger, hebt die Stimmung und hilft nicht zuletzt beim Abnehmen. Weil sich die Durchblutung der Haut und das Lungenvolumen verbessern, kann der Körper außerdem viel besser und effektiver entgiften.

HERZ-KREISLAUF-SYSTEM KREBS
LDL-CHOLESTERIN ALZHEIME
ALLERGIEN SCHLAGANFAL
BLUTFETTE HERZINFARK
DIABETES ENTZÜNDUNGSHERD
RÜCKENSCHMERZEN TUMORE
HYPERTONIE ÜBERZUCKERUN
KRAMPFADERN ADIPOSITAS
SCHMERZEN BLUTHOCHDRUC
ARTERIOSKLEROSE FETTLEBE
ÜBERGEWICHT BLUTGEFÄSS
KOPFWEH UNVERTRÄGLICHKEI
REIZDARM VERSPANNUNGE
TIS BINDEGEWEBSSCHWÄCH
TINNITUS NERVENKRANKHEITE
MIGRÄNE INSULINRESISTEN
SCHLAFSTÖRUNGEN ASTHMA
TINNITUS MAGENBESCHWERDE
OSTEOPOROSE DEMEN

Das Projekt Gesundheit

Immer mehr Menschen leiden heutzutage an ***Zivilisationskrankheiten*** *wie Bluthochdruck, Depressionen,* ***chronischen*** *Kopfschmerzen und Verstopfung. Dabei kann jeder Einzelne durch eine* ***bewusste Lebensführung****, das* ***Ausleiten*** *von Giftstoffen und Auffüllen von Vitalstoffdepots viel dazu beitragen,* ***gesund zu bleiben*** *oder den* ***Genesungsprozess*** *zu unterstützen und sich wieder* ***wohlzufühlen****.*

Die häufigsten chronischen Krankheiten von A bis Z

*Nehmen **Schadstoffbelastung** und **Vitalstoffmangel** überhand, kann der Organismus seine Aufgaben nicht mehr optimal erfüllen – wir werden krank. Jetzt sind **Wege zur Selbsthilfe** gefragt.*

FÜR DIE STEIGERUNG der Lebenskräfte sowie zur Verhütung und Behandlung aller Krankheiten gelten dabei folgende Regeln:

- Beachten Sie, welche Schadfaktoren Ihre Gesundheit negativ beeinflussen und Krankheiten verursachen können (siehe Seite 9 ff.).
- Unterstützen Sie Ihren Organismus, sich von Giften zu befreien. Der wichtigste Schritt dazu ist eine konsequente Ernährungsumstellung (siehe Seite 98 ff.). Spezielle Entgiftungskuren und andere unterstützende Maßnahmen, die Sie im zweiten Kapitel dieses Buches kennengelernt haben, fördern den Prozess.
- Einer der wichtigsten Ratschläge: Füllen Sie Ihre körpereigenen Vitalstoffreservoirs mithilfe der neuen Ernährung auf. Hoch dosierte Nahrungsergänzungsmittel können, besonders bei vorhandenen Krankheiten, den Gesundungsprozess weiterhin unterstützen. Welche Wirkung die einzelnen Vitalstoffe im Körper entfalten, können Sie auf Seite 110 ff. nachlesen.

Je kompromissloser Sie die auf den folgenden Seiten empfohlenen Therapiemaßnahmen anwenden, umso schneller stellen sich Erfolge ein. Das gilt nicht nur bei den hier ausgewählten, besonders stark verbreiteten Krankheiten.

Um den Genesungsprozess nicht zu behindern, ist es zudem wichtig, schulmedizinische Medikamente bei einer Verbesserung des Befindens zu reduzieren – auch wenn Sie diese schon lange einnehmen. Später können Sie sie möglicherweise sogar ganz absetzen. Dazu ist es wichtig, Werte wie den Blutdruck, den Blutzucker oder die Blutfette regelmäßig zu messen und die Medikamenteneinnahme dementsprechend anzupassen. Denn wenn Sie gesund sind, schaden diese Medikamente. Dies gilt insbesondere für Blutdrucksenker, Entwässerungsmittel, Insulin und orale Antidiabetika, Antiasthmatika, Blutfettsenker, Abführmittel, Psychopharmaka, Magenmittel, Cortison, Hormone, Schlafmittel sowie Hemmstoffe des Immunsystems.

ALZHEIMER

Allein in Deutschland sind etwa 1–1,5 Millionen Menschen von Alzheimer betroffen, bis zum Jahr 2050 soll sich diese Zahl voraussichtlich verdoppeln. Bei dieser Krankheit lagern sich Reste des Proteins Tubulin (neurofibrilläre Knäuel) sowie des Proteins ß-Amyolid im Gehirn ab. Sie sind Ausdruck eines zugrundeliegenden Zerstörungsprozesses und können zusätzlich selbst die Nervenzellfunktionen weiter schädigen. Zunächst sind dabei hauptsächlich die Nervenzellen im Bereich des unteren Vorderhirns betroffen, die normalerweise den Nervenbotenstoff Acteylcholin produzieren und für das Lernen und Gedächtnis eine entscheidende Rolle spielen. Erst wenn die Nervenzellen in den betroffenen Hirngebieten zu etwa 80 Prozent zerstört sind, macht sich die Krankheit klinisch, also auch für den Arzt, bemerkbar. Erst dann nimmt auch der Gehalt des Nervenbotenstoffs Acteylcholin massiv ab; die gesamte Großhirnrinde wird weniger aktiviert, wodurch die Gedächtnisfunktionen abnehmen. Im weiteren Verlauf der Erkrankung werden auch die Nervenzellen anderer Hirnbereiche zerstört. Bis zum Endstadium der Erkrankung nimmt das Gehirnvolumen um etwa 30 Prozent ab, in den zuerst betroffenen Gebieten sogar um über 90 Prozent.

Die alzheimertypischen neurofibrillären Veränderungen in den Nervenzellen werden bei älteren Menschen häufiger gefunden. Sie können jedoch, nach Meinung der Alzheimer-Forscher, nicht zu den normalen Altersveränderungen des Gehirns gerechnet werden. Vielmehr finden sich in den Industrieländern bereits bei etwa jedem fünften 20- bis 30-Jährigen alzheimertypische Veränderungen in genau jenen Gehirnregionen, die als Erstes von der Krankheit betroffen sind. In der Altersgruppe zwischen 70 und 80 Jahren sind sie bei 90 Prozent der Bevölkerung sichtbar; bei etwa einem Drittel so stark ausgeprägt, dass die Alzheimer-Demenz klinisch in Erscheinung tritt. Dagegen haben etwa fünf bis acht Prozent der über 80-Jährigen keinerlei pathologische Ablagerungen im Gehirn; ihr Gehirn gleicht dem eines unter 20-Jährigen. Anzunehmen ist, dass diese Senioren wahrscheinlich ihr Lebtag lang keine Amalgamfüllungen hatten.

TYPISCHE SYMPTOME

Oft nimmt zuerst die Riechfähigkeit ab (auch bei Parkinson). Anfangs zeigt sich die Krankheit dann in vermehrter Vergesslichkeit und Wortfindungsstörungen (vor allem Kurzzeitgedächtnis). Im Verlauf kommt es zu einem weiteren Verlust der Gehirnfunktionen: Die Betroffenen erkennen selbst bekannte Gesichter oder ihren Wohnort nicht mehr, verstehen immer mehr Wörter nicht mehr oder können sie nicht mehr aussprechen. Im Endstadium fallen sogar Muskelfunktionen aus, die Patienten können nicht mehr laufen, sind bettlägerig und zu 100 Prozent pflegebedürftig; durchschnittlich sechs bis zehn Jahre nach der Erstdiagnose sterben sie.

WICHTIG

Immer erst zum Arzt

Bei allen chronischen Krankheiten gilt: Sprechen Sie erst mit Ihrem behandelnden Arzt, ehe Sie die Empfehlungen aus diesem Buch realisieren. Setzen Sie außerdem nie eigenmächtig ein Medikament ab, auch wenn Sie sich infolge der neuen Ernährungsweise sichtlich besser fühlen und/oder sich Ihre Blutwerte normalisieren. Ihr Arzt kann entscheiden, welche Arzneimittel Sie (nicht mehr) benötigen.

DISKUTIERTE URSACHEN

Für Mediziner liegt in den meisten Fällen die Ursache für die Erkrankung im Dunkeln, lediglich bei etwa drei Prozent aller Patienten ist der Alzheimer erblich bedingt (Mutationen auf Chromosom14, 19, 21). Man nimmt jedoch immer mehr an, dass ein äußerer Faktor das Entstehen der Krankheit begünstigt. Einige Studien aus den Jahren 1986 bis 2011 deuten darauf hin, dass möglicherweise ein Zusammenhang mit der individuellen Quecksilberaufnahme besteht. So fand sich das giftige Schwermetall beispielsweise vermehrt in Gehirnproben, in der Rückenmarksflüssigkeit und im Blut von Alzheimer-Kranken. Darüber hinaus konnte in zwei 2000 und 2002 veröffentlichten Studien der Universität Basel nachgewiesen werden, dass Quecksilber bereits in niedrigsten Mengen alle alzheimertypischen Nervenveränderungen in menschlichen Zellen auszulösen vermag. Andere Metalle wie Blei, Eisen, Zink, Kadmium, Kupfer, Mangan und Aluminium hatten diesen schädlichen Effekt offensichtlich nicht. Allerdings verstärken sie die Giftigkeit von Quecksilber beträchtlich. Zudem ergaben mehrere Untersuchungen an Personen, die aus beruflichen Gründen Quecksilber ausgesetzt sind, unter anderem eine Beeinträchtigung der Gedächtnisfunktionen.

Als weitere Risikofaktoren für Alzheimer gelten:

- Apolipoprotein E (ApoE2, ApoE3 und ApoE4): Das Fetttransportprotein reguliert die Cholesterinaufnahme in die Zellen. Im Liquor (Gehirnwasser) finden sich neben der Leber die zweithöchsten ApoE-Konzentrationen des Körpers. Mehrere Studien, unter anderem eine Metaanalyse mit insgesamt 6000 Alzheimer-Patienten und 8000 Kontrollen, konnten zeigen, dass das Vorhandensein von ApoE4 das Krankheitsrisiko bis um das 14-Fache erhöht. Im Gegensatz dazu erniedrigt ApoE2 das Erkrankungsrisiko um bis zu 50 Prozent. ApoE4 und ApoE2 sind exakt gleich aufgebaut, allerdings enthält ApoE2 zwei Schwefelreste, ApE4 keine. Der Schwefel in ApoE2 kann Schwermetalle und Quecksilber binden und so das Nervensystem davor schützen.
- Ein hohes Bildungsniveau wird mit einem verminderten Alzheimer-Demenz-Risiko in Verbindung gebracht. Denn durch ständiges aktives Lernen werden die Gedächtnissreserven erhöht und der Gehirnabbau tritt erst verzögert zu Tage.
- Rauchen erhöht die Belastung mit Blei, Kadmium und hunderten im Rauch enthaltenen Schadstoffen, welche die Giftigkeit von Quecksilber synergetisch erhöhen können.
- Eine auf Todesursachen bezogene Studie fand Häufungen von Alzheimer-Demenz bei Berufsgruppen, die verstärkt Pestiziden, Lösungsmittel und elektromagnetischen Feldern ausgesetzt waren. Eine neuere Untersuchung der Universität Bern fand sogar heraus, dass Menschen, die lange und nahe (< 600 m) an Hochspannungsleitungen lebten, ein erhöhtes Sterblichkeitsrisiko für Alzheimer tragen.
- Gemäßigter Alkoholgenuss hat keine negativen Effekte; Rotwein könnte sogar einen schützenden Effekt haben. Der Konsum größerer Alkoholmengen geht dagegen mit einem vermehrten Verbrauch von Vitalstoffen einher und erhöht so das Alzheimerrisiko. Bei Alkoholikern herrscht häufiger ein Mangel an B-Vitaminen, Vitamin C und schwefelhaltigen Schutzfaktoren wie alpha-Liponsäure und Glutathion, was die Entgiftungsfähigkeit des Gehirns schwächt.
- Einige Studien zeigen eine Risikoerhöhung für Alzheimer-Demenz bei hohem Fettverzehr oder einer gesteigerten Aufnahme von raffinierten Kohlenhydraten wie Zucker oder Auszugsmehle. Die Süßstoffe Aspartam (eventuell auch der neue Abkömmling Neotam) und Sucralose erhöhen vermutlich ebenfalls das Alzheimer-Risiko. Und auch Glutamat steht auf der Verdachtsliste. Mehrere Studien belegen außerdem, dass Alzheimer-

patienten oft erniedrigte Folsäure- und Vitamin-B_{12}-Spiegel und damit erhöhte Homocysteinspiegel aufweisen, was wiederum Nervenschäden begünstigt. Dagegen scheint die Aufnahme der Antioxidanzien Vitamin E, Vitamin C, ß-Carotin und vor allem des Carotinoids Asthaxanthin einen vorbeugenden Effekt zu zeigen.

- Mehrere Studien weisen darauf hin, dass oxidativer Stress beziehungsweise die vermehrte Belastung mit reaktiven oxidativen Substanzen (ROS) bei der Entwicklung von Alzheimer eine bedeutende Rolle spielen, da sie im ganzen Körper Entzündungsprozesse auslösen. Interessant ist, dass in allen Experimenten durch Quecksilber eine Erhöhung von ROS ausgelöst werden konnte. Die individuelle oxidative Belastung steigt also auch mit einer steigenden Zahl an Amalgamfüllungen.
- Aus einer 1996 veröffentlichten Studie geht hervor, dass die Faktoren, die zu Depressionen und Schilddrüsenunterfunktion führen (Quecksilber sowie ein Vitamin-B_2, -B_6-, -B_{12}- und Folsäuremangel) auch Alzheimer verursachen.

BEHANDLUNGSMÖGLICHKEITEN

Es gibt bisher keine etablierte Therapie, die den Fortschritt von Alzheimer aufhalten kann. Symptomatisch verabreicht man Alzheimer-Patienten, die übermäßig aggressiv oder unruhig sind, Beruhigungsmittel. Man versucht auch, den natürlichen Abbau des Botenstoffs Acetylcholin im Gehirn, an dem es Alzheimerpatienten mangelt, durch Arzneimittel zu blockieren, die als Cholinesterasehemmer bezeichnet werden. Damit kommt es indirekt zu einem relativen Ansteigen von Acteylcholin im Gehirn. Auf diesem Wege

INFO

Begünstigt eine Aluminiumbelastung Alzheimer?

Lange Zeit stand vor allem Aluminium unter Verdacht, Alzheimer zu verursachen. Denn Gewebeuntersuchungen zeigen, dass sich das Leichtmetall in den krankheitstypischen Plaques im Gehirn anreichert. Einige frühere Studien fanden zudem einen Zusammenhang zwischen der Aluminiummenge im Trinkwasser und dem individuellen Risiko, an Alzheimer zu erkranken. Nicht zuletzt konnte in kanadischen Studien durch die therapeutische Gabe des Komplexbildners Desferrioxamin der Aluminium- und Eisengehalt im Gehirn von Alzheimer-Patienten gesenkt und so das Fortschreiten der Krankheit etwas vermindert werden. Allerdings fehlen anders als bei Quecksilber die Beweise, dass Aluminium ursächlich für das Entstehen einer Alzheimer-Erkrankung verantwortlich ist. So tritt die Krankheit zum Beispiel wider Erwarten bei Menschen, die beruflich hohen Aluminiumkonzentrationen ausgesetzt sind, nicht gehäuft auf. Weiterhin ruft Aluminium in Versuchen an Nervenzellen, auch dies wiederum im Gegensatz zu Quecksilber, nicht alle pathologischen Veränderungen hervor, die bei Alzheimer-Demenz typischerweise beobachtet werden. Aluminium kann jedoch bei schon vorhandener Schädigung eine prooxidative und proinflammatorische (entzündungserregende) Wirkung zeigen. Zusätzlich wird Quecksilber, das sich im Gehirngewebe abgelagert hat, durch die Zugabe von Aluminium erheblich giftiger (siehe Seite 54).

lässt sich die Gedächtnisfunktion etwa für ein Jahr verbessern; aufhalten lässt sich der gesamte Verlauf der Krankheit aber nicht. Die eingesetzten Medikamente haben zudem teilweise schwere Nebenwirkungen. Daher empfehlen sich vor allem im Anfangs- und Mittelstadium, wie bei vielen neurodegenerativen Erkrankungen, ursachenbasierte Therapien – allein oder in Kombination mit schulmedizinischen Arzneimitteln eingesetzt. Im Endstadium, also wenn schon große Bereiche von Nervenzellen geschädigt sind, nützt eine Ursachentherapie kaum noch. **Wichtig:** Die hier genannte Basistherapie gilt auch für andere neurologische Erkrankungen wie ALS, Multiple Sklerose, Parkinson, Neuropathie, Epilepsie und Restless-Legs-Syndrom:

- Lassen Sie nach einer »digitalen Volumentomographie« (DVT) mögliche Entzündungen und Metallsplitter im Kieferknochen, wurzeltote Zähne und alle Metalle aus Zähnen und Kiefer genau und sicher beseitigen (siehe Seite 93).

WICHTIG

Lassen Sie Ihre Werte überprüfen

Veranlassen Sie vor Beginn der Behandlung nochmals eine Untersuchung beim Neurologen oder Psychiater (bei Alzheimer etwa MEMO-Ambulanz). Denn durch die Therapie kann sich der Krankheitsfortschritt verlangsamen oder sogar ins Stoppen kommen. In einigen Fällen kommt es auch zu einer leichten Verbesserung der Symptome. Falls die Überprüfung erst dann erfolgt, erkennt der Neurologe die Veränderungen nicht, weil nur Vergleichswerte herangezogen werden können, die lange vor Einsatz der alternativen Therapie ermittelt wurden.

- Vermeiden Sie Aspartam, Glutamat, Sucralose und andere Schadfaktoren wie elektromagnetische Felder aus Funkanwendungen und Hausstrom (siehe Seite 44 f.). Sie können Gehirn- und Nervenzellen noch mehr schädigen.
- Stellen Sie Ihre Ernährung um. Nehmen Sie möglichst nur noch pflanzliche Frischkost zu sich, zumindest sollte diese 50 Prozent der Nahrung ausmachen. Bevorzugen Sie dabei grüne Blätter und Wildpflanzen. Verzichten Sie auf jede Form von Kohlenhydraten (mit Ausnahme von Durian und Beeren auch keine Früchte). Rohe Eier, vor allem Eigelb, schadstoffarmer Biofisch oder Wildfisch aus sauberen Gewässern und Kokosöl sind erlaubt. Durch diese Ernährung wird nach einiger Zeit der Fettstoffwechsel angekurbelt: Die Leber produziert aus Fett, welches aus der Nahrung, den Körperdepots oder von der Darmflora bereitgestellt wird, vermehrt sogenannte Ketonkörper, die Nerven und Gehirn als neue Energiequelle nutzen können. Dies ist wichtig, da die geschädigten und vergifteten noch überlebenden Nervenzellen bei vielen neurologischen Erkrankungen insulinunempfindlich geworden sind und daher den Blutzucker nicht als Energiequelle nutzen können. Die Zellen leiden daher an einem schädlichen Energiemangel. Mit Ketonkörpern kann dieses Energiedefizit behoben werden. Ob der Körper auf Ketonkörperstoffwechsel umgestellt hat, zeigt ein einfacher Urintest aus der Apotheke, mit dem man auch pH-Wert, Blut, Zucker und Eiweiß messen kann (Kosten für 20 Teststreifen: ca. 20–40 Euro).
- Folgende tägliche Nahrungsergänzungen haben sich bewährt: 300–1000 µg anorganisches Selen (vor dem Essen), 100–200 mg Vitamin B_1, B_2 und B_6, 2–4 g Vitamin B_3, 1–2 mg Vitamin B_{12} als Methyl-Cobalamin (unter der Zunge zergehen lassen; alternativ 0,5 mg unter die Haut oder in den Muskel spritzen), 1–2 mg Folsäure als

INFO

Übersäuerung durch Ketonkörper?

Ketonkörper sind sauer und können so zu einer Übersäuerung des Körpers führen, was sich nachteilig auf den Stoffwechsel auswirkt. Dies passiert aber nur bei der »klassischen« ketogenen Diät, die viel tierisches Eiweiß und Fett (Milchprodukte, Fleisch) und wenig pflanzliche Frischkost enthält. Die in diesem Buch empfohlene grüne Pflanzenkost ist selbst stark basisch und puffert die Säuren der Ketonkörper ab. Anfangs ist es auch hilfreich, morgens spezielles Basenpulver, das den Tagesbedarf an Kalium und Magnesium abdeckt, sowie Kalziumpräparate, die etwa die Hälfte der empfohlenen Tagesdosis enthalten, einzunehmen.

MTHF, 100–500 mg Benfothiamin, 1 mg Biotin, 0,5–1 g Panthothensäure, 10.000 IE Vitamin A. 1–3 Esslöffel Bio-Lezithin, mindestens 5 g Krill-Öl, 100–1000 mg gemischtes Vitamin E (mit allen Tocopherolen und Tocotrienolen), 1–6 g Vitamin C (als Ester oder als Reinstoff mit kleinen Dosierungen über den Tag verteilt einnehmen), 1200 mg alpha-Liponsäure (nüchtern; zusätzlich auch ein-bis zweimal pro Woche als Infusion), 1–2g Acetyl-Carnitin (oral oder intravenös), 100–500 mg Coenzym Q10 (als Ubiquinol), 1–5 g Taurin, 2–4 g N-Acetyl-Cystein, 1–2 g S-Acetyl-Glutathion (im Mund zergehen lassen), 6 Kapseln ProCurmin, 12–20 mg NADH (Coenzym Q1), 1200–2000 mg S-Adenyl-Methionin, 600–1800 mg Magnesium, 2–4 g Kalium (nicht bei Nierenfunktionsstörung oder unter Therapie mit Spironolacton, ACE-Hemmer oder At1-Antagonisten), 15–25mg Zink, 150–300 µg Molybdän, 1–3 mg Mangan (nur bei Mangel), 200–500 µg Chrom, 100 µg Vanadium, 150–250 µg Jod, 1–2 mg Bor, 1–2 mg Kupfer (nur bei Mangel), 200–500 µg Vitamin K_2 (MK7), 20–300 mg Melatonin (vor dem Schlafen, auch als Rektalzäpfchen), 300 mg 5-HTP, eventuell auch 1–4 g Glycin und 500 mg GABA, 12–20 mg Asthaxanthin (ist in Rotalgenextrakten und teilweise in Krill-Öl enthalten), 2–6 g Fumarsäure (in Retardform verabreicht), 0,5–1 g Resveratrol, 0,5–2 g OPC, 1–4 g Gingko-Biloba-Extrakte (nur Tropfen, weil Tabletten potenziell schädliches Titandioxid/E171 enthalten), 4–10 g Graspulver, 5–20 g Chlorella, 5–20 g Spirulina

- Mit der nötigen Entgiftung von Schwermetallen darf erst nach der Kiefersanierung begonnen werden; anderenfalls besteht die Gefahr, dass Schwermetalle in die Nervenzellen verschleppt werden. Anfangs wird für mindestens 20 Tage alle zwei Tage eine DMPS-Gabe (bei DMPS-Allergie auch DMSA) verabreicht, anschließend zunächst für mindestens 60 Tage alle fünf Tage, danach für 50 bis 100 Tage alle zehn Tage. Unmittelbar vor und nach Gabe (vier Stunden) dürfen Sie kein Zink oder Kupfer einnehmen. Vor der DMPS-Gabe ist es sinnvoll, 600–1200 mg alpha-Liponsäure einzunehmen oder zu infundieren. Nach etwa 20 Ausleitungen muss zudem meist zum Zink auch Kupfer (1,5–2 mg mg) substituiert werden. Zu viel Kupfer ist zwar giftig, aber ein Mangel hat ebenfalls schädliche Effekte.
- Zur Ausleitung von Aluminium und Eisen aus dem Gehirn hat sich alle drei Tage eine Drittel Ampulle Desferroxamin 0,5 Prozent bewährt (unter die Haut injiziert).
- Bei zu hohen Eisenwerten (Ferritinspiegel über 100) empfehlen sich Aderlässe oder Blutspenden (sprechen Sie vorher mit Ihrem Arzt). Denn zu viel Eisen ist schädlich für die Zellen und erhöht die Giftigkeit anderer Schadfaktoren. Idealer Ferritinspiegel: 50–100.

- Zur Entgiftung von Lösemitteln, Plastikweichmachern, Holzschutzmitteln, Pestiziden und Flammschutzmitteln helfen täglich etwa 20 Minuten in der Sauna zusätzlich zu den oben genannten Maßnahmen (siehe Seite 140 ff.).
- Setzen Sie möglichst viel Haut täglich ohne Cremes oder Sonnenschutz für ein paar Minuten dem Mittagssonnenlicht aus (siehe Seite 146 f.). Weil die UV-B-Strahlung hierzulande von Oktober bis März nicht mehr zur Vitamin-D-Synthese ausreicht, sollten Sie in diesen Monaten täglich 5000–10.000 IE Vitamin D einnehmen (Blutwerte regelmäßig kontrollieren).
- Gehen Sie möglichst lange vor Mitternacht ins Bett und stehen Sie früh wieder auf. Dies fördert die Bildung von Melatonin, das die Nervenzellen vor Quecksilber schützt und regeneriert.
- Nutzen Sie jede Möglichkeit, sich zu bewegen. Bewegung und Sport erhöhen die Durchblutung, die Entgiftung und die Hirnleistung. Muskelbewegung hat eine leistungssteigernde Wirkung auf die Gehirnfunktionen.
- Falls eine Borreliose vorliegt, die bei neurologischen Krankheiten relativ häufig versteckt aktiv sein und auch Nerven zerstören kann, behandeln Sie diese antibiotisch – am besten über mindestens vier Wochen mit einer Kombination aus zwei bis drei geeigneten Antibiotika.

ARTERIOSKLEROSE, HERZINFARKT UND SCHLAGANFALL

Das gesamte Blutgefäßnetz eines Menschen misst rund 400.000 Kilometer und fasst das gesamte Blutvolumen von vier bis sieben Litern. Arterien führen dabei das Blut vom Herzen in alle Körperorgane. Die Venen dagegen führen es von den Organen wieder zurück zum Herz.

Die dickste Arterie (Aorta) ist wie ein Schlauch aufgebaut: Es gibt eine relativ weiche Innenwand (Intima), eine elastische Mittelschicht (Media) und eine Außenwand (Externa), die ebenfalls aus elastischen Fasern (Kollagengewebe) und glatter Muskulatur besteht. Der Durchmesser der anderen Arterien ist deutlich geringer. Sie werden zudem immer enger, je weiter entfernt sie vom Herzen sind. Doch auch die Wände dieser sogenannten Arteriolen enthalten noch feine Muskeln, durch die sie ihre Weite verändern können. Erst die Kapillaren, jene kleinsten Blutgefäße, in welche die Arteriolen schließlich münden, besitzen keine Muskulatur mehr.

Den Arteriolen kommt in der Regulation des Blutdrucks und der Durchblutung eine Kernrolle zu: Sie können sich durch Entspannung der Arteriolenmuskulatur so weiten, dass die Durchblutung der dahinter liegenden Organbereiche um das bis zu 20-Fache ansteigt. Durch die Entspannung sinkt auch der Blutdruck. Bei Bluthochdruck und Arteriosklerose verengt sich das Innenrohr des Blutgefäßschlauchs jedoch nicht nur durch eine chronische Verkrampfung der Wandmuskulatur. Bei Schäden und kleinen Rissen an der Gefäßwand, die durch hohen Blutdruck, Gifte und Behinderung der Erneuerung von Kollagenfasern entstehen, lagern sich auch Blutzellen und Fett an die Risse, um die »Wunde« wie mit einem Heftpflaster zu verschließen. Allerdings wandern nun auch Immun- und Bindegewebszellen in die Wunde ein, die versuchen, das Fett zu beseitigen. Weil ihnen das nicht ausreichend gelingt, blähen sie sich auf und bilden weitere Entzündungsstoffe, die erneut Immunzellen anlocken. Mit der Zeit entstehen so immer mehr Entzündungsherde. Durch die Zerstörungsprozesse und deren Reparaturvorgänge bilden sich zudem Narben, in die sich im weiteren Verlauf Kalk einlagert: Die Blutgefäße werden immer enger und steifer. Das Endstadium ist erreicht. Und davon sind nicht nur alte Menschen betroffen; Arteriosklerose kommt etwa so häufig vor wie Bluthochdruck (siehe Seite 173 ff.).

TYPISCHE SYMPTOME

Anfangs merkt man meist nichts davon, wenn sich die Gefäße verengen. Im weiteren Verlauf kann es zu Bluthochdruck, Durchblutungsstörungen der Extremitäten, verminderter Leistungsfähigkeit, Atemnot, Brustschmerzen, Kälteunverträglichkeit, einem Abfall der Gehirnleistungen sowie zur Abnahme der Verdauungsleistung, der Libido, des Sehens oder Hörens und der Nieren kommen. Viele Betroffene erfahren erst dann von der Krankheit, wenn es zu spät ist und sie einen Herzinfarkt oder Schlaganfall erleiden. Bei Verdacht auf Arteriosklerose sollten Sie daher schnellstmöglich beim Angiologen eine Ultraschalluntersuchung der Gefäße durchführen lassen. Beim Herzen und für die Hirngefäße ist eine Untersuchung mit dem Katheter oder einem neueren Kernspintomographen nötig (nur große Hirngefäße lassen sich auch mit Ultraschall messen).

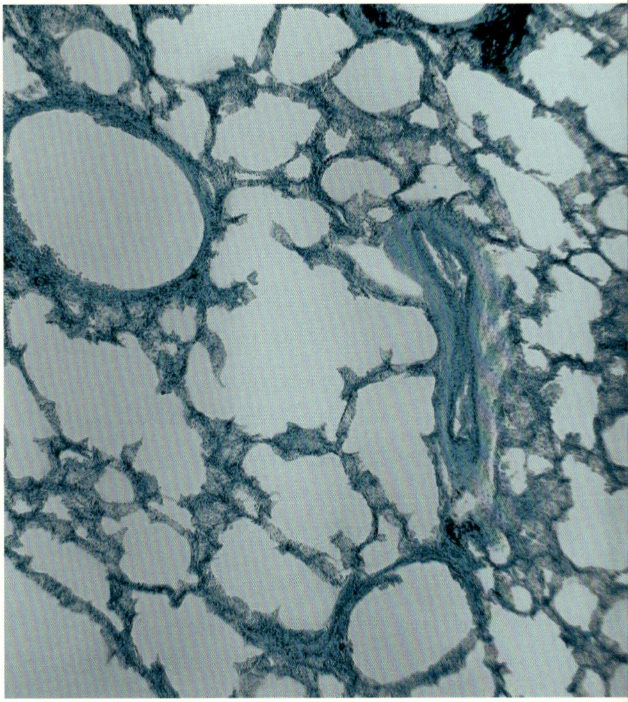

MÖGLICHE URSACHEN

Als besondere Risiken für eine Arteriosklerose gelten erhöhte Blutfette, Diabetes, Übergewicht, Bluthochdruck, zu viel Fibrin (ein Protein, das bei der Blutgerinnung eine wichtige Rolle spielt), erhöhte Entzündungswerte (CRP) und Homocystein (Aminosäure, die als Zwischenprodukt im Stoffwechsel anfällt) sowie Rauchen. Sehr selten sind autoimmunbedingte Blutgefäßentzündungen beteiligt. Alle Faktoren werden durch Fehlernährung, Bewegungsmangel und Schadstoffe, wie Blei, Quecksilber und Plastikweichmacher, verursacht oder verschlimmert. Nur die Erhöhung des schädlichsten Blutfetts Lipoprotein alpha ist erblich bedingt (siehe S. 89).

Dazu kommt, dass die elastischen Fasern der Blutgefäßwände sich ständig erneuern müssen. Tun sie das nicht oder nur unzureichend, altern die Fasern, werden steif und brüchig. In diesem Fall können sich bei Bluthochdruck oder wenn durch Kraftanstrengung oder Husten der Blutdruck kurzzeitig erhöht ist, kleine Risse bilden, welche die Arteriosklerose in Gang setzen. Für den Erneuerungsvorgang benötigen die »Gummifasern« der Blutgefäße Vitamin C, Vitamin K_2, die Aminosäure Lysin und andere Vitalstoffe. Bei einem chronischen Mangel altern die Blutgefäße dementsprechend schnell. Auch verschiedene (Umwelt-)Gifte, vor allem Schwermetalle, beschleunigen den Alterungsvorgang der elastischen Fasern rapide: Blei und Quecksilber können die Fasern regelrecht zerschneiden.

Durch Vitalstoffmängel und Vergiftungen werden zudem vermehrt freie Radikale in der Blutgefäßinnenwand gebildet. Das führt dazu, dass sich die Blutgefäße nicht mehr gut entspannen können oder Blutfette oxidieren und damit eine Arteriosklerose begünstigen.

BEHANDLUNGSMÖGLICHKEITEN

Bei starken Verengungen dehnt der Arzt mithilfe eines Katheters und einem aufblasbaren Ballon das Blutgefäß auf und legt meist Metallröhrchen (Stents) ein, die das Blutgefäß offen halten. Ist dies nicht mehr möglich, wird operiert: Am Brustkorb, Herzen, an den Beinen und Armen werden Arterien oder Venen entnommen und als Umgehungskreislauf angebracht (Bypass). Im schlimmsten Fall muss das Herz transplantiert oder die Extremitäten amputiert werden. Ist die Blutbahn zum Gehirn gefährdet, kann die Verengung der Halsschlagader operativ ausgeschält werden. Natürlich sollen auch schulmedizinische Medikamente helfen, die Folgen der Arteriosklerose zu verhindern. Nitrate, Kalziumantagonisten entspannen die Blutgefäße. Durch Acteylsalicylsäure, Warfarin, Clopridogel wird das Blut dauerhaft verdünnt, damit sich weniger Thrombosen oder Embolien bilden können. Betablocker und Ivabradin senken den Blutdruck, wodurch das Herz entspannt und besser durchblutet wird. Andere Medikamente senken die Blutfette oder bei Diabetikern den Blutzuckerspiegel. Nicht zuletzt rät auch die Schulmedizin den Betroffenen, regelmäßig Sport zu treiben, abzunehmen und mit dem Rauchen aufzuhören.

- Die Ursachentherapie besteht aus der neuen wirkstoffreichen Ernährung (siehe dazu auch die Forschungsergebnisse auf Seite 18), gezielten Nahrungsergänzungsmitteln, ausreichend UV-B-Licht und regelmäßigen Körperentgiftungen. Die genauen Empfehlungen dazu finden Sie bei Bluthochdruck (siehe Seite 173 ff.) sowie erhöhten Blutfetten (siehe Seite 171 f.).
- Günstig ist zudem, native, also kaltgeschlagene Omega-3-Fette, zum Beispiel Krill-Öl und Leinöl (1 Esslöffel, wegen Vitamin E gemischt mit 10 Prozent Weizenkeimöl), und etwa 300 mg gamma-Linolensäure (enthalten in Borretschöl) zu essen. Verzichten Sie im Gegenzug auf alle tierischen Fette. Denn die in ihnen enthaltene Arachidonsäure wird im Körper in Gewebshormone umgewandelt, die wiederum Entzündungen, Gefäßschäden und Allergien verursachen. Verschlimmernd kommt hinzu, dass tierische Fette Enzyme blockieren, die Gewebshormone bilden sollen, welche die Blutgefäße entspannen und Entzündungen sowie Allergien entgegenwirken. Dasselbe gilt für Omega-6-Fettsäuren (zum Beispiel aus Getreide, Maiskeim-, Sonnenblumen-, Distel-, Soja- und Rapsöl), die zudem im Körper zu Arachidonsäure umgewandelt werden (siehe oben). Omega-3-Fettsäuren und gamma-Linolensäure fördern dagegen diese gesundheitsfördernden Hormone.

AUTOIMMUNERKRANKUNGEN

Normalerweise ist unser Abwehrsystem (Immunsystem) in der Lage, körperfremde Substanzen oder Krankheitserreger zu erkennen und zu bekämpfen. Es muss also erkennen, was körpereigene Strukturen sind und was nicht. Ist diese Funktion gestört, greift das Immunsystem auch körpereigene Eiweißstrukturen an. Dadurch kommen Entzündungsprozesse in Gang und es entstehen verschiedene Autoimmunkrankheiten: Greift das Immunsystem zum Beispiel das Gelenkhäutchen an (Synovia), entwickelt sich Arthritis. Sind Bestandteile der äußeren Nervenfaser-Umhüllung das Angriffsziel, entsteht Multiple Sklerose. Attackiert das Abwehrsystem eiweißhaltige Inhaltsstoffe der Schilddrüsenzellen, kommt es zu einer Schilddrüsenentzündung und hier wiederum am häufigsten zu Hashimoto-Thyreoiditis. Sind bestimmte Magenzellen oder Darmbestandteile betroffen, leiden die Betroffenen an Typ-A-Gastritis, Morbus Crohn oder Colitis ulcerosa. Werden tiefe Abschnitte der Haut (Basalmembran) Ziel des Immunangriffs, entsteht Lupus erythematodes; diese kann auch andere Häute der inneren Organe betreffen. Auch bei Sklerodermie sind Hautbestandteile betroffen, insbesondere die Schleimhäute des Mundes und der Speiseröhre. Bei autoimmunen Leberentzündungen zerstört das Abwehrsystem die Mitochondrien der Leber. Weitere Autoimmunerkrankungen sind: Morbus Basedow (Angriff auf die TSH-Rezeptoren der Schilddrüse), Glomerulonephritis (Nierenbestandteile werden angegriffen oder Immunkomplexe lagern sich ab), Sjögren-Syndrom (Speichel- und Tränendrüsen, trockene Augen und Mund), Diabetes Typ I (B-Zellen der Langerhans-Zellen in der Bauchspeicheldrüse werden zerstört), Myositis (Muskel), Myasthenia gravis (Angriffsziel sind die Acethylcholin-Rezeptoren des Muskels), Wegener Granulomatose (Angriff gegen Kollagen beziehungsweise Stützgewebebestandteil verschiedener Organe), Guillain-Barrè-Syndrom (meist nach einer Infektion oder Impfung auftretende akute Nervenentzündung mit Lähmungen und Sensibilitätsverlust). Leider sind all diese Autoimmunerkrankungen nicht selten. Allein in Deutschland leiden 22 Prozent der Bevölkerung an rheumatischen Beschwerden an Gelenken, Muskeln, Bindegewebe (auch von Blutgefäßen), die zum Teil auch durch Autoimmunerkrankungen verursacht werden. Bei fünf bis zehn Prozent entwickelt sich eine autoimmune Schilddrüsenentzündung vom Typ Hashimoto; sie ist damit die häufigste Autoimmunerkrankung.

MÖGLICHE URSACHEN

Welche Faktoren zu einer Autoimmunerkrankung führen, ist bisher unklar. Zwar gibt es eine gewisse erbliche Empfindlichkeit. Man nimmt jedoch an, dass auch Gifte, Ernährung und Vitalstoffmängel eine Rolle spielen, zumal durch eine strikte vegane Frischkost Besserung erzielt werden kann. Wenn körpereigenes Gewebe zum Beispiel mit bestimmten Metallen und Giften in Kontakt gerät, ändert sich seine Eiweißstruktur so stark, dass das Immunsystem es nicht mehr als eigen erkennt und daher angreift. Quecksilber ist dabei der stärkste Auslöser für Autoimmunerkrankungen. Denn es bindet sich besonders stark an Gewebeeiweiße und schädigt so die Strukturen am meisten. Quecksilberhaltiges Amalgam spielt daher (wie übrigens auch goldhaltige Zahnmetalle) eine besondere Rolle.

INFO

Vorsicht Schub

Für alle Autoimmunerkrankungen gilt, dass eine Amalgam- bzw. Zahnmetallentfernung zu Krankheitsschüben führen kann. Dies liegt vermutlich daran, dass dabei vermehrt Quecksilber und andere Schwermetalle freigesetzt werden. Das Gleiche gilt bei der Gabe von Entgiftungsmitteln, die Quecksilber und andere Schwermetalle mobilisieren und ins Blut befördern (etwa DMPS). Das Immunsystem reagiert auf den plötzlichen massiven Kontakt mit dem Gift mit einem Schub – besonders am Anfang der Entgiftungstherapie. Um diese unerwünschten Nebenwirkungen zu vermeiden, nehmen Sie einen Tag vor und am Tag der Ausleitung bzw. Zahnbehandlung sowie einen Tag danach morgens jeweils 20–40 mg Prednisolon (Wirkstoff gegen akute Entzündungen). Entzündungswidrig wirkt auch die Gabe von anorganischem Selen (600–1000 µg) vor der Ausleitungsinfusion. Ebenfalls günstig ist die Gabe von 600–1200 mg alpha-Liponsäure vor den Entgiftungen. Bei akuten Schüben hilft hochdosiertes Vitamin C als Infusion (15–50 g) .

BEHANDLUNGSMÖGLICHKEITEN

Die etablierte Medizin behandelt Autoimmunerkrankungen mit Medikamenten, die das Immunsystem schwächen oder zumindest einzelne Funktionen beeinträchtigen. Dadurch klingt die Autoimmunreaktion zwar ab, es kommt jedoch auch zu einer erhöhten Anfälligkeit gegenüber Infektionen und Krebserkrankungen. Zugleich können Schmerzmittel Magen, Nieren, Gelenke und Knochen schädigen. Sinnvoller ist es daher, den Grund der Autoimmunerkrankung mithilfe einer Ursachentherapie zu beseitigen:

- Ernähren Sie sich nach den Empfehlungen ab Seite 98. Mehrere Studien zeigen, dass eine streng vegane Frischkost durchschlagende Erfolge bei Autoimmunerkrankungen erzielen kann. Meiden Sie zudem Öle mit einem Überschuss an Omega-6-Fettsäuren (Distel-, Maiskeim-, Soja-, Sonnenblumen-, Raps-, Walnuss-, Baumwollsamen- und Sesamöl); sie wandelt sich im Körper zu stark entzündungsfördernder Arachidonsäure um. Weil Tierprodukte diese Säure in fertiger Form enthalten, sollten sie ebenso gemieden werden. Eine Ausnahme sind möglichst wenig belastete Fische (Bio-Zuchtfische wie Hering, Sardinen, Makrelen oder Wildsüßwasserfische). Sie sind reich an Omega-3-Fettsäuren, welche Entzündungsprozesse hemmen. Omega-3-Öle sind auch in Wildpflanzen, Leinsamen sowie Lein-, Chiasamen-, Leindotter-, Perilla-, Krill- und Algen-Öl enthalten.
- Führen Sie Ihrem Körper entzündungswidrige Nahrungsergänzungen zu: Zusätzlich zum Basisprogramm (siehe Seite 127) sollten Sie täglich 4–20 g MSM (Methylsulfonylmethan), 2 g Weihrauch, 4 g Kurkuma oder 500 mg Curcumin-Extrakt, 6–10 Kapseln Krill-Öl, 1–3 Esslöffel kaltgepresstes Bio-Leinöl (gemischt mit 10 Prozent Weizenkeimöl als Vitamin E- Quelle), 1–5 Esslöffel frisch gemahlene Leinsamen, 1–3 Esslöffel Chiasamen oder Chiasamenöl zu sich nehmen.
- Lassen Sie Zahnmetalle (vor allem Amalgam), Metallsplitter im Kieferknochen sowie entzündete oder wurzelbehandelte Zähne entfernen.
- Meiden Sie silberhaltiges Desinfektionsmittel oder mit Silber imprägnierte Kleider. Sie stehen in Verdacht, Autoimmunreaktionen zu begünstigen.
- Entgiften Sie Schwermetalle mithilfe von Chlorella, Bärlauch, Korianderkraut, Knoblauch und Wildkräutern, für schnellere Erfolge auch mit DMPS und DMSA (siehe Seite 135 ff.).
- Reduzieren Sie die Körpereisenspeicher auf etwa 50–100, besonders wenn Gelenke oder Leber von der Krankheit betroffen sind.
- Tanken Sie ausreichend Vitamin D. Von April bis Oktober empfehlen sich dazu kurze Sonnenbäder im Mittagssonnenlicht. Im Winter helfen Höhensonne oder künstliche Vitamin-D-Zufuhr.
- Bewegung verbessert die Durchblutung und die Ernährung der Knorpel und Bandscheiben.
- Wärme begünstigt die Durchblutung und Nährstoffversorgung der Gelenke. Bei akuter Gelenkentzündung ist allerdings Kälte wirksam.
- Überdenken Sie kritisch die Gabe von Impfstoffen, insbesondere solche, die Quecksilber oder Aluminium enthalten.

TIPP

Kohl-Wickel

Wickel mit Weißkohlblättern helfen bei geschwollenen Gelenken – vermutlich weil ihre Inhaltsstoffe desinfizieren, Entzündungen lindern und helfen, Giftstoffe auszuleiten. Rollen Sie mehrere rohe Kohlblätter mit einem Nudelholz, bis Saft austritt. Wickeln Sie dann die Blätter um das schmerzende Gelenk und fixieren Sie sie mit einem Verband. Am besten über Nacht wirken lassen.

BLUTFETTE, ERHÖHTE

Im Blut schwimmen unterschiedliche Fette herum, allen voran Cholesterin und Neutralfette (Trigylzerin). Sie sind in geringen Mengen notwendig, weil sie fettlösliche Wirkstoffe wie Vitamin A und Coenzym Q10 transportieren. Darüber hinaus ist Cholesterin Baustoff der Zellwände und Basis zur Bildung verschiedener Hormone, wie zum Beispiel Sexualhormone und Cortikoide sowie zur Synthese von Vitamin D und Coenzym Q10. Damit die Leber und andere Organe aus Fett Energie erzeugen können beziehungsweise überschüssiges Fett aus der Nahrung als »Reserve« in verschiedene Körperorgane zwischengelagert werden kann, muss das Fett in den Blutgefäßen zu den Organen hin oder von ihnen weg transportiert werden. Und so ist es ganz normal und lebensnotwendig, dass es Blutfette gibt.

Cholesterin besteht aus mehreren Unterarten, die bekanntesten sind das »schlechte« LDL- (Low-Density-Lipoporotein) und das »gute« HDL-Cholesterin (High-Density-Lipoprotein). Weil ein hoher LDL-Wert gesundheitsgefährlich, ein hohes HDL dagegen als gesund gilt, kommt es weniger auf den Gesamtcholesterinwert an als auf das Verhältnis von LDL und HDL zueinander. Der Quotient von LDL geteilt durch HDL sollte kleiner 4 sein – so die offizielle Empfehlung der verschiedenen weltweiten Ärztegesellschaften. Noch besser ist ein Wert unter 2 oder sogar kleiner als 1. Auch der Triglyzeridwert sollte niedrig sein, denn erhöhte Werte begünstigen, genauso wie beim Cholesterin, Arteriosklerose (siehe Seite 166 ff.). Die Realität sieht leider wie so oft anders aus: Etwa die Hälfte aller Erwachsenen in Deutschland weisen erhöhte Cholesterinwerte (> 180 mg/dl) und/oder erhöhte Triglyzeridwerte (> 200mg/dl) auf. Bei gesünderen und strengeren Grenzwerten (Cholesterin < 150mg/dl) und Trigyzeriden (< 150mg/dl) haben mindestens 70 Prozent aller Deutschen erhöhte Blutfette.

INFO

Oxidiertes LDL-Cholesterin

Oxidiertes LDL-Cholesterin ist schädlicher als »normales« LDL. Am schädlichsten (10-fache negative Wirkung) ist Lipoprotein alpha, kurz Lp(a), dessen Höhe genetisch bedingt ist und das immerhin 20 Prozent der Deutschen aufweisen. Es lässt sich mit schulmedizinischen Medikamenten nicht senken, weshalb es oft gar nicht gemessen wird. Doch selbst Lp(a) lässt sich mit der neuen wirkstoffreichen Ernährung sowie täglich 2–6 g Carnitin, 2–6 g Vitamin B_3, 1–6 g Acetyl-Cystein sowie 2–5 g Omega-3-Fettsäuren (Leinöl, Krill-Öl) gut senken (siehe auch Seite 89-90).

Dabei sind hohe Blutfettwerte sehr gefährlich: Sie erhöhen nicht nur das Risiko für verstopfte Blutgefäße (Arteriosklerose) mit all ihren Folgeerkrankungen wie zum Beispiel Koronare Herzkrankheit, Periphere arterielle Verschlusskrankheit, Herzinfarkt und Schlaganfall. Sie fördern auch Entzündungen der Bauchspeicheldrüse (Pankreatitis), Ablagerungen von Fetten im Gewebe (Xanthome), Leberverfettung, Thrombosen und Embolien.

TYPISCHE SYMPTOME

Ob die Blutfette erhöht sind oder nicht, macht sich nach außen nicht bemerkbar, sondern wird entweder erst bei schweren Krankheiten oder bei einer Routinemessung entdeckt. Allenfalls bei starker Erhöhung lassen sich bei einigen Personen sichtbare Ablagerungen an den Lidrändern, unter der Haut (Xantelasmen) oder im Auge beobachten.

MÖGLICHE URSACHEN

Das meiste Cholesterin produziert unser Körper selbst, nur der kleinste Anteil stammt aus der Nahrung. Und auch hier ist die Hauptursache für hohe Blutfette, anders als vielleicht erwartet, nicht in einer zu fetten Ernährungsweise zu suchen; sie spielt eher eine untergeordnete Rolle. Vielmehr beruhen besorgniserregende Werte wieder einmal auf einer Mangelernährung und hier vor allem auf dem übermäßigen Konsum von isolierten Kohlenhydraten, wie Fabrikzucker, Fruktose und geschälten Getreidearten beziehungsweise Produkten daraus (etwa Weißbrot, Graubrot, Teigwaren, Kekse und Kuchen). Auch die Erhöhung der Triglyzeride wird hauptsächlich durch Kohlenhydrate (sowie durch Alkoholkonsum) verursacht. Sie lassen sich wie die teilweise seltenen genetischen Ursachen für Blutfetterhöhungen mit den im Folgenden beschriebenen Maßnahmen meist positiv beeinflussen.

BEHANDLUNGSMÖGLICHKEITEN

Herkömmlicherweise werden zu hohe Blutfettwerte in erster Linie mit Blutfettsenkern behandelt. Zwar werden zugleich eine entsprechende Ernährungsumstellung, Gewichtsreduktion sowie der Verzicht auf Nikotin und Alkohol empfohlen. Im Gesundheitssystem fehlt aber meist die Zeit, Patienten entsprechend zu betreuen und zu informieren.

Dabei bedarf es gar nicht unbedingt eines Arzneimittels: Mithilfe der neuen wirkstoffreichen Ernährung und regelmäßigem Sport sind selbst sehr niedrige Werte leicht und schnell zu erreichen.

- Die begleitende Therapie gegen zu hohe Blutfettwerte ähnelt derjenigen bei Bluthochdruck (siehe Seite 173 ff.). Zusätzlich wirkt sich die tägliche Gabe von 1–6 g Niacinamid (Vitamin B_3), 2–6 g L-Carnitin (über den Tag verteilt), 2–4 g Vitamin-C-Ester, 1–2 EL Leinöl und Krill-Öl sowie 1–3 g Acetyl-Cystein Pulver sehr günstig aus.

INFO

Gängige Arzneimittel gegen erhöhte Blutfette und ihre Nebenwirkungen

- Statine, die am meisten verbreiteten medizinischen Blutfettsenker, reduzieren das Risiko für Tod durch Herz-Kreislauf-Erkrankungen, wie Schlaganfall und Herzinfarkt, nur um 1–3 Prozent. Gleichzeitig begünstigt der möglicherweise durch sie bedingte Coenzym-Q10-Mangel Herzschwäche, Nervenschäden (Neuropathie), Muskelschäden, Gehirnschäden (kognitive Störung), Depression und vielleicht auch Krebs.
- Gallensäurebindemittel binden Gallensäure im Darm und dadurch auch Cholesterin. Der in ihnen enthaltene Wirkstoff Cholestyramin bindet auch manche Gifte im Darm, was anfangs eine Entlastung und Verbesserung anderer Krankheiten erbringen kann. Manche Produkte enthalten allerdings die schädlichen Süßstoffe Aspartam oder Sucralose (siehe Seite 16 f.). Längerfristig eingenommen führen Gallensäurebindemittel zu Mängeln an fettlöslichen Wirkstoffen, wie den Vitaminen E, D, K und A sowie Coenzym Q10.
- Vitamin B_3: Dieses Vitamin wird neuerdings wieder vermehrt eingesetzt. Es steigert die Fettverbrennung, die Energieerzeugung und die Leberfunktionen, erhöht HDL- und senkt LDL-Cholesterin sowie Triglyzeride. Gleichzeitig senkt es als eines der wenigsten Mittel auch erblich erhöhte Lp(a)-Spiegel (siehe Seite 171).

BLUTHOCHDRUCK (HYPERTONIE)

Bluthochdruck liegt offiziell dann vor, wenn
- der systolische Blutdruck, also der Druck in derjenigen Phase, in der sich das Herz zusammenzieht und daher das Blut aus dem Herzen strömt, über 140 mmHg liegt, und
- der diastolische (Phase, in der sich das Herz entspannt, erweitert und daher das Blut in das Herz hineinströmt) über 90 mmHg liegt.

Allerdings zeigen die meisten Studien, dass bereits systolische Werte über 120 mmHg und diastolische Werte über 80 mmHg das Risiko für Herzinfarkt und Schlaganfall steigern, besonders wenn gleichzeitig andere Risikofaktoren, wie Diabetes, erhöhte Blutfette, Rauchen, Übergewicht oder Homocysteinämie vorliegen.
Nach diesen strengeren Kriterien haben etwa 30 bis 50 Prozent der Deutschen Bluthochdruck.

TYPISCHE SYMPTOME

Viele Betroffene merken nicht, dass ihr Blutdruck erhöht ist. Einige leiden unter chronischen Kopfschmerzen, Schwindel und Müdigkeit; ihr Gesicht ist oft rot und die Nase blutet häufig. Auch Kurzatmigkeit, Schnarchen, Ohrgeräusche und Sehstörungen können Bluthochdruck anzeigen.

MÖGLICHE URSACHEN

90 Prozent aller Bluthochdruckkranken haben eine »essenzielle« Hypertonie; die Ursache der Erkrankung ist also unbekannt. Als größte Risikofaktoren gelten Übergewicht, chronische Entzündungen (CRP-Wert erhöht), zu viel LDL-Cholesterin, ein erhöhter Bauchumfang, Insulinresistenz (siehe Seite 12), Alkoholkonsum, Stress, Rauchen, starker Kochsalzkonsum sowie Kalium- und Kalziummangel. Zusammen mit den vier letztgenannten sind die »echten« Hauptursachen:
- Mindestens 90 Prozent aller Fälle sind durch eine falsche Ernährungsweise und einen dadurch bedingten Vitalstoffmangel verursacht. Durch den Vitalstoffmangel kann die Gefäßinnenhaut nicht mehr genug Stickoxid bilden und die Blutgefäße verkrampfen. Der Blutdruck wird erhöht, die Durchblutung vermindert.
- Schwermetallbelastung, insbesondere durch Blei, Kadmium, Quecksilber, Eisen und Nickel, erhöht den Blutdruck und verkrampft beziehungsweise verkalkt die Blutgefäße. Die Schwermetalle behindern zudem ebenfalls die Stickoxid-Bildung, erhöhen die Zahl der freien Radikale und lassen das Blutfett oxidieren (»rosten«).
- Zahn- und Kieferentzündungen erhöhen Entzündungswerte; Zahnmetalle können giftig sein.
- Elektromagnetische Felder (vor allem Hochfrequenz) können zu Verklumpungen der roten Blutkörperchen, Stressreaktion und Verkrampfungen der Blutgefäße führen, die wiederum den Blutdruck steigen lassen. Bei einigen Personen lassen sich durch Funkexposition regelrechte Blutdruckkrisen auslösen. Betroffene haben in der Regel stark schwankende Blutdruckwerte, je nach dem, wie viel Strahlungen sie abbekommen (was Sie aber selbst meist nicht wissen).
- Lärm- und Luftbelastung (Rauchen, Feinstäube) bewirken Stressreaktionen, begünstigen Entzündungsvorgänge, erhöhen freie Radikale sowie die Bereitschaft des Blutes, zu verklumpen.

TIPP

Magnesiumchlorid

Magnesiumchlorid soll helfen, Arterienverkalkungen zu lösen und so den Blutdruck zu senken – vermutlich, weil diese Magnesiumform ein starker Gegenspieler zu Kalzium ist. Lösen Sie 33 g Magnesiumchlorid (Apotheke) in 1 l Wasser auf und trinken Sie täglich 120–150 ml davon.

BEHANDLUNGSMÖGLICHKEITEN

Die Schulmedizin setzt bei der Behandlung vor allem auf blutdrucksenkende Medikamente (Diuretika, ACE-Hemmer, Angiotensin-Rezeptor-II-Antagonisten, Kalzium-Antagonisten, Betablocker). Diese Mittel haben jedoch alle Nebenwirkungen, wie Müdigkeit, erhöhte Ausscheidung von Vitaminen und Mineralstoffen, Asthma und verminderte Schlafqualität. Was dagegen in fast allen Fällen hilft:

- Eine Ernährungsumstellung auf pflanzliche Frischkost (siehe Seite 98 ff.) bringt praktisch immer eine Verbesserung oder gar Heilung. Sie ist daher das wichtigste Element der Behandlung von Bluthochdruck.
- Verzichten Sie möglichst ganz auf Salz; verwenden Sie, wenn überhaupt, nur Totes-Meer-Salz. Kaliumchlorid (aus dem Reformhaus) oder Gewürzkräuter sind ein guter Salzersatz.
- Essen Sie viel Knoblauch und Bärlauch. Der darin enthaltene Schwefel senkt den Blutdruck und verbessert die Fließeigenschaften des Blutes.
- DMPS- und/oder EDTA-Gaben helfen, den Schwermetallgehalt sowie radioaktive Elemente in den Blutgefäßen und im Herz zu reduzieren. Das hat eine direkte blutdrucksenkende Wirkung. Eine sanfte Entgiftung bewirken auch 20–40 g Chlorella oder 4 EL Graspulver täglich sowie reichlich Knoblauch und/oder Bärlauch.
- Um die Vitalstoffdepots zu füllen, können Sie täglich folgende Nahrungsergänzungsmittel einnehmen: 600–1800 mg Magnesium, 1–5 g Kalium (nicht bei Nierenschäden oder Einnahme von kaliumsparenden Blutdrucksenkern), mindestens

INFO

Was tun bei erhöhtem Puls?

Studien haben gezeigt, dass ein zu hoher Ruhepuls (Pulsschlag direkt nach dem Aufwachen; noch im Liegen gemessen) das Sterberisiko eindeutig erhöht. Idealerweise sollte der Ruhepuls bei 60 bis 80 Schlägen pro Minute liegen; bei Sportlern kommen aufgrund des positiven Trainingseffekts auch niedrigere Pulsraten vor (30 bis 60 Schläge).

Die Hauptursachen für erhöhten Puls gleichen jenen für Bluthochdruck und erhöhten Blutfetten (siehe Seite 171 ff.): So führen zum Beispiel Quecksilberbelastung, Amalgamfüllungen, andere Metalle in Zähnen und Kiefer sowie Kieferentzündungen fast immer zu einem erhöhten Ruhepuls. Auch elektromagnetische Felder können die Pulsfrequenz ansteigen lassen. Ebenso erhöht sich diese bei einer Nahrungsmittelallergie oder -unverträglichkeit nach dem Verzehr von unverträglichen Speisen in der Regel um drei bis fünf Schläge pro Minute. Zur Therapie eignen sich dieselben Maßnahmen wie bei der Behandlung von Bluthochdruck oder erhöhten Blutfetten. Wichtigste Vitalstoffe sind Magnesium, Kalium, Selen und Coenzym Q 10. Auch täglich 1–2 g Rhodiola (Rosenwurz) und Weißdorn haben sich bewährt. Kaffee, Kakao, grüner und schwarzer Tee erhöhen die Pulsrate. **Zur Info:** Bei zu stark erhöhtem Puls (250–320 Schläge pro Minute) kann das Herz nicht mehr ausreichend Blut in die Organe befördern. Das sogenannte Kammerflattern kann zudem in Kammerflimmern übergehen (mehr als 320 Schläge/Minute), das unbehandelt tödlich ist.

50 mg B-Vitamine (alle), zudem 100 mg Vitamin B_1 als Benfothiamin, 1 mg Folsäure, 1 mg Vitamin B_{12}, 2–4 EL Bio-Lezithin, 10.000–40.000 IE Vitamin D (Sonnenbäder sind besser), 300 µg Vitamin K_2 (MK7), 300–1000 mg Vitamin E (gemischt), 1000–25.000 mg Vitamin C (über den Tag verteilt, auch als Infusion), 2–6 g L-Carnitin (über den Tag verteilt), schwefelhaltige Moleküle (1–3 g Taurin, 1–4 g Acetyl-Cystein, 1 g Acetyl-Glutathion, 4–10 g MSM, 100–500 mg Coenzym Q10 (Ubiquinol), native Omega-3-Fettsäuren (2 EL kaltgepresstes Leinöl oder 8 Kapseln Krill-Öl), 300 µg Selen, andere Spurenelemente (je 2 mg Chrom, Zink, Molybdän, Mangan, Germanium und Bor sowie 100 µg Vanadium. Zusätzlich bei Lp(a) Erhöhung: 1–6 g Vitamin B_3 (Niacinamid oder Niacin).

- Lassen Sie sorgsam alle Zahnmetalle (auch im Kieferknochen) entfernen, zumindestens aber Amalgam und palladiumhaltige Goldmaterialien. Das Gleiche gilt für Entzündungsherde im Kiefer oder an Zahnwurzeln, um erhöhte Entzündungswerte (CRP-Werte) und so das Arterioskleroserisiko zu senken.
- Vermeiden Sie Elektrosmog und schirmen Sie sich entsprechend ab. Weil sich dadurch auch die Schlafqualität verbessert, bildet der Körper mehr Melatonin, das blutdrucksenkend wirkt. **Tipp:** Lassen Sie vor dem Schlafen 10–20 mg Melatonin (oder 5-HTP) im Munde zergehen.
- Verzichten Sie auf Nikotin und Alkohol; beides erhöht den Blutdruck.
- Regelmäßiger Ausdauersport senkt dagegen den Blutdruck.
- Meditation und andere Entspannungsmethoden, wie Autogenes Training, Yoga oder Progressive Muskelentspannung, bauen Stress ab, wirken positiv auf die Durchblutung und aktivieren die Selbstheilungskräfte des Körpers.
- Ganzkörpersonnenbäder ohne UV-Schutz kurbeln die Vitamin-D-Produktion an und senken so schon nach einem Sonnenbad den Blutdruck. Im Winter helfen alternativ ein Besuch im Solarium oder die Einnahme künstlicher Vitamin-D-Präparate.
- Ärzte der Berliner Charité haben entdeckt, dass der Blutdruck durch Aderlass um 16 mmHg sinkt. Denn möglicherweise beeinflusst auch zu viel Eisen den Wert. Allerdings müssen weitere Untersuchungen erst zeigen, ob sich regelmäßige Blutspenden tatsächlich zur Therapie von Bluthochdruck eignen.

DEPRESSIONEN

Etwa 5–12 Prozent aller Männer und 10 25 Prozent aller Frauen entwickeln hierzulande im Lauf ihres Lebens eine Depression. Welche Ursachen die Krankheit ins Rollen bringen, bleibt dabei in den meisten Fällen unbekannt. Man nimmt jedoch an, dass neben erblichen Faktoren (endogene Depression) auch soziale Faktoren beziehungsweise traumatische Ereignisse im bisherigen Leben des Erkrankten die Krankheit auslösen. In einigen Fällen (sogenannte sekundäre Depression) findet sich eine oder mehrere körperliche Ursachen, wie Hirnentzündungen, Grippe, Borreliose, Leber-, Nieren- oder Darmerkrankungen, Gehirnerschütterung, Schilddrüsenunterfunktion, Epilepsie, Parkinson, Beginn einer Alzheimer-Demenz oder Hirntumoren. Etwa 20 Prozent aller Depressionen werden durch Lichtmangel ausgelöst und treten daher besonders im Herbst und Winter auf (SAD-Winterdepression). Nicht zuletzt können Medikamente Depressionen auslösen (zum Beipsiel Cortisonpräparate, L-Dopa, Protonenpumpenhemmer und Neuroleptika).
Auch der »Burnout« gehört zu den Depressionen. Hier stehen jedoch Müdigkeit, ein Gefühl des »Ausgebranntseins«, aber auch Antriebsarmut im Vordergrund.

TYPISCHE SYMPTOME

Depressive haben wenig Freude oder Interessen, sind antriebslos und ermüden rasch. Oft schwinden Konzentrationsfähigkeit und Aufmerksamkeit, das Selbstvertrauen sinkt, der Appetit lässt nach, Pessimismus und negative Zukunftsperspektiven machen sich breit. Bei schweren Formen sind auch Selbstmordgedanken und Suizidversuche möglich.

MÖGLICHE URSACHEN

Neben psychischen Faktoren ist oft auch eine Belastung mit Schwermetallen und ein Mangel an Vitalstoffen der Grund für Depressionen. Weiterhin findet sich unter Depressiven überzufällig häufig Fruktoseunverträglichkeit. Sie führt zu einem Mangel an Tryptophan und deswegen auch an stimmungsaufhellendem Serotonin und Zink. Ebenfalls weit verbreitet ist ein genetischer Defekt eines Serotonintransporters (verkürzte Variante des Serotonintransporter-Gens, Variante »K«) sowie eine Störung der Häm-Bildung (siehe Seite 80) beziehungsweise eine erhöhte Ausscheidung von Hämabbauprodukten; hier ist insbesondere HPL zu nennen. Die erhöhte HPL-Ausscheidung im Urin führt ebenfalls zu Mängeln an Zink, Vitamin B_6 und Mangan. Diese können für sich schon zu schweren Depressionen führen, wobei zusätzliche Belastung mit Giften und Strahlungen das Problem noch potenziert.
Dass psychische Faktoren nicht unbedingt die Hauptrolle bei Depressionen spielen, zeigen Berichte über Kinder und Jugendliche, die bestimmte Antidepressiva (SSRI) einnehmen; sie haben ein 15-mal höheres Selbstmordrisiko als Depressive ohne Medikamente. Bei SNRI-Medikamenten (Serotonin-Norepinephrin-Reuptake-Inhibitoren, also Stoffe, welche die Wiederaufnahme von Serotonin und Norepinephrin hemmen) ist die Selbstmordrate anscheinend noch höher.

BEHANDLUNGSMÖGLICHKEITEN

- Ernähren Sie sich möglichst nach den Vorschlägen ab Seite 98. Vermeiden Sie vor allem Transfettsäuren und Acrylamid.
- Nehmen Sie neben den Basisvitalstoffen von Seite 127 täglich mindestens 500–2000 mg Docosahexaensäure (DHA), bis zu 10 g EPA, 2 Esslöffel Bio-Lezithin, 1200 mg S-Adenyl-Methionin (SAM), 50–200 mg Coenzym Q10 (Ubiquinol), 200–800 mg 5-Hydroxy-Tryphtophan (5-HTP) als Vorstufe für Serotonin und Melatonin (allerdings ist dazu auch Vitamin C, Magnesium, Zink, B_6 und SAM notwendig) sowie 400 mg Oligomere Procyanidine (OPC).
- Johanniskraut und Wermut können die Stimmung und den Antrieb stark steigern. Man kann sie als Tee und Frischpflanzenextrakte einnehmen. Bei Johanniskraut ist ein Extrakt von mindestens 900 mg Wirkstoff notwendig.
- Eine effektive Therapie besteht im geschützten Entfernen von giftigen Amalgamfüllungen, Metallsplittern im Kiefer und in der intensiven Ausleitung von Schwermetallen, welche die Gehirnbotenstoffe hemmen (siehe Seite 135 ff.). Lassen Sie zudem abklären, ob eine Typ-IV-Allergie auf im oder am Körper vorhandene Metalle besteht; auch sie kann mit einer Depression einhergehen.
- Vermeiden Sie Elektrosmog (Mobilfunk, WLAN, DECT etc.).
- Bewegen Sie sich täglich an der frischen Luft, verbunden mit einer Lichttherapie (mindestens 10.000 Lux Vollspektrumlicht pro Tag für eine halbe Stunde). Von Oktober bis einschließlich März sollten Sie zudem täglich mindestens 3000–10.000 IE Vitamin D einnehmen, falls Sie nicht im Süden Urlaub machen. Die Gabe kann auf den Sommer ausgedehnt werden, wenn Sie auch dann nicht in die Sonne kommen oder Sonnenschutzmittel verwenden. Lassen Sie Ihre Vitamin-D-Werte regelmäßig kontrollieren und passen Sie, falls erforderlich, die Dosis entspre-

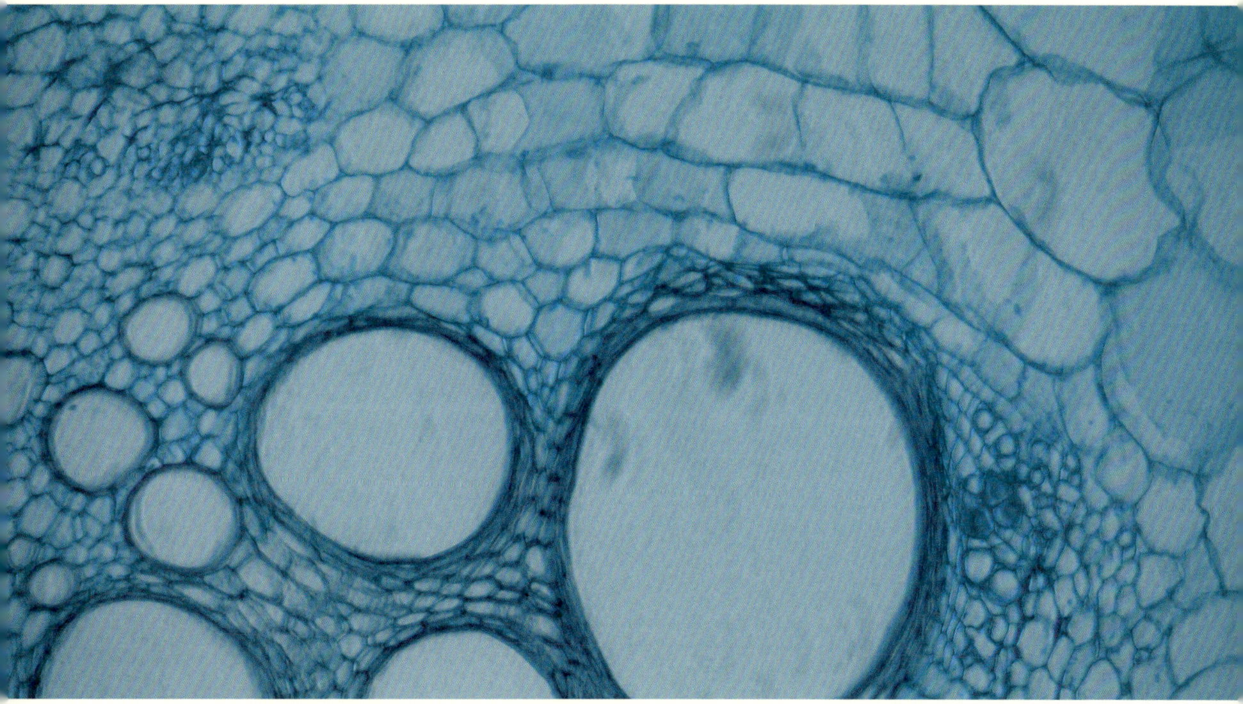

chend an. **Vorsicht:** Wenn Sie Johanniskaut einnehmen, kann sich die Empfindlichkeit der Haut auf UV-Strahlung erhöhen, sodass es zu sonnenbrandähnlichen Reaktionen und Hautverfärbungen kommen kann.

- Gehen Sie vor Mitternacht schlafen und stehen Sie auf, sobald Sie in der Früh wach werden. Das kann auch um vier Uhr morgens sein.
- Ausdauersportarten in freier Natur, Tai Chi, Qigong, Yoga und Selbstverteidigungssportarten sind günstig. Regelmäßiger Sport wirkt allein schon stark antidepressiv. Meditation unterstützt diesen Effekt und Selbstverteidigung erhöht das Selbstvertrauen.
- Bei lebensbedingten Beschwerden sind psychotherapeutische Interventionen immer sinnvoll; sie sollten aber die Behandlung des Körpers mitberücksichtigen und umgekehrt.

DIABETES

Wenn der Blutzucker infolge falscher Ernährungsgewohnheiten immer wieder oder ständig (zu) hoch ist, sind die Zellen bald mit Zucker überfüllt. Um sich zu schützen, entwickelt der Körper eine Insulinresistenz. Die Zellen reagieren dann nicht mehr auf das Hormon Insulin, das normalerweise dafür zuständig ist, den Zucker in ihr Inneres zu transportieren. Weil die Zellen »versperrt« bleiben, steigt der Blutzuckerspiegel höher und höher. Die Bauchspeicheldrüse merkt das und schüttet als Gegenreaktion vermehrt Insulin aus. Die Übermacht an Insulin schafft es zwar tatsächlich, einige vernagelte Zuckertüren aufzubrechen. Doch die Zellen wandeln den nicht benötigten Zucker in Fett um, um diese Energie für schlechte Zeiten zu speichern. Das Fettgewebe wiederum, allen voran das Bauchfett, bildet

Hormone (zum Beispiel Resistin), welche die Insulinresistenz noch stark verschärfen. Dieser Prozess schaukelt sich im Lauf der Jahre immer weiter nach oben, bis der Nüchternblutzucker über 110mg/dl und zwei Stunden nach einer Mahlzeit über 180 mg/dl liegt. (Diese Werte gelten für kapillares Vollblut; bei venösem Blut gilt für Diabetes: nüchtern über 126mg/dl, zwei Stunden nach Essen >200mg/dl).
Ein Typ-2-Diabetes (fälschlicherweise oft auch als Altersdiabetes bezeichnet) hat sich entwickelt; allein in Deutschland sind davon etwa acht bis zehn Millionen Menschen betroffen – immer mehr davon Kinder, Jugendliche und junge Erwachsene. Allein in den USA sind bereits vier Prozent aller dicken Kinder Diabetiker. Irgendwann kann die Bauchspeicheldrüse dann gar nicht mehr und stellt die Insulinproduktion ganz ein; die Beta-Zellen, die das Hormon produzieren, gehen langsam kaputt.

WICHTIG

Messwerte für Insulinresistenz

- Der Nüchternblutzucker (morgens) kann einen Hinweis auf Insulinresistenz geben. Er sollte unter 90, noch besser zwischen 60 und 70 betragen.
- Die Insulinresistenz lässt sich auch mit einem Prä-Insulin-Test messen: Je mehr Insulin produziert wird, desto höher ist der Pro-Insulin-Wert. Bei Werten unter 11 pmol/l ist alles in Ordnung. Auch der Anteil von C-Peptid, ein Bruchstück von Prä-Insulin, lässt sich im Blut messen. Wenn die Werte zu hoch sind, liegen eine Insulinresistenz oder sogar bereits Diabetes vor.
- Der HbA1c (»Blutzuckergedächtnis«) gibt ebenfalls eine gute Abschätzung, da er den Mittelwert des Blutzuckers in den letzten drei Monaten widerspiegelt. Dieser sollte um oder unter 5 Prozent liegen. Bei einem Wert über 6 Prozent liegt der Verdacht auf Diabetes nahe.

TYPISCHE SYMPTOME

Typ-II-Diabetes entwickelt sich langsam und unbemerkt. Irgendwann führen die immer höheren Blutzuckerwerte zwar zur Zuckerausscheidung und damit auch zu vemehrtem Wasserverlust (die Betroffenen haben dann mehr Durst). In den meisten Fällen wird der Diabetes jedoch zufällig bei Blutuntersuchungen entdeckt. Daher wäre es sinnvoll, routinemäßig den HbA1c- und Pro-Insulin-Wert testen zu lassen (siehe Kasten). Denn Diabetes ist lebensgefährlich:

- Der hohe Blutzucker verursacht schnell Blutgefäßschäden (Arteriosklerose, siehe Seite 166 ff.); rund 55 Prozent aller Diabetiker sterben an einem Herzinfarkt. Und oft spüren sie dabei nicht einmal Schmerzen, da ihre Schmerznerven geschädigt sind. Auch das Schlaganfallrisiko steigt.
- Beine und Arme werden nicht mehr gut durchblutet und sterben im schlimmsten Fall sogar ab, was eine Amputation unumgänglich macht.
- Bei 95 Prozent aller Typ-1-Diabetiker und bei 25 Prozent aller Diabetiker vom Typ 2 zerstört die Krankheit im Lauf von 15 Jahren die Netzhaut; man sieht weniger, wird schließlich blind.
- Die Nieren verabschieden sich. Bei Diabetes Typ I erleiden 75 Prozent, beim Typ II 25 Prozent der Betroffenen nach 20 Jahren eine terminale Niereninsuffizienz: Sie brauchen eine künstliche (Dialyse) oder eine echte Niere (Transplantation). 50 Prozent aller Dialysepatienten in Europa und USA sind Diabetiker.
- Bei der Hälfte aller Diabetiker funktionieren nach zehn Jahren die Nerven nicht mehr richtig und leiten Schmerz nicht weiter; auch das auto-

INFO

Typ-1-Diabetes

Nur etwa fünf Prozent aller Zuckerkranken haben Diabetes vom Typ 1. Bei dieser Form zerstört das eigene Immunsystem die insulinproduzierenden Zellen der Bauchspeicheldrüse meist völlig. Typ-1-Diabetiker müssen daher ihr Leben lang bei jeder Mahlzeit Insulin spritzen. Doch sogar in diesem Fall kann eine bewusste Ernährung und Lebensweise helfen: Der Insulinbedarf sinkt deutlich, weil die Zellen wieder stärker auf Insulin ansprechen. Dadurch ist weniger Insulin nötig, um den Blutzucker in die Zellen zu bringen. Sofern noch ein paar Restzellen vorhanden sind, ist unter Umständen gar keine Insulingabe mehr nötig (wenn nach den Mahlzeiten Kraftsport gemacht wird). Zudem werden häufige Spätschäden wie Blindheit, Durchblutungsstörungen der Beine oder Nervenschäden verzögert oder verhindert.

Wichtig: Beim Typ-1-Diabetes sind die Antikörper gegen die Insulin produzierenden Zellen meist schon zwei Jahre vor Ausbruch der Krankheit messbar; durch entsprechende Maßnahmen kann die weitere Zerstörung der Inselzellen also verlangsamt oder verhindert werden (siehe Autoimmunerkrankungen, Seite 168 ff.). Kommt die Krankheit zum Ausbruch, erhöht sich der Blutzucker stark, es kommt zu vermehrter Wasserausscheidung über den Urin und später sogar zu Bewusstlosigkeit und Koma. Denn beim Diabetes vom Typ 1 gelangt kein Zucker mehr in die Zellen, weshalb diese einen schweren Energiemangel erleiden.

nome Nervensystem ist betroffen. Weil man dadurch zum Beispiel die Füße nicht mehr spürt, kommt es zum diabetischen Fußsyndrom, unter dem immerhin ein Viertel aller älteren Zuckerkranken leidet.

- Der Herzmuskel wird schwach (diabetische Kardiomyopathie).
- Die Infektanfällgkeit steigt, weil das Abwehrsystem geschwächt wird.
- Die Blutfettwerte gehen nach oben, da vermehrt Fett gebildet wird.

MÖGLICHE URSACHEN

In einem aktuellen Lehrbuch der gesamten Inneren Medizin heißt es »Der Diabetes mellitus ist meist eine erbliche chronische Stoffwechselerkrankung, die auf einem absoluten oder relativen Mangel an Insulin beruht ...«. Tatsächlich jedoch haben nur zwei Prozent aller Diabetesfälle genetische Ursachen, die restlichen 98 Prozent sind durch falsche Ernährung, Umweltgifte und Sonnenmangel ausgelöst. Auch Bewegungsmangel spielt eine Rolle.

Anders als oft angenommen führt dabei nicht zu viel Nahrung zu Diabetes, sondern ein Mangel an wichtigen Vitalstoffen. So haben Diabetiker immer zu wenig Vitamine (D, B, E), Spurenelemente (Selen, Chrom, Zink, Molybdän, Vanadium), Mineralstoffe (Magnesium, Kalium, Kalzium), Aminosäuren (Cystein, Methionin, Lysin, Taurin), lebenswichtige Fettsäuren (Omega-3-Fettsäuren), Ballaststoffe und Vitaminoide (Q10, Carnitin, Liponsäure, Gluathion).

Einige Patienten weisen auch Schäden an der Bauchspeicheldrüse auf, wie schwere Bauchspeicheldrüsenentzündungen oder Bauchspeicheldrüsenentfernungen. Gifte in diesem Organ (etwa Schwermetalle wie Blei, Kadmium, Quecksilber, Arsen und Dioxin oder Bisphenyl-A) können die Insulinproduktion beeinträchtigen oder zu Autoimmunreaktionen führen und so ebenfalls zu einer Insulinresistenz beitragen.

INFO

Unterzucker – oft eine Vorform von Diabetes

Schnell aufnehmbare Kohlenhydrate (Zucker, erhitzte Getreideprodukte wie Brot, Kekse, Nudeln und Breie sowie erhitzte Wurzeln, Süßigkeiten, Limonaden, Fruchtsäfte, Mehlspeisen, Haferflocken, Müsli, Trockenfrüchte, Nudeln, Reis, Hirse etc.) lassen den Blutzuckerspiegel im Gegensatz zu rohen natürlichen Nahrungsmitteln rasch ansteigen. Die Bauchspeicheldrüse ist mit solchen Blutzuckeranstiegen nicht vertraut und schüttet nun vermehrt Insulin aus. Daraufhin fällt der Blutzucker meist ebenso rasch wieder ab, wie er zuvor angestiegen ist. Das kann zu Unterzucker (Hypoglykämie) führen, der sich mit folgenden Beschwerden bemerkbar macht: Heißhunger, Unruhe, Tachykardie (Herzrasen), Zittern, Bluthochdruck, Reizbarkeit, Verwirrtheit, Konzentrationsschwäche, Doppelbilder, Müdigkeit, Schwitzen, Übelkeit, Erbrechen und Schwäche. Besonders gefährlich: Der Unterzucker macht Heißhunger auf Süßes. Genau das aber treibt den Blutzuckerspiegel wieder in die Höhe; erneut wird zu viel Insulin ausgeschüttet. Dieser Kreislauf lässt sich durch die oben genannten Therapiemaßnahmen vermeiden.

BEHANDLUNGSMÖGLICHKEITEN

Etablierte Therapien setzen in erster Linie auf Diät; sie empfehlen, den Kalorienbedarf zu 50 bis 60 Prozent durch Kohlenhydrate, zu 10–15 Prozent durch Eiweiß und zu 30 Prozent durch Fett zu decken. Die Mengen müssen dabei genau abgewogen und nach Broteinheiten (BE) berechnet werden. Sofern die BE eingehalten werden, sind also auch Weißbrot, Süßigkeiten oder Kuchen nicht ganz vom Speiseplan gestrichen. Weil die Kost aber weiterhin viel zu viele Kohlenhydrate und verarbeitete Nahrungsmittel enthält, verschlimmert sich der Vitalstoffmangel noch mehr. Der Kohlenhydratanteil ist sogar so hoch, dass selbst Gesunde in 13 Jahren ein dreifach erhöhtes Sterberisiko hätten. Auch eine bloße Gewichtsreduktion und Sport helfen oft nicht, denn diese können Vitalstoffmängel nicht beheben.

Begleitend zu diesen Diät-Empfehlungen setzt die Schulmedizin in der Regel auf Medikamente. Doch die verwendeten Insulinlockmittel, Insulinverstärker oder Insulin haben Nebenwirkungen (Insulin macht zum Beispiel dick) und verstärken darüber hinaus noch den Vitalstoffmangel. So hemmt beispielsweise das am meisten eingesetzte Metformin die Aufnahme von Vitamin B_{12}.

Die folgenden Ratschläge helfen dagegen bei allen Diabetes-Typen, egal wie fortgeschritten:

- Empfohlen wird eine pflanzliche Frischkost aus rohen Salaten, rohem Gemüse (oberhalb der Erde gewachsen) und Wildkräutern (siehe auch Seite 98 ff.); sie kann in unbegrenzten Mengen ohne BE-Anrechnung verzehrt werden (Achtung: gilt nicht für Früchte und Getreide und nur eingeschränkt für Wurzeln). Wer erhitzte Nahrungsmittel zu sich nimmt (auch Gemüse, vor allem Wurzeln), muss sich nach den BE-Tabellen richten. Denn durch das Erhitzen werden die nur langsam aufnehmbaren Kohlenhydrate in der Nahrung zu schnell aufnehmbaren Zuckerarten umgewandelt. Bedenken Sie dabei, dass die

WICHTIG

Passen Sie die Medikation an

Durch die hier empfohlenen Maßnahmen verbessert sich der Zuckerstoffwechsel bald und oft drastisch. Im Zuge dessen muss eine enge Dosisanpassung der Diabetes-Medikamente und Insulin vorgenommen werden. Denn wenn die Arzneimittel nicht parallel zur Verbesserung der Stoffwechsellage reduziert werden, kommt es zu Unterzuckerzuständen bis hin zu hypoglykämischem Koma. Sprechen Sie also unbedingt mit Ihrem Arzt!

Bauchspeicheldrüse schon beim Verzehr eines halben Brötchens 1 IE Insulin ausschüttet. Bei rohen Blättern dagegen tendiert die Insulinausschüttung gegen Null.

- Verzichten Sie mit der Zeit weitgehend auf Zwischenmahlzeiten, denn sie verhindern die gesundheitsfördernde Nüchternphase und die Entlastung der Verdauungsorgane. Der Verzicht wird Ihnen ohnehin leicht fallen, da durch die neue Ernährung der Blutzuckerspiegel deutlich länger konstant bleibt und Sie keinen Hunger haben (gilt auch für Typ-1-Diabetes).
- Vorsicht vor Transfetten: Bereits 3 g der gefährlichen Fettsäuren am Tag erhöhen das Diabetes-Risiko um 40 Prozent.
- Eine blutzuckersenkende Wirkung haben Heidelbeerblätter, Hafergraspulver, Löwenzahnblätter und -blüten, Bärlauch und Zimt.
- In der Regel helfen dieselben Vitalstoffe wie bei Bluthochdruck (siehe Seite 173 ff.). Insbesondere sollten Sie täglich folgende Präparate zu sich nehmen: 600–1800 mg Magnesium zur Nacht, 300 µg Selen, 15–25 mg Zink, 200–1000 µg/d Chrom, 10.000 IE Vitamin A, 100 mg B-Vitamine, 1–3 g Vitamin C, 5000–20.000 IE Vitamin D, 200–500 IE Vitamin E, 0,6 mg Acetyl-Glutathion, 1–2 g Acetyl-L-Carnitin, 2–8 g Omega-3-Fettsäuren, 600–1200 mg alpha-Liponsäure sowie je 200–500 mg OPC und Resveratrol.
- Wer regelmäßig Sport treibt, senkt den Insulinbedarf massiv. Selbst Diabetiker vom Typ 1 können durch Kraftsport nach dem Essen die Insulinmenge noch weiter reduzieren. Werden Sie also jeden Tag aktiv (Ausdauer und Kraftsport).
- Jedes Sonnenbad senkt den Blutzucker- und damit auch den Insulinbedarf, weil die Zellen Zucker aus dem Blut besser aufnehmen können.
- Lassen Sie Gifte und Schadstoffe im Mundraum entfernen (siehe Seite 92 ff.). Auch eine Schwermetallentgiftung mittels DMPS und DMSA (siehe Seite 135 ff.) erhöht die Insulinempfindlichkeit und mindert die Insulinproduktion.

KOPFSCHMERZEN

Etwa 75 Prozent der Deutschen leiden an chronischen Kopfschmerzen – allen voran Spannungskopfschmerzen und Migräne. Damit ist die Häufigkeit in den letzten 20 Jahren rund um das Drei- bis Siebenfache gestiegen (10–20 Prozent). Schon viele Schulkinder leiden heute zunehmend regelmäßig unter Kopfweh.

TYPISCHE SYMPTOME

- Spannungskopfschmerzen strahlen meist von der Halswirbelsäule oder den Schultern in den Kopf aus. Der dumpfe oder ringförmige Schmerz zieht sich fast immer beidseitig über den ganzen Kopf und kann Stunden bis Tage andauern.
- Bei der klassischen Migräne kommt es zu wechselnden Verkrampfungen und Erweiterungen der Blutgefäße. Migräneschmerzen sind meist halbseitig, pulsierend und können von Sehstörungen, Licht- und Geräuschempfindlichkeit, Nervenausfällen, Übelkeit sowie Erbrechen

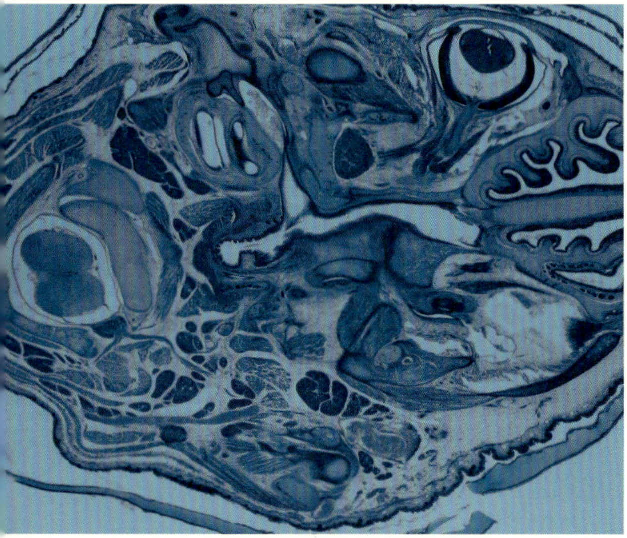

begleitet sein. Bei einer Migräne mit Aura kündigt sich der eigentliche Schmerz, der Stunden bis Tage dauern kann, mit Flimmerskotomen (flimmernder Gesichtsfeldausfall), Halbseitenblindheit, Sprechstörungen oder halbseitigen Lähmungs- und Taubheitserscheinungen an.

- Gesichtsneuralgien (Trigeminusneuralgie) werden durch unbekannte Reizung des sensiblen Kopfnervs (Trigeminusnerv oder 5. Hirnnerv) ausgelöst. Dieser Nerv hat drei Seitenäste: Der erste Nervenstrang ist für Stirn, Haupt, Nase und Auge zuständig, der zweite für Oberkiefer, Oberlippe, Wangen und augennahe Schläfen, der dritte für Unterkiefer, Unterlippen, Kinn, Schläfen, seitliche Wangen bis zum Ohr. In diesen Bereichen kommt es typischerweise anfallsartig zu starken bis stärksten Schmerzanfällen. Auch hier ist die Schmerzursache offiziell in den meisten Fällen nicht bekannt; in selten Fällen leiden die Betroffenen an einem Hirntumor oder an einer Erweiterung der Blutgefäße im Bereich des Trigeminusnervenknotens (Ganglion), der in Ohrnähe am Kiefergelenk liegt.

MÖGLICHE URSACHEN

Die Hauptursachen sind:

- Vitalstoffmangel (Vitamin B_2, Coenzym Q10, Magnesium, Taurin, Liponsäure) und Nahrungsmittelunverträglichkeiten aufgrund einer Fehlernährung. Diese bedingt gleichzeitig oft einen Überschuss an unerwünschten Nahrungsstoffen in Körpergewebe (zum Beispiel zu viel Omega-6- und Transfettsäuren, Histamin, Zucker, Salz und Gluten).
- Belastung der Nervenganglien im Kopf- und Nackenbereich mit Quecksilber, Blei, Nickel, Kupfer oder Kadmium.
- Belastung des Mundraums und/oder Kiefers mit giftigen oder unverträglichen Zahnmetallen, insbesondere metallische Fremdkörper im Kieferknochen, Titanimplantate, Entzündungen im Kiefer und wurzeltoten Zähnen. Quecksilber löst Entzündungen und vielfältige Schmerzen aus und beeinträchtigt die Energieerzeugung in den Mitochondrien. Durch Entzündungsherde im Kiefer entstehen schmerzauslösende Fäulnisgifte.
- Elektromagnetische Felder (EMF), besonders im Schlafbereich. EMF können zu einer verstärkten Entladungsbereitschaft von Nervenzellen führen oder selbst sensible Schmerzendigungen reizen oder zu Aktionspotenzialen führen. Sie erhöhen zudem die Belastung mit freien Radikalen und behindern dadurch die körpereigene Energieerzeugung. Durch Auslösen von Molekülschäden (Zellproteine, Erbsubstanz) können nicht zuletzt Entzündungsvorgänge angestoßen werden. Wichtig: Metalle im und am Körper (auch Brillen mit Metallgestell und Metallschmuck) verstärken EMF in deren Umfeld um das 400- bis 700-Fache.
- Eventuell chronische Infektionen, vor allem Borrelien, Herpes und Epstein-Barr-Virus.
- Ausgelöst (nicht verursacht!) werden Kopfschmerzen unter anderem durch Verstopfung (Darmeinläufe helfen deshalb schnell), histamin-

oder tyraminreiche Nahrungsmittel (etwa Käse, Konserven, Kakao, Erd- und Haselnüsse, Hefe, Zitrusfrüchte, Essig, Milchprodukte und alkoholische Getränke), Wetterwechsel, Schlafmangel, Stress, Sauerstoffmangel, flackerndes Licht, Lärm und Nikotin, bei Frauen außerdem durch die Pille und Hormonumstellung vor der Menstruation.

BEHANDLUNGSMÖGLICHKEITEN

Üblicherweise werden Kopfschmerzen mit verschiedenen Schmerzmitteln behandelt. In den Schmerzpausen versucht man mithilfe von Entspannungstechniken, Ausdauersport, einem gesunden Lebensrhythmus, Betablockern, Akupunktur, Magnesium und naturheilkundlichen Mitteln neuen Attacken vorzubeugen. Oft finden sich auch durch osteopathische Behandlungen Verbesserungen. Doch all diese Maßnahmen wirken nur symptomatisch, nicht ursächlich, weshalb sich folgende Maßnahmen empfehlen:

- Eine pflanzenbetonte Frischkosternährung kann den meisten Menschen mit chronischen Kopfschmerzen dauerhaft und schnell helfen. Positiv wirkt sich üblicherweise auch ein Verzicht auf Pflanzenöle mit Omega-6-Fettsäuren (auch aus Bioanbau und kaltgepresst), glutenhaltiges Getreide und Milcheiweiß aus.
- In der schmerzfreien Zeit empfehlen sich zusätzlich zu den Basismitteln (siehe Seite 127) täglich 1–2 TL Magnesiumlaktat oder mindestens 1000 mg Magnesium vor dem Schlafengehen. Günstig ist auch die tägliche Einnahme von 100–200 mg reduziertem Coenzym Q10 (Ubiquinol), 100 mg B-Vitamin-Komplex mit viel B_2 und 50 mg B_6, 4–6 Kapseln Krill- oder Algenöl beziehungsweise 2 EL Leinöl, 100–1000 mg gemischtes Vitamin E, 200 µg Selen und 20 mg Zink, 200 µg Chrom, 2 mg Mangan, 100–200 µg Molybdän. Außerdem stündlich 1 g L-Carnitin-Pulver und alle 30 Minuten ¼ TL (0,5 g) Vitamin-C-Pulver (ersatzweise 1000 mg als Ester).
- Nehmen Sie während der Schmerzattacke 2–4 TL Magnesiumlaktat (bindet im Darm giftiges Ammoniak und unterbindet gleichzeitig Fäulnisvorgänge im Darm) oder 600–2000 mg Magnesium als Citrat, Glycinate, Malat oder Orotat ein. Die Auslösung von dünnem Stuhlgang ist erwünscht.
- Lassen Sie Amalgam- und Metallfüllungen (auch Amalgamsplitter im Kieferknochen), tote Zähne und Kieferherde geschützt entfernen. Durch eine Schwermetallentgiftung konnte, so das Ergebnis mehrerer Studien, bei über 70 Prozent der Probanden eine Reduktion oder dauerhafte Heilung von Kopfschmerzen erzielt werden.
- Reduzieren Sie Elektrosmog. Abschirmung, Netzfreischalter, Abschaffen eigener Strahlenquellen und gegebenenfalls ein Umzug in eine strahlenärmere Wohnung (zum Beispiel ins Erdgeschoss oder in strahlungsarme Gebiete beziehungsweise Funklöcher) bringen erfahrungsgemäß bei schätzungsweise 30 bis 60 Prozent der Betroffenen zumindest eine Besserung. Im akuten Schmerzanfall kann es helfen, ein spezielles Abschirmnetz über den Kopf zu legen (mindestens 50 dB Abschirmleistung, am Hals mit einem elastischem Stirnband fixieren).
- Falls trotz der genannten Maßnahmen keine Besserung auftritt, sollten Sie sich auf eine Borrelioseerkankung untersuchen lassen. Bei einer positiven Diagnose müssen Sie mitunter natürliche und schulmedizinische Antibiotika einnehmen. Die Behandlung gehört daher in die Hände erfahrener Therapeuten.
- Bei einem akuten Anfall helfen oft Hausmittel, wie ein paar Tropfen ätherisches Pfefferminzöl auf den Schläfen, Wermut und Löwenzahn als Pulver oder Tee, Senf- oder Meerrettichwickel an Nacken und Schulter sowie Akupunktur, Massagen, warme Fußbäder und Reflexzonenmassage an der großen Zehe und der Mittelfingerkuppe oder ein Einlauf (siehe Seite 144 f.).

KREBS

Krebserkrankungen sind seit Jahrzehnten stark am Steigen. Momentan werden in Deutschland pro Jahr über 450.000 neue Krebserkrankungen diagnostiziert; etwa 200.000 Deutsche sterben jährlich daran. Dabei ist unter allen Krebsarten bei Frauen Brustkrebs, bei Männern Lungenkrebs die häufigste Todesursache. Auf Nummer zwei steht bei beiden Geschlechtern Darmkrebs. Dass die Zahl der Krebserkrankungen innerhalb der letzten Jahrzehnte deutlich gestiegen ist, liegt nicht nur daran, dass die durchschnittliche statistische Lebensdauer zugenommen hat. Denn auch Menschen in jungem oder mittlerem Alter sind verstärkt betroffen. Fehler in der Ernährung, allen voran ein zu hoher Konsum von leeren Kohlenhydraten, Transfettsäuren und zu viel tierischen Produkten, begünstigt die Entstehung und das Wachstum von Krebs.

WIE KREBS ENTSTEHT

Mit Ausnahme der Nervenzellen und Herzmuskelzellen erneuern sich die Zellen unseres Körpers regelmäßig, indem sie sich teilen. Normalerweise entstehen bei diesem Prozess zwei junge Tochterzellen. Wenn jedoch die Teilung und damit die Vermehrung der Zellen ungebremst vorangeht, entstehen Geschwulste (Tumore). Tumore können prinzipiell noch gutartig sein. Dann wachsen sie zwar und verdrängen damit das Nachbargewebe. Doch sie durchbrechen nicht die Grenzen zu anderen Organen und bilden keine Tochterzellen, die sich an anderer Stelle des Körpers ansiedeln und Tochtergeschwülste bilden (Metastasen). Gutartige Tumore lassen sich früh herausoperieren und damit dauerhaft heilen.
Bei jedem Menschen entstehen täglich hunderte bis tausende Tumorzellen. Das bedeutet jedoch nicht, dass Sie tatsächlich krank werden oder gar Krebs bekommen. Denn normalerweise erkennt das körpereigene Abwehrsystem die mutierten Zellen rasch und beseitigt sie umgehend. Allerdings kann das Immunsystem dies nur dann leisten, wenn es nicht selbst durch Gifte und Strahlungen geschädigt oder geschwächt ist. Und es muss für seine Tätigkeit alle notwendigen Vitalstoffe zur Verfügung haben. Allein eine unzureichende Versorgung mit Vitamin C oder Vitamin D lässt das Immunsystem schon schwach werden. Und Personen mit schwachem Immunsystem haben definitiv ein erhöhtes Risiko, an Krebs zu erkranken.
Erst wenn sich bösartige Geschwulste entwickeln, die das Nachbargewebe zerstören und sich im Körper ausbreiten, spricht man von Krebs. Ein weiteres wichtiges Merkmal: Bösartige Krebszellen erzeugen ihre Energie im Gegensatz zu den meisten gesunden Zellen oft nicht durch Verbrennung der Nährstoffe in den Mitochondrien (»Kraftwerke« der Zellen), sondern durch die Vergärung von Zucker. Als Endprodukt fällt dabei viel Milchsäure an, die aus der Krebszelle ausgeschleust wird. Das Umfeld des Krebsgewebes ist daher extrem sauer – und diese Säure wirkt wie ein Schutzschild, durch das die körpereigenen Abwehrzellen nicht mehr eindringen können.

TYPISCHE SYMPTOME

Krebs ensteht in der Regel schleichend und unbemerkt. Es gibt keine typischen Symptome; es können aber Jahre der Müdigkeit vorangehen. Je nach Krebsart merkt man überhaupt nichts, bis der Krebs Organe einschränkt oder zerstört.

HERKÖMMLICHE BEHANDLUNG

Die herkömmliche Therapie basiert auf dem Ausmerzen des Krebses. Er wird herausoperiert, radioaktiv bestrahlt und vergiftet (Chemotherapie). Diese Maßnahmen erreichen initial eine Reduktion der Tumorzellzahl. Wenn der Krebs allerdings bei der Operation nicht ganz entfernt werden konnte (zum Beispiel weil sich Metastasen gebildet haben), kann bei Karzinomen auch die beste Bestrahlung und Chemotherapie die Krebszellmasse nicht vollständig ausmerzen. Es bleiben immer tausende Krebszellen übrig, die im Anschluss eigentlich vom Immunsystem beseitigt werden müssen.

Durch die etablierten Krebstherapien werden zudem auch die gesunden Zellen und das Abwehrsystem des Kranken so geschwächt, dass der Körper diese lebensrettende Aufgabe nicht immer übernehmen kann. Da viele schulmedizinische Maßnahmen, die gegen Krebs wirken sollen, immunschwächend sind, ist der wichtigste

INFO

Krebs-Diagnostik

Bisher wird zur Diagnosesicherung von Krebs nach einem Bildgebungsverfahren (etwa Mammografie) in der Regel eine Biopsie durchgeführt. Dazu sticht der Arzt mit einer Nadel in das krebsverdächtige Gewebe, um eine Gewebsprobe zu entnehmen, die dann unter dem Mikroskop auf krebsartige Veränderungen untersucht werden kann. Das Gefährliche dabei: Es fließt vermehrt Blut und einzelne Zellen werden möglicherweise vom Geschwulst abgelöst. Daher besteht die Möglichkeit, dass gerade durch Biopsien Tochterzellen freigesetzt werden, die sich dann im Körper verbreiten können – zumal bis zu einer möglichen Operation meist Tage bis Wochen vergehen. In dieser Zeit kann der Krebs an anderen Stellen des Körpers Metastasen bilden. Hinzu kommt: Damit ein Krebsgeschwür mittels moderner Bildgebung überhaupt entdeckt wird, muss es mindestens sechs bis acht Millimeter groß sein. In einem Quadratmillimeter Krebsgewebe befinden sich jedoch bereits etwa eine Million Krebszellen; in einem gerade erst sichtbar gewordenen Krebs sind demnach bis zu einer Milliarde Krebszellen enthalten, die im schlechtesten Fall schon genug Zeit hatten, sich zu verbreiten. Deshalb werden zur Früherkennung auch Tumormarker im Blut gemessen, Moleküle, die besonders von Krebszellen gebildet werden. Weil diese Moleküle jedoch auch bei Entzündungen oder Reizung des betreffenden Gewebes erhöht sein können, geben sie ebenfalls keine Sicherheit darüber, ob Krebs vorliegt oder nicht. So kann beispielsweise der Tumormarker PSA allein dadurch erhöht sein, wenn zur Früherkennung eines Prostatakrebses die gesunde Prostata vom Darm her abgetastet wird. Das Verfahren mancher Urologen, die Prostata vor der Blutabnahme abzutasten, ist daher nicht sinnvoll. Genauso können Biopsien und Radfahren (Satteldruck) sowie Entzündungen den PSA-Wert erhöhen. Auf diese Weise werden durch Früherkennungsmaßnahmen jährlich unzählige Patienten verunsichert und Operationen unterzogen, obwohl sie gar keinen Krebs aufweisen. Einige der sinnvollsten Blutmarker, die auf ein Krebsgeschehen hinweisen können, sind Marker der mitochondrialen Fehlfunktion. Sie zeigen, dass die Energieerzeugung aus Vergärung besteht (siehe Seite 184). Eine regelmäßige Darmspiegelung zur Früherkennung von Darmkrebs ist ebenfalls sehr erfolgreich. Hierbei können Tumore und Krebs im Frühstadium erkannt und sofort entfernt werden.

Teil der Krebstherapie, das Immunsystem des Krebskranken zu stärken und seine körpereigenen Selbstheilungskräfte anzukurbeln.

MÖGLICHE URSACHEN

Lange Zeit ging man davon aus, dass Gifte und Schadstoffe bei der Krebsentstehung nur eine Nebenrolle spielen würden. In erster Linie hinge es von den Genen ab, ob jemand an Krebs erkrankt oder nicht. Immer mehr kristallisiert sich jedoch heraus, welche Faktoren tatsächlich zur Entstehung von Krebs führen:

- Fehlernährung und viele Mängel an Vitalstoffen: Etwa 30 bis 70 Prozent aller Krebsfälle sind ernährungsbedingt. Allein eine ausreichende Versorgung mit Vitamin D würde nach Ansicht mehrerer Forscher weltweit etwa 20 bis 30 Prozent aller Krebstodesfälle verhüten. Mit Selen, Magnesium, Vitamin E, Vitamin C, Ballaststoffen und vielen anderen Wirkstoffen könnten noch mehr Krebserkrankungen verhütet werden. Erhöhte Insulinspiegel fördern das Krebswachstum ebenfalls.
- Schadstoffe und medizinische Maßnahmen: Rauchen, Asbest, Benzol, EMF- (Mobilfunk) und radioaktive Strahlung können ebenso wie PAK, Benzapyrene, Nitrosamine, Röntgenstrahlung, Pestizide, Blei, Quecksilber, Arsen, Kadmium, Trans-Fett-Säuren, Acrylamid, Kosmetika, Waschmittel, Lösemittel, Farbstoffe, Aspartam, Fluor oder Feinstäube Krebs auslösen. Allein das Rauchen soll für etwa 30 Prozent aller Krebsfälle verantwortlich sein, auch wenn dies von der Wissenschaft fast 100 Jahre erfolgreich bestritten wurde. Die krebserregende Wirkung von Asbest wurde ebenfalls beinahe so lange immer wieder verneint; erst 1995 wurde die Faser in Deutschland verboten. Wegen der Latenzzeit von bis zu 40 Jahren steigt bis heute die Zahl der Krebsfälle, die eindeutig durch Asbest verursacht wurden.
- Hormone und hormonartige Chemikalien: Die Einnahme weiblicher Hormone, die jahrzehntelang als gesund und krebsverhütend gepriesen wurde, soll für bis zu 20 Prozent aller Brustkrebsfälle verantwortlich sein. Etwa 10.000 Todesfälle sollen allein in Deutschland durch Hormonpräparate verursacht worden sein. Nachdem 2003 Studien bekannt wurden, die den schädlichen Effekt der Hormone belegen, verschreiben Ärzte deutlich weniger weibliche Hormone. Relativ schnell führte dies zu einem signifikanten Rückgang der Brustkrebsfälle.
- Kieferentzündungen, Zahnfleischentzündungen, Amalgam und tote Zähne: Chronische Entzündungen fördern allgemein die Entstehung von Krebs. Bei Kieferentzündungen findet man das Gewebshormon RANTES, welches das Wachstum von einigen Krebsarten fördern soll. Giftige Zahnmaterialien schädigen die Erbsubstanz, das Immunsystem sowie die Mitochondrien und sind daher potenziell krebserzeugend.
- Schwermetalle wie Blei und Quecksilber führen zu Schäden an der Erbsubstanz sowie zu einer verstärkten Bildung von freien Radikalen und können dadurch Krebs auslösen. Analysen von Krebsgeweben zeigen im Vergleich zu gesundem Geweben fast durchgängig höhere Konzentrationen von Schwermetallen an.
- Chronische Entzündungen und Immunschwäche: Das Immunsystem wird durch chronische Entzündungen belastet und kann genauso wie bei Immunschwäche mutierte Zellen nicht ausreichend bekämpfen. HIV-Kranke haben als Extrembeispiel ein mehrfach höheres Krebsrisiko.
- Alkohol und Aluminium: Sie verdrängen Eisen von seinen Bindungsstellen im Transferrin und Ferritin. Freies Eisen gilt prooxidativ als krebserregend und zellzerstörend. Aluminium ist in Imfpstoffen, Deos, chloriertem Trinkwasser, manchen Kochgeschirren und Trinkflaschen sowie in Alufolien enthalten.

• Impfungen: Schon 2002 wurde in der medizinischen Zeitschrift »Lancet« beschrieben, dass viele Krebserkrankungen möglicherweise durch einen in Polioimpfstoffen enthaltenen Virus (SIV40 oder SV40-S-Virus Nr. 40) verursacht sein könnten. Außerdem gibt es Hinweise, dass durchgemachte Infektionen im Kindesalter eine gewisse Schutzfunktion gegen Krebs zukommt.
• Strahlungen: Radioaktive und elektromagnetische Strahlung schädigen direkt oder indirekt die Erbsubstanz und lösen Krebswachstum aus.
• Vererbung: Mit drei bis fünf Prozent spielt die Genetik bei der Entstehung von Krebs eher eine kleine Rolle. Trotzdem konzentriert sich die Krebsforschung seit Jahrzehnten fast ausschließlich auf diesen Aspekt. Hinzu kommt, dass viele Erbschäden durch oben genannte Hauptursachen verursacht werden.

WICHTIG

Vorsicht, Eiweiß

Es gibt Hinweise dafür, dass tierisches Eiweiß zwar nicht zu einem Anstieg von Blutzucker, aber trotzdem zu erhötem Insulin im Blut führt. Bei Milchprodukten kommt hinzu, dass sie Rinderwachstumshormon (BST=Bovines Somatotropin) enthalten können, welches das Tumorwachstum fördern soll. Weil tierische Produkte den Körper auch mit Stickstoff, Ammoniak und Schwefelsäure belasten, raten einige Therapeuten und Wissenschaftler, bei Krebs überhaupt keine tierischen Produkte (z. B. Schweinefleisch) zu essen.

BEHANDLUNGSMÖGLICHKEITEN

Die Haupttherapie besteht darin, die Ursache(n) des Krebsgeschehens zu beseitigen sowie die gesunden Zellen und das Abwehrsystem zu stärken. Wirksamkeit und Verträglichkeit der etablierten Krebsmedizin werden dabei durch eine Nahrungsumstellung (wichtigste Maßnahme) und die Zufuhr von Nahrungsergänzungsmitteln erhöht. Eine operative Entfernung des Krebsgeschwürs ist immer anzustreben, anschließende Bestrahlung und Chemotherapie sind dagegen nur bei bestimmten Krebsarten eindeutig wirksam, zum Beispiel bei manchen Lymphomen, Leukämien und Hodentumoren. Bei metastasiertem Brustkrebs, Prostatatkrebs, Darmkrebs, Eierstockkrebs, Nierenkrebs, Bauchspeicheldrüsenkrebs und Lungenkrebs sind Chemotherapie und Bestrahlung dagegen umstritten. Unterstützend zu den anerkannten Therapien haben sich folgende Behandlungsmethoden bewährt:
• Essen Sie nur wenig oder gar keine Kohlenhydrate. Da Insulin das Wachstum von Krebszellen fördert, sollte der Insulinspiegel nämlich so niedrig wie möglich bleiben. Der Verzicht auf Kohlenhydrate regt den Fettstoffwechsel an und der Krebs verhungert buchstäblich. Mit Urin-Messstreifen aus der Apotheke (Kosten: 20–40 Euro) können Sie ganz leicht feststellen, ob Ihr Körper auf Fettstoffwechsel umgestellt hat. Dabei entstehen nämlich Ketonkörper (siehe Seite 134), die wir als Energielieferanten nutzen können und die im Urin nachweisbar sind.
• Stoppen Sie den Salzkonsum, denn Salz erhöht die Ausscheidung von Kalzium, kann eine Übersäuerung verstärken und zusätzlich das krebshemmende Kalium oder Magnesium aus dem Körper verdrängen. Totes-Meer-Salz oder Kaliumchlorid (Salzersatz aus dem Reformhaus) sind in kleinen Mengen erlaubt.
• Ideal ist eine Ernährung aus reiner pflanzlicher Frischkost. Frische Wildkräuter, Baumblätter, Gras und Nadelbaumtriebe sind die stärksten

WICHTIG

Bleiben Sie konsequent!

Weil sich mit der Ernährungsreform sehr schnell Erfolge abzeichnen können, kommt es immer wieder vor, dass die Patienten nachlässig werden und bei der »Anti-Krebs-Ernährung« mehr und mehr Ausnahmen machen. Schließlich können kleine Ernährungssünden ja nun nicht mehr so schlimm sein. Das Gegenteil ist der Fall: Solange der Krebs noch im Körper ist, können entsprechende Nahrungsmittel zu deutlichen Verschlechterungen führen und den Krebs wieder wachsen lassen. Am schlimmsten wirken dabei erhitzte Kohlehydrate, Zucker (auch Fruktose) und erhitzte Pflanzenöle in allen Arten und Zubereitungsformen. Führen Sie die neue Ernährung daher so lange konsequent und kompromisslos durch, bis der Krebs nicht mehr nachweisbar ist. Erst danach sind gesunde Ausnahmen gestattet.

natürlichen Anti-Krebs-Mittel. Sie können diese auch auf 40 Grad erwärmen (Wildkräutersuppe) und sogar in fein gemixter Form oder als Frischsaft durch die Ernährungssonde zu sich nehmen. Lauch- und Kohlpflanzen, auch roher Knoblauch, frische Zwiebelstängel, Zwiebeln und roher Bärlauch enthalten Schwefel und Alliin, die eine krebszerstörende Wirkung aufweisen. Essen Sie außerdem viel rohe vergorene Lebensmittel (zum Beispiel rohes Sauerkraut frisch vom Fass, Natto und milchsaures Gemüse). Sie enthalten Milchsäure und viele lebende Bakterien, die wiederum eine Vielzahl von Wirkstoffen und Vitaminen aufweisen. In Natto findet sich auch Vitamin K2 (MK7), das krebsverhütend wirken soll. Nehmen Sie außerdem ausreichend native, mehrfach ungesättigte Fettsäuren zu sich, insbesondere Omega-3-Fettsäuren (siehe Seite 122 f.).

- Vor der Ernährungsumstellung kann ein Fasten mit viel frischgepressten Gemüse- und Wildkräutersäften sinnvoll sein. Das reinigt den Darm, sodass die neue Ernährung deutlich besser aufgenommen und vertragen wird.
- Je nach Krebsart können Sie täglich folgende Nahrungsergänzungen einnehmen: 200–300 µg Selen (Natriumselenit; je nach Selenstatus in den ersten vier Wochen auch 500–1000 µg). Vor Operationen, Bestrahlung oder Chemotherapie sollten zusätzlich 1000 µg Selen eingenommen oder gespritzt werden (dadurch werden Strahlen- und Chemotherapie wirksamer, besser verträglich und es gibt weniger Nebenwirkungen), 150 µg Jod, 150–300 µg Molybdän, 15–25 µg Zink, 2–4 mg Mangan, 200 µg Chrom, 1–2 mg Kupfer (nur bei Mangel), 15–25 mg Eisen (nur bei Mangel), 2–4 Teelöffel Magnesiumlaktat (vor dem Schlafen), 2–10 g Kalium (nicht bei Niereninsuffizienz), 10.000-20.000 IE Vitamin A, 4–10 mg Vitamin B_1 (als Benfothiamin), 100 mg Vitamin B_2, 3–6 g Vitamin B_3, 1g Vitamin B_4 (Cholin) oder 2 Esslöffel Bio-Lezithin, 1–3 g Vitamin B_5 (Panthothensäure), 50–100 mg Vitamin B_6, 1 mg Folsäure, 0,5 mg Biotin, 1–2 g Vitamin B_{15}, 0,5 g Vitamin B_{17} (Laetril oder Amygdalin), 2–10 g Vitamin C (oral; nicht notwendig bei 100 Prozent pflanzlicher Frischkost, da diese sehr hohe Mengen an Vitamin C enthält) sowie ein- bis zweimal pro Woche 25–100 g Vitamin-C-Infusionen (zum Beispiel direkt vor oder anstatt einer Chemotherapie. Beginnen Sie mit 25 g und steigern Sie die Dosis nach und nach), 20.000–40.000 IE Vitamin D (die Blutspiegel sollten im obersten Normbereich liegen: 80–100 µg/ml), 100–1000 IE gemischtes Vitamin E (besonders Tocotrienole), 0,5–1 mg Vitamin K_2 (MK7), 200–500 mg Coenzym Q10, 2–6 g (Acetyl-)L-

Carnitin (zusätzlich vor jeder Chemotherapie mit Cisplatin, Ifosamid, Anthracyklinen, Taxanen, Epirubicin oder bei abnormaler Müdigkeit sollten 2 g L-Carnitin als Kurzinfusion gegeben werden), 2–4 g Taurin, 2–20 g Acetyl-Cystein, 1,2–3 g Acetyl-Glutathion, 1 mg Methyl-Cobalamin (alle zwei Tage), 4–6 g Krill-Öl, 600–1200 mg alpha-Liponsäure, 4 Esslöffel Hanfnüsse, rohe Leinsamen oder Leinöl frisch fein vermahlen, 5–300 mg Melatonin (vor dem Schlafen unter die Zunge) oder dessen Vorstufe 5-HTP (200–500 mg), 0,2–4 g organisches Germanium (Germaniumsesquioxid; leider sind trotz guter Erfolge hierzulande alle Germaniummittel verboten worden), mehrere Esslöffel Graspulver (Kamut, Hafer, Gerste und Wildgras) oder frischer Wildpflanzensmoothie beziehungsweise -saft, 2–4 Esslöffel Bio-Kurkuma oder Kurkuma-Extrakt mit frisch gepresstem Bio-Grapefruitsaft mixen, 1–3 Teelöffel Bitterkräuterpulver mit Wermut, Scharfgarbe, Wacholderbeeren und Beifußextrakt (0,5–1 g Arteminisinin), 0,5–1g Salvestrole, 10–50 g Chlorella, 10–20 g Spirulina, 2–50 g Atlantik-Meeresalgen (wie Nori, Wakame, Kombu, Dulse, Meeresspaghetti, Meeressalat), jeweils 1–3 g Rhodiola, sibirischer Ginseng, echter Ginseng und Ginkgo biloba, 1–2 Teelöffel pro Tag Steinöl und 3-mal 10 Tropfen Rizol Epsilon in Wasser (vor dem Essen). Weitere »Anti-Krebs-Kräuter«: Johanniskraut, Mistel und Katzenkralle.

- Nehmen Sie täglich mindestens 2–4 g rechtsdrehende Milchsäure zu sich (mit Wasser und Basenpulver gemischt). Alternativ empfehlen sich 4–6 g Magnesiumlaktat.
- Machen Sie reichlich Sonnenbäder mit UV-B-Licht (siehe auch Seite 146 f.).
- Lassen Sie Entzündungsprozesse im Kiefer beseitigen und wurzeltote Zähne sowie Amalgam entfernen. Entzündungsprozesse im Kieferbereich bilden verschiedene Mediatoren, welche das Tumorwachstum fördern können. Die im entzündeten Kiefer gebildeten Gifte sowie giftige Schwermetalle aus Zahnmaterialien behindern zudem die Funktion der Mitochondrien und da-

INFO

Antioxidanzien bei Chemotherapie

Krebskranken wird oft geraten, vor und während und nach einer Chemotherapie oder Bestrahlung keine Vitamine oder Antioxidanzien einzunehmen; die Vitalstoffe würden die Wirkung der Behandlung abschwächen. Dabei zeigen bisher veröffentlichte Studien eher eine positive Wirkung. So sprachen zum Beispiel Patienten mit fortgeschrittetem Lungenkrebs (NSCLC) mit Antioxidanzien besser auf die Chemotherapie (Cisplatin und Paclitaxel) an; die mittlere Überlebenszeit wurde verdoppelt. Auch bei Patientinnen mit Brustkrebs erbrachte die Kombination von Coenzym Q10, Vitamin B_2 und Vitamin B_3 einen günstigen Einfluss auf die Tumormarker CEA und CA15-3 unter der Therapie mit Tamoxifen. Hohe Dosen von Vitamin C (zweimal pro Woche 60 g) und oral eingenommene Vitalstoffkombinationen ergaben eine geringere Nebenwirkungsrate und verbesserte Wirksamkeit der Chemotherapie (Carboplatin plus Paclitaxel) bei Frauen mit fortgeschrittenem Ovarialkarzinom. Die Gabe von Selen vermindert die Entwicklung einer Zytostatikaresistenz, da es das Enzym Glutathionperoxidase ankurbelt.

WICHTIG

So verhindern Sie eine Tumorkachexie

Starker bis extremer Gewichtsverlust ist eine der häufigsten Todesursachen bei Krebspatienten, denn sie erhöht die Krebssterblichkeit um etwa 30 Prozent. Schon zum Zeitpunkt der Krebsdiagnose haben 50 Prozent der Betroffenen an Gewicht verloren.

Wie kommt es zur Auszehrung?

Krebszellen verbrauchen um ein Vielfaches mehr Energie und damit Nahrung als gesunde Zellen. Diesen gesteigerten Bedarf kann die Krebszelle aufgrund der geschädigten Mitochondrien nicht durch Fettverbrennung, sondern nur durch Vergärung von Zucker decken. Daher wird auch Körpereiweiß abgebaut und zu Zucker umgewandelt. Der Eiweißabbau wiederum verursacht eine Mehrbelastung mit Säuren und Ammoniak und schwächt so den Körper abermals. Unabhängig davon haben viele Krebspatienten zudem wenig Appetit oder leiden unter heftigen Nebenwirkungen der Krebstherapie, wie Übelkeit, Erbrechen, Bauchschmerzen und Durchfall, was die Mangelernährung noch verstärkt.

Herkömmliche Behandlung und Alternativen

Die etablierte Krebsmedizin versucht, untergewichtige und kachektische Krebspatienten mit allen Mitteln und hochkalorischer Ernährung aufzubauen. Doch die Gabe von hochdosierten Kohlenhydraten, meist auch als Infusionen, führt nur zu weiteren Wachstumsschüben der bösartigen Krebsformen. Das Vorgehen ist daher kritisch zu sehen. Stattdessen sollte versucht werden, die Mitochondrienaktivität zu unterstützen, damit die Zellen den Stoffwechsel umschalten und wieder Fett und Zucker verbrennen. Durch diesen Schritt wird der Nahrungsenergieverbrauch drastisch gesenkt. Der weitere Gewichtsabbau kann daher durch die neue wirkstoffreiche Ernährung und die Gabe von Vitalstoffen, vor allem Carnitin, Actyl-Cystein, Glutathion, Taurin, Liponsäure, Omega-3-Fettsäuren und Selen, positiv beeinflusst werden. Wichtig ist dabei vor allem der Aufbau von Muskelmasse. Im Einzelfall sollten statt Kohlenhydraten viele native Bio-Öle, wie Lein-, Hanf- oder Leindotteröl eingenommen werden. Auch rohes Bioeigelb und Bio-Kokosöl wirken sich positiv auf das Körpergewicht aus.

Dem Muskelschwund entgegensteuern

Acetyl-Cystein und Glutathion spielen die größte Rolle für die körpereigene Bildung von muskelaufbauenden Glutamin und Arginin. Mit ausreichenden Glutathionwerten wird auch der Abbau von Aminosäuren gehemmt, da diese nicht mehr für die Zuckerherstellung und den Abbau schädlichen Ammoniaks verbraucht werden. Da Tumor-Untergewichtige immer einen Mangel an reduziertem Glutathion aufweisen, muss dieses durch täglich 2–4 g Acetyl-Glutathion oder 3–20 g Actetyl-Cystein aufgefüllt werden. Zusätzlich kann bis zu 25 g Glutamin und 4–15 g L-Glycin gegeben werden. Glutamin wird zu Zucker umgewandelt und kann das Krebswachstum fördern. Vitamin C und alpha-Liponsäure können verbrauchtes Glutathion wieder regenerieren. Wichtig sind das muskelaufbauende L-Carnitin und Taurin sowie Omega-3-Fettsäuren (2–9 g Krill-Öl), da sie die Gewichtsabnahme behindern.

mit auch des Immunsystems.

- Entgiften Sie bei Schwermetallbelastung mit DMPS und DMSA (siehe Seite 135 ff.).
- Wenn Sie um 19.30 Uhr ins Bett gehen und möglichst lange vor Mitternacht schlafen (sogenannter Naturschlaf), bildet der Körper das Maximum an Melatonin. Bald wachen Sie automatisch zwischen 1 und 3 Uhr morgens auf. Ganz wichtig, wenn auch ungewohnt: Stehen Sie dann auch auf, machen Sie Trockenbürsten, duschen Sie kalt, wickeln Sie sich warm ein und machen Sie einen Spaziergang an der Morgenluft. Gehen Sie nicht mehr ins Bett, da Sie sonst tagsüber sehr müde werden.
- Wärme steigert die Aktivität des Immunsystems. Saunieren Sie daher täglich 20–40 Minuten oder nehmen Sie heiße Vollbäder (mit Basensalz, Natronsalz oder Totes-Meer-Salz).
- Treiben Sie von Anfang an täglich Ausdauersport, auch während der Chemotherapie. Bewegung steigert die Zahl und Aktivität der natürlichen Killerzellen und der Mitochondrien. Zudem reduziert Sport die Zuckervorräte des Körpers, die Tumorzellen haben weniger »Futter«. Später sind auch Intervalltraining und Kraftsport erlaubt (siehe Seite 152 ff.).
- Darmreinigungen (Einläufe, Colon-Hydrotherapie) unterstützen die vermehrte Ausscheidung von Schadstoffen und verhindern die Bildung krebserzeugenden Ammoniaks. Probiotika sanieren den Darm ebenfalls, indem Sie die gesunde Darmflora unterstützen.
- Gerade bei schweren, chemotherapieresistenten und metastasierten Krebsarten lohnt sich der Einsatz von Gc-MAF (Glycolsilierter Makrophagen Aktivierender Faktor). Dieses Protein wird normalerweise im Körper gebildet und stärkt die Leistung der Makrophagen (Fresszellen). Krebszellen bilden jedoch das Enzym Nagalase, welches die Bildung von GcMAF behindert.

LEBERERKRANKUNGEN

Die Leber ist unser wichtigstes Entgiftungsorgan (siehe Seite 68 ff.). Sie wird jedoch durch eine Vielzahl von Schadfaktoren an ihrer Arbeit gehindert. Mit der Zeit kann das Organ dadurch verfetten (Fettleber), sich entzünden (Hepatitis), sich bindegewebig vernarben, Krebs entwickeln oder sogar komplett versagen. In den USA sollen mittlerweile 50 Prozent der Bevölkerung eine nichtalkoholische Fettlebererkrankung haben; in Deutschland sind es etwa 20 Prozent.

TYPISCHE SYMPTOME

Die Lebererkrankung bemerkt der Betroffene lange nicht. Erst wenn ein Großteil des Organs zerstört ist, kann es zu vermehrten Blutungen, Gewichtsabnahme und Verdauungsproblemen kommen. Bei einer Leberzirrhose können sich Krampfadern am Bauch und in der Speiseröhre bilden, die bisweilen zu lebensbedrohlichen Blutungen in den Magen führen. Außerdem kann es zu Wasserbildung im Bauchraum kommen (Ascites), was die Verdauungstätigkeit und die Atmung schwer behindert.

Als Frühwarnsymptom für Lebererkrankungen gilt Müdigkeit. Manchmal ist auch ein unangenehmes Druckgefühl oder Ziehen im rechten Oberbauch zu spüren.

MÖGLICHE URSACHEN

Fehlernährung und hier vor allem der Verzehr von leeren Kohlenhydraten ist die häufigste Ursache für Lebererkrankungen in den Industrieländern. Der dadurch ausgelöste Vitalstoffmangel sowie damit einhergehendes Übergewicht und Diabetes sind für 90 Prozent aller Fälle der nichtalkoholischen Fettlebererkrankung (NAFLD) verantwortlich, unter der mehr als jeder fünfte Erwachsene leidet. Eine alkoholische Fettlebererkrankung (AFLD) weisen dagegen immerhin fünf bis zehn Prozent der Bevölkerung auf.

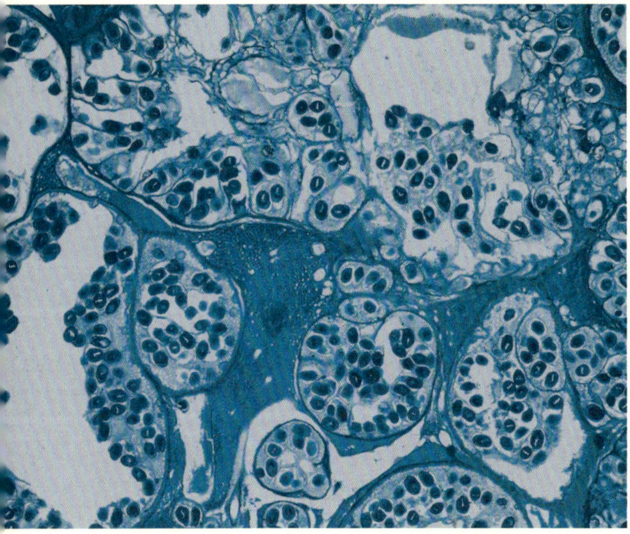

Leberentzündungen können durch Infektionen, als Nebenwirkung von Medikamenten oder Giften, Autoimmunerkankungen und bei Lebertumoren ausgelöst werden. Auch eine Überladung mit Eisen (bei der Hämachromatose) und Kupfer (Wilsonsche Krankheit) führt zu Leberschäden. Häufigste Ursache für ein akutes Leberversagen in den USA sind Medikamentennebenwirkungen, vor allem das Schmerzmittel Paracetamol.

BEHANDLUNGSMÖGLICHKEITEN

Eliminieren Sie alle leberschädigenden Faktoren wie Alkohol und giftige Medikamente, aber auch Zahn- und Kiefermetalle, Kieferherde, Fertigprodukte, leere Kohlenhydrate und potenziell giftige Waschmittel und Kosmetikprodukte. Darüber hinaus helfen folgende Maßnahmen:

- Bevorzugen Sie pflanzliche Frischkost mit einem hohen Anteil an rohem Chlorophyll, wie bittere Salate (Feldsalat, Endivien, Zuckerhut, Frisee, Radicchio) und Wildpflanzen (Löwenzahn, Schafgarbe). Kurzzeitfasten (etwa ein bis drei Tage) vor der Ernährungsumstellung ist günstig.
- Nehmen Sie zusätzlich zu den Basisnahrungsergänzungen (siehe Seite 127) täglich folgende Präparate zu sich: 1000 µg Natriumselenit (nach 14 Tagen nur noch 300 µg), 200 mg Silymarin (Mariendistelextrakt), 100 mg Vitamin-B-Komplex, 1 mg Folsäure, 1 mg Vitamin B_{12}, 0,5 mg Biotin, 1 g Panthothensäure, 5000 IE Vitamin D, 1–4 g Acetyl-Cystein, 2 g Taurin, 600–1200 mg Alpha-Liponsäure, 1–2 g L-Carnitin, 1 g reduziertes Glutathion, 1 g SAM, 300 µg Vitamin K_2 (MK7), 4 g Bio-Lezithin, 6 g Ornithin (Aminosäure), 4 g Krill-Öl, 12 mg Asthaxanthin, 100–500 mg Ubiquinol, 15–30 mg Zink, 10 g Kurkuma oder Kurkuma-Extrakt
- Ruhen Sie sich nach jeder Mahlzeit 15 Minuten aus; legen Sie dabei eine Wärmflasche oder einen wamen Wickel auf den Bauch. Auch Sonnenbestrahlung tut der Leber gut.
- Bei allen Lebererkrankungen ist eine Entgiftung zu empfehlen. Vor allem das Schwermetallentfernungsmittel DMPS zeigt eine ausgesprochen günstige Wirkung. Alle allgemeinen Entgiftungsmaßnahmen, wie die Einnahme von Chlorella (nicht bei Eisenspeicherkrankheit) und schwefelhaltigen Nahrungsmitteln wie Knoblauch und Bärlauch unterstützen die Leber.
- Bei allen viralen Leberentzündungen gilt: Reduzieren Sie den Eisenbestand des Körpers durch Aderlässe (300–500 ml pro Sitzung, etwa alle zwei Monate, je nach Ferritinwert auch öfter), Desferroxamin und biologische Reiskleie. Der Ferritinwert sollte nicht höher als 50 sein.
- Bei Eisenspeicherkrankheit ist die Eisenreduktion eine der wichtigsten Maßnahmen, bei Morbus Wilson (Kupferspeicherkrankheit) die Kupferreduktion (etwa mit DMPS und Zink).
- Gehen Sie zeitig schlafen und stehen Sie morgens früh auf. Dies aktiviert den Leberstoffwechsel, denn das vermehrt gebildete Melatonin regeneriert verbrauchtes Glutathion, das wiederum als stärkstes Leberschutzmittel gilt.

LUNGENKRANKHEITEN

In den Industrienationen dieser Erde verstirbt etwa jeder Zehnte an einer Lungenkrankheit. Dabei ist die chronisch obstruktive Lungenkrankheit (COPD) die häufigste Erkrankung der Atemorgane (13 Prozent der über 40-Jährigen); weltweit nimmt sie Platz 4 auf der Statistik der Todesursachen ein. COPD beginnt mit chronischen Entzündungen der kleinen Atemwege (Bronchiolen), die durch eingeatmete Gifte verursacht werden. Mit der Zeit kommt es zur Zerstörung des Lungengewebes, zu einer Überproduktion von Schleim und zu Überblähungen (Emphysem) einzelner Lungenabschnitte. Die Atemwege werden enger und der Betroffene kann nicht mehr genug Luft ein- und ausatmen. Dies wiederum mindert zunehmend die körperliche Leistung und schädigt durch den erhöhten arteriellen Blutdruck in der Lunge das Herz. Zusätzlich kann es zu Gewichtsverlust, Muskelschwäche und Knochenentkalkung kommen. Bei akuter Verschlechterung besteht Lebensgefahr durch Ersticken. Doch nicht allein COPD gefährdet die Lunge: Lungenkrebs ist bei Männern und Frauen die dritthäufigste Krebsart. Lungenentzündung (Pneumonie) ist weltweit die dritthäufigste Todesursache. Mehr als 33 Prozent der Weltbevölkerung sind mit Tuberkulosebakterien infiziert, jeder Zehnte erkrankt daran. Relativ häufig sind auch Atemstörungen beim Schlafen, wie Schnarchen (25 Prozent aller Erwachsenen) und Schlaf-Apnoesyndrom durch zeitweises Verlegen der Atemwege (vier Prozent).

MÖGLICHE URSACHEN

Rauchen ist ein hoher Risikofaktor für Lungenkrankheiten. Allein 90 Prozent aller COPD-Fälle sind dadurch bedingt. In den restlichen Fällen sind Luftverschmutzung und wiederkehrende Infekte Krankeitsursache. Als innere Ursache gilt ein Mangel am Enzym alpha1-Antitrypsin. Etwa 85 Prozent aller Lungenkrebse sind ebenfalls durch Zigarettenrauchen verursacht. In fünf Prozent der Fälle sind krebserzeugende Substanzen für die Krankheit verantwortlich, davon wiederum in über 90 Prozent Asbest. Die restlichen Fälle werden durch Radongas, Lungennarben, Passivrauchen und Abgase verursacht. Lungentzündungen entstehen durch Infektionen mit Krankheitserregern bei gleichzeitig schwachem Abwehrsystem und sind daher vor allem in Ländern der Dritten Welt weit verbreitet (unterernährte und fehlernährte Menschen haben immer ein schwaches Abwehrsystem). Aber auch bei einer Autoimmunerkrankung, Krebs und Aids ist das Immunsystem geschwächt und die Erreger haben leichtes Spiel. Das Gleiche gilt für Patienten, die immunsschwächende Medikamente erhalten, sowie für Alkoholiker und Diabetiker. 95 Prozent aller Tuberkulosefälle finden sich ebenfalls in armen Ländern.

BEHANDLUNGSMÖGLICHKEITEN

Als eine der wichtigen Maßnahmen gegen Lungenkrankheiten gilt das Weglassen von Giften, wie Zigarettenrauch, Atemstäube und Abgase. Unabdingbar ist auch die ausreichende Aufnahme von Vitalstoffen, die für den Aufbau, die Regeneration und den Erhalt der Lungenfunktion wichtig sind. Da eine Quecksilberdampfbelastung die Lunge schädigt, müssen Amalgamfüllungen entfernt und der Körper ausgeleitet werden.

Die begleitenden Maßnahmen im Einzelnen:

- Ernährungsumstellung auf betont schwefelhaltige Nahrungsmittel wie Zwiebel, Knoblauch, Bärlauch und Kohlgemüse. Der darin enthaltene Schwefel (Alliciin) und die lebendigen Enzyme regenerieren die Magenschleimhaut und haben antibakterielle Wirkungen.
- Nahrungsergänzungen: Neben dem Basisprogramm (siehe Seite 127) empfehlen sich täglich 5 g Bio-Lezithin, 1–2 g Acteyl-Glutathion, je 1 g

L-Lysin und L-Prolin, 500 mg Coenzym Q10 und 20 mg Asthaxanthin.

- Lassen Sie Zahnmetalle und Entzündungsherde im Kiefer entfernen.
- Entgiften Sie mittels DMPS und DMSA – je nach Ursprungsbelastung (siehe Seite 135 ff.).
- Treiben Sie regelmäßig Ausdauer- und Krafttraining (siehe Seite 148 ff.).
- Das Inhalieren von Soledampf verstärkt den Transport von Partikeln in den Atemwegen Richtung Mund und unterstützt die Schleimhautfunktion der Atemwege.
- Bei COPD helfen neben Rauchstopp, Sport und Atemgymnastik Medikamente, welche die Atemwege erweitern und das parasympathische System schwächen. Bei schweren Fällen wird zusätzlich Cortison und Sauerstoff eingesetzt, bei Infektionen Antibiotika.
- Eine Lungenentzündung macht Antibiotika notwendig. Zusätzlich können Vitamine und Spurenelemente (siehe Seite 127) den Verlauf mildern.
- Bei Tuberkulose ist neben einer frischkostreichen Ernährung die hochdosierte Gabe von Vitamin D (10.000 IE pro Tag) oder entsprechende Sonnenlicht- beziehungsweise UV-B-Licht-Bestrahlung notwendig. Die Abwehrzellen können sonst die Tuberkuloseerreger nicht abtöten.

MAGENENTZÜNDUNG UND MAGENGESCHWÜR

Von 500 Menschen leidet im Schnitt einer an Geschwüren im Magen oder Zwölffingerdarm, die nicht nur Beschwerden verursachen, sondern auch zu erheblichem Blutverlust führen können. Den Geschwüren geht eine Magenentzündung (Gastritis) voran, über die immerhin fünf bis zehn Prozent der Bevölkerung in den westlichen Industriestaaten klagen. Magenentzündung und Geschwüre sind Risikofaktoren für die Entwicklung eines Magenkrebses.

TYPISCHE SYMPTOME

Akute Gastritis zeigt sich in Appetitlosigkeit, Übelkeit, Erbrechen, Aufstoßen, Druck im Oberbauch und unangenehmem Mundgeschmack. Chronische Gastritis macht in der Regel wenig Beschwerden, allenfalls kommt es manchmal zu starkem Mundgeruch bei Helicobacter-pylori-Besiedlung. Bei Typ-B-Gastritis sind unspezifische Oberbauchbeschwerden möglich. Ein Magengeschwür macht sich unmittelbar nach der Nahrungseinnahme durch Schmerzen bemerkbar.

MÖGLICHE URSACHEN

Viele Jahrzehnte ging man davon aus, dass Entzündungen und Geschwüre im Magen-Darm-Trakt hauptsächlich durch Stress und andere psychische Belastungen verursacht würden. Heute weiß man jedoch, dass die Infektion mit Helicobacter-pylori-Bakterien die Hauptursache von Magenentzündungen (80 Prozent) und Geschwüren ist. Die Magenentzündung durch diese Bakterien wird als Typ-B-Gastritis bezeichnet. Doch nicht jede Infektion muss zwangsläufig eine Krankheit auslösen. Immerhin finden sich Helicobacter pylori im Magen rund jedes zweiten 50-Jährigen. Trotzdem entwickeln weniger als ein Prozent davon ein Geschwür. Es müssen daher noch andere Faktoren eine Rolle spielen, dass es zu einer Magenentzündung und einem Geschwür kommt. Viele Gründe sprechen dafür, dass die Fehlernährung eine wichtige Rolle spielt. Hinzu kommen besonders schädliche Ernährungsfaktoren, wie der Konsum von Nitraten (Nitrat ist als Nitritpökelsalz nicht nur in fast allen konventionell erzeugten Fleischwaren enthalten, außerdem auch in überdüngten Gemüsen und Trinkwasser aus Gegenden, in denen mit viel Stickstoffdünger gedüngt wird). Nitrate werden im Magen, besonders bei Säure- und Vitamin-C-Mangel, zu Nitriten und Nitrosaminen umgewandelt, die extrem krebserregend sind. Auch Magensäuremangel begünstigt die Besiedelung mit Bakterien, die Nitrat in Nitrit umwandeln können. Hier zeigt sich wieder die Bedeutung der Vitalstoffe, denn zur Bildung von ausreichend Magensäure werden beispielsweise Zink, Kalium und Vitamin B_1 benötigt.

Neben der Infektion mit Helicobacter pylori beziehungsweise Vitalstoffmangel, die zu einer geringeren Bildung von Schutzfaktoren in der Magen- und Darmschleimhaut und dadurch zu einer leichteren Infektion mit den Bakterien führen, lösen auch bestimmte Medikamente Entzündungen und Blutungen im Magen aus, allen voran bestimmte Schmerzmittel (nichtsteroidale Antiphlogistika/NASR) wie Piroxicam, Indometacin, Ketoprofen, Diclofenac, Naproxen und Ibuprofen. Cortison (Glukocortikoide) erhöht bei gleichzeitiger Einnahme von Schmerzmittel das Geschwürrisiko sogar um den Faktor 15. Eine durch Medikamente ausgelöste Magenentzündung wird als Typ-C-Gastritis bezeichnet (C wie chemisch) und macht 15 Prozent aller Magenentzündungen aus. Nur rund fünf Prozent aller Fälle sind autoimmun bedingt (Typ-A-Gastritis), wobei auch hier Gifte (zum Beispiel Schwermetalle), Fehlernährung und zuweilen ebenfalls Helicobacter pylori für die Auslösung einer Autoimmunreaktion verantwortlich sind.

INFO

Gefährliches Rauchen

Raucher haben ein erhöhtes Risiko für Magengeschwüre. Denn durch das Rauchen wird die Durchblutung des Magens und des Zwölffingerdarms stark gedrosselt, weil die im Rauch enthaltenen Gifte und Nikotin zu einer Verkrampfung der feinen Blutgefäße führen. Außerdem wird die Bleibelastung erhöht, die wiederum zu Verkalkungen der Gefäße und Verkrampfungen der Gefäßwand führt. Dadurch kann der Magen nicht mehr genug schützenden Magenschleim bilden und ein Geschwür kann schneller entstehen.

BEHANDLUNGSMÖGLICHKEITEN

Die etablierte Therapie (Behandlung von Helicobacter pylori mit Antibiotika, Verzicht auf entsprechende Medikamente sowie auf das Rauchen, Kaffee, Alkohol und Schwarztee) kann durch eine Ernährungsumstellung und Nahrungsergänzungsmittel höchst positiv unterstützt werden:

- Je höher der Anteil an pflanzlicher Frischkost, desto größer ist die Vitalstoffversorgung und desto schneller erfolgt die Heilung und die Bildung von schützendem Magenschleim. Günstig gegen Helicobacter pylori wirkt sich auch der Genuss von rohem Knoblauch, Zwiebeln, Weißkohl und rohen Kartoffeln aus (auch als Rohsäfte). Letztere sind entgegen landläufiger Meinung nicht giftig, solange Sie keine grünen Stellen und Keime mitessen; diese grünen Stellen sowie das Kraut enthalten das schwach wirksame Gift Solanin, das Bauchweh und Durchfall verursacht.
- Meist besteht ein Mangel an Vitaminen des B-Komplexes (besonders Vitamin B_{12} und Folsäure), aber auch an Vitamin D sowie an Magnesium, Zink, Kalzium und Eisen. Daher sollten diese ausreichend gegeben werden. Dasselbe gilt für Selen, Taurin, Astaxanthin und Kurkumaextrakt. Die Dosierung entspricht jener bei Bluthochdruck (siehe Seite 173 ff.). Besonders wichtig ist Vitamin C: Es schützt den Magen vor Infektion mit Helicobacter pylori und hemmt die Bildung krebserregender Nitrosamine. Vitamin C ist in der neuen Ernährung reichlich enthalten. Als Vitamin-C-Präparat eignen sich nur magenschonende Mittel wie 1–2 g Ester.

- Kamillen-, Lindenblätter- und Schafgarbentee schützen die Magenwand und wirken entzündungshemmend.
- Schädliche Zahnmetalle und Entzündungsherde im Kiefer müssen beseitigt werden. Die Magenwand muss zudem durch Entgiftung von abgelagerten Schwermetallen befreit werden.

OSTEOPOROSE

Unsere Knochen bestehen aus elastischen Kollagenfasern, denen Kalkeinlagerungen Härte verleihen. Bei Osteoporose vermindern sich Knochenmasse und Knochenstruktur: Zunächst baut sich der bindegewebige Knochen ab, später kommt es zum Abbau der Kalkeinlagerungen. Vor allem Frauen sind von diesem Prozess betroffen; beinahe ein Drittel der über 60-jährigen Deutschen haben eine messbare Osteoporose.

TYPISCHE SYMPTOME

Osteoporose verursacht chronische Rückenschmerzen und Fehlbelastung von Gelenken, Muskeln und Bändern. Die Knochen werden brüchig. Damit steigt das Risiko für Knochen- und Wirbelkörpereinbrüche, die Wirbelsäule wird kürzer. Es bildet sich ein Rundrücken, Nerven werden eingeklemmt und wir »schrumpfen«.

MÖGLICHE URSACHEN

Offiziell sind die Ursachen für den Knochenschwund im Teil aller Fälle unbekannt. Man kennt jedoch Risikofaktoren, welche die Wahrscheinlichkeit für Osteoporose erhöhen: Rauchen, Alkohol und Kaffee, Untergewicht und häufige Hungerzustände, niedrige körperliche Aktivität, Östrogenmangel bei Frauen sowie Verdauungskrankheiten, die zu einer verminderten Aufnahme von Baustoffen führen.
Einige Osteoporoseformen werden durch die Langzeittherapie mit Glukokortikoiden (»Cortison«), Magensäureblockern, Antiepileptika, Lithium, Entwässerungsmitteln, Aromatase-Inhibitoren, Antihormonen, Heparin, Abführmitteln, Schilddrüsenhormonen und Insulinsensitizern (Glitazone) hervorgerufen. Darüber hinaus können auch mehrere Wochen Bettruhe, eine Schilddrüsenüberfunktion, Nierenerkrankungen oder eine allgemeine Übersäuerung der Grund für Osteoporose sein.
Vitalstoffmängel durch Fehlernährung sowie Gifte (zum Beispiel Schwermetalle) spielen aber die Hauptrolle bei der Krankheitsentstehung. Fehlt es an den Vitaminen K_2 und C sowie an den Spurenelementen Mangan, Bor, Vanadium, Kupfer und Zink, kann der Körper kein Binde- und Knochengewebe mehr aufbauen. Mangelt es an Kalzium, Magnesium, Silizium und Vitamin D oder ist der Konsum von Phosphat, Kochsalz und tierischem Eiweiß hoch, kann kein Kalzium ins Knochenbindegewebe eingelagert werden. In den Knochen eingelagerte Schwermetalle wie Blei, Quecksilber und Kadmium können außerdem zur Zerstörung des Knochenbindegewebes und damit zu einer Osteoporose führen. Umgekehrt werden durch den Knochenabbau abgelagerte Gifte aus den Knochen frei und können chronische und akute Vergiftungen verursachen (zum Beispiel Bleivergiftung).

BEHANDLUNGSMÖGLICHKEITEN

Die Schulmedizin behandelt Knochenschwund mit Bewegungstherapie (körperliche Belastung erhöht die Knochendichte) und Medikamenten. Dabei kommen Kalzium, Vitamin D, Bisphosphonate (eine Art »Waschmittel«, das die knochenabbauenden Zellen hemmt), Strontium (soll Knochen härter machen), Fluorid (härtet den Knochen, vermindert aber auch die Biegsamkeit und Elastizität), Parathormon, Östrogene oder Androgene zum Einsatz. Viel besser ist es, die Ursachen der Osteoporose zu beheben:

TIPP

Schnelle Hilfe

Milch und Milchprodukte enthalten zwar viel Kalzium. Sie vermindern aber wie alle tierischen Produkte dessen Verwertung und können zu einer höheren Kalziumausscheidung führen. Viele Pflanzen sind ausgesprochen kalziumreich und daher eine hervorragende Alternative. Besonders reich an Kalzium sind Sesam, grüne Kräuter, Gewürzkräuter, Kohlrabi und Meeresalgen.

- Ernähren Sie sich mit vegan orientierter Frischkost. Sie hat den höchsten Vitalstoffgehalt, fördert eine basische und knochenaufbauende Stoffwechsellage und erhöht die Verwertbarkeit des »Knochenvitamins« Vitamin D.
- Als tägliche Nahrungsergänzungen empfehlen sich 100–200 µg Vitamin K_2 (MK7), 4000–10.000 IE Vitamin D, 50–100 mg Vitamin-B-Komplex (vor allem Vitamin B_{12}, als Methylcobalamin alle 2–3 Tage 500 µg intramuskulär verabreicht), 0,5–1 mg Folsäure, 30–100 mg Vitamin-B_6, 50–100 mg Vitamin-B_2, 0,5–3 g Betain (Trimethyl-Glycin, auch Vitamin B_{15} genannt), 1–3 g Vitamin C, 10.000 IE Vitamin A, 200–800 IE Vitamin E, 500–1000 mg Kalzium, 500–1000 mg Magnesium, 10–30 mg Zink, 4–10 mg Mangan, 200 µg Molybdän, 3–6 mg Bor, 1–3 g Omega-3-Fettsäuren (Krill-Öl), jeweils 1–4 g Lysin, Prolin und Arginin.
- Genießen Sie möglichst nackt täglich ein paar Minuten ohne UV-Schutz die Sonne, damit Ihr Körper Vitamin D bilden kann (siehe Seite 116). Von Oktober bis März ist eine künstliche Vitamin-D-Zufuhr oder die Bestrahlung mit der Höhensonne (UV-B-Licht) nötig.
- Lassen Sie giftige Zahnmetalle entfernen.
- Blei, Quecksilber, Zinn, Kadmium, Arsen, Silber, Gold, Palladium, Platin und Nickel lagern sich im Knochen ab, verdrängen Kalzium aus seinen Bindungen und zerstören die bindegewebige Knochensubstanz. Deshalb kann die regelmäßige Gabe von DMPS und/oder DMSA, auch in Kombination mit EDTA, zu einer erhöhten Knochendichte führen (siehe Seite 135 ff.).
- Wärme in Form von Vollbädern oder Sauna unterstützt den Knochenstoffwechsel und sollte daher nach Möglichkeit zwei- bis siebenmal pro Woche angewandt werden.

REFLUXKRANKHEIT

Normalerweise ist die untere Speiseröhre, wenn wir nicht gerade schlucken, verschlossen, sodass kein saurer Mageninhalt zurückfließt. Bei der Refluxkrankheit (Ösophagitis) ist der Verschluss der Speiseröhre gestört. Bei etwa jedem fünften Erwachsenen gelangt der Mageninhalt zurück in die Speiseröhre. Auf Dauer schädigt das die Schleimhaut und kann sogar zu Krebs führen.

MÖGLICHE URSACHEN

Grund für den Rückfluss sind gestörte Verschließmechanismen durch eine muskuläre und bindegewebige Erschlaffung der Speiseröhre sowie eine verminderte oder richtungsgestörte Peristaltik (automatische Vorwärtsbewegung des Speisebreis durch rhythmisches Zusammenziehen des Verdauungsschlauches).

TYPISCHE SYPTOME

Refluxpatienten bemerken meist Sodbrennen oder ein Druckgefühl hinter dem Brustbein, müssen Luft aufstoßen und/oder tun sich schwer mit dem Schlucken. Die Beschwerden werden verstärkt durch Liegen, Pressen, Bücken, Stress, bestimmte Nahrungsmittel (Kaffee, Schokolade,

Kohlenhydrate, insbesondere Zucker, Auszugsmehl, Säuren, Alkohol, Rauchen, kohlensäurehaltige Getränke, fettreiche Nahrungsmittel, Tomaten und Tomatenpüree, Knoblauch und Früchte) sowie durch Medikamente, die den Druck in der unteren Speiseröhre senken (Nitropräparate, Kalziumanatagonisten, Beta-Adrenergika, Pfefferminze und Theophyllin).

BEHANDLUNGSMÖGLICHKEITEN

»Klassischerweise« wird Reflux mit Arzneimitteln behandelt, welche die Säure binden oder die Magensäureproduktion hemmen. Die sogenannten Protoneninhibitoren (PI) senken den Säuregehalt der Magensäure und können die Beschwerden kurzfristig schnell verbessern. Allerdings bringt die Therapie auch Nachteile mit sich: Die Nahrung wird nicht mehr ausreichend verdaut, verschluckte Krankheitserreger werden im Magen nicht mehr abgetötet. Gleichzeitig können wichtige Vitalstoffe, wie Vitamin D, Vitamin B_{12}, Eisen, Magnesium, Kalzium, Vitamin C und Folsäure nicht mehr gut aufgenommen werden. Dabei kommt gerade ihnen eine wichtige Rolle zu. Ein Mangel beeinträchtigt die Muskelfunktion und die Straffheit des Bindegewebes der Speiseröhre und Speiseröhrenaufhängung und macht sie schlaffer. Dadurch kommt noch mehr Magensäure in die Speiseröhre; die Schleimhaut wird gezeizt.

- Neben Maßnahmen, wie Schlafen mit erhöhtem Kopfteil, keine Mahlzeiten am späten Abend, Vermeiden von auslösenden Nahrungsmitteln (siehe oben) empfehlen sich die gleichen Ernährungstipps und Ergänzungsmittel wie bei Magenentzündung und -geschwür (siehe Seite 194 ff.).
- Weil auch Schwermetalle die Funktion der unteren Speiseröhre behindern, empfiehlt sich eine Zahnsanierung, bei der alle Metalle aus dem Mundraum entfernt werden, und eine anschließende Entgiftung.

RÜCKENSCHMERZEN

Schmerzen im Rücken waren 2010 der häufigste Grund dafür, dass Menschen einen Arzt aufsuchten (20 Prozent aller Arztbesuche). Etwa jeder Dritte leidet an Rückenschmerzen.

TYPISCHE SYMPTOME

Die Schmerzen können im ganzen Rückenbereich lokalisiert sein und sogar in andere Gebiete ausstrahlen – bis hin zu den Händen und Füßen. Bisweilen entstehen auch heftige Schmerzen im vorderen Brustkorb, die als Herzinfarkt missgedeutet werden können.

MÖGLICHE URSACHEN

Fast immer bestehen Ernährungsstörungen der Wirbelsäule und der stabilisierenden Bänder. Weil Vitalstoffe fehlen oder Rauchen, Kaffee und Medikamente diese vermehrt abbauen, werden die Wirbelsäulenstrukturen geschwächt und zukünftige Schäden begünstigt; dies gilt auch für Bandscheibenschäden, Fehlstellungen und Osteoporose (siehe Seite 196 f.). Auch Giftablagerungen spielen eine Rolle: Schwermetalle wie Blei und Quecksilber zerstören direkt das Haltebindegewebe und lösen selbst durch Entzündungsvorgänge (meist brennende) Schmerzen aus. Ebenso können giftige Zahnmaterialien, wurzeltote Zähne und Kieferknochenentzündungen zur Giftbelastung und Entzündungsbereitschaft der Wirbelsäule beitragen. Umgekehrt kann eine Zahnsanierung zu plötzlichen Verbesserungen führen. Unter Umständen kann Fluor zu einer vermehrten Verkalkungsneigung der Wirbelsäule und der darumliegenden bindegewebigen Strukturen führen (Bänder, Knorpel, Gelenkhäute, Bandscheiben). Natürlich spielen auch Übergewicht, das zu einer höheren Gewichtsbelastung der Wirbelsäule beiträgt, oder Fehlstellungen der Beine eine Rolle. Die dadurch verursachte Fehlbelastung kommt aber erst richtig zum Tragen, wenn der Halteapparat der Wirbelsäule oder die Wirbelsäule selbst eine Schwäche oder Abbauvorgänge aufweisen.

BEHANDLUNGSMÖGLICHKEITEN

Es ist wichtig, das Bindegewebe zu stärken. Das gelingt durch folgende Maßnahmen:

- Pflanzliche Frischkost liefert der Wirbelsäule alle Baustoffe, die sie für ihre Erneuerung benötigt, und hemmt die Entzündungsvorgänge (und dadurch die Schmerzen). Bei Rheuma, Bechterew und Scheuermann sind tierische Produkte unbedingt zu vermeiden. In diesen Fällen sollten Sie auch pflanzliche Öle mit Linolsäure reduzieren und Öle mit Linolensäure erhöhen.
- Vitamine der B-Gruppe (bei akutem Bandscheibenvorfall mindestens 100 mg B_1 täglich), 2–3 Esslöffel Bio-Lezithin, 2–6 g Omega-3-Fettsäuren, 300–1000 mg Weihrauch, 5–10 g Kurkuma, 1000 mg Magnesium, 100–200 µg Vitamin K_2 (MK7), 4000–20.000 IE Vitamin D oder Ganzkörpersonnenbäder, 4–20 g MSM, 500 IE Vitamin E (gemischt mit allen acht Vitamin E-Arten), 2–10 g Vitamin C (in der pflanzlichen Frischkost ausreichend enthalten), 2–4 g Kalium, 500–1000 mg Kalzium, 300–600 µg anorganisches Selen, 15–30 mg Zink, 2–4 mg Mangan, 150 µg Molybdän, 1–2 mg Bor, 200 µg Chrom, 200 µg Vanadium, 2 g Hyaluronsäure (wichtiger Bestandteil des Bindegewebes)
- Lassen Sie alle giftigen Zahnmetalle, toten Zähne und Kieferentzündungen entfernen.
- Entgiften Sie! Zusätzlich zu den Empfehlungen von Seite 128 ff. bieten sich Injektion von Procain (2 Prozent) gemischt mit einer Ampulle DMPS in die betroffenen Wirbelsäulenbreiche im Sinne einer Neuraltherapie an. Schon nach einer Injektion kann es zu einer dauerhaften Verbesserung kommen.
- Vermeiden Sie es bei akuten Rückenschmerzen unbedingt, zu sitzen und zu stehen. Gut sind alle Übungen, die im Liegen durchgeführt werden; dabei ist die Wirbelsäule druckentlastet. Später können Sie auch gehen und laufen (die Stöße erzeugen eine Pumpbewegung und ernähren das Wirbelsäulen- und Bandscheibengewebe, das über keine eigene Blutversorgung verfügt). Auch Bewegung im warmen, basischen Wasser ist sehr günstig. Mithilfe der Feldenkraismethode werden ebenfalls sehr positive, entspannende Effekte erzielt.

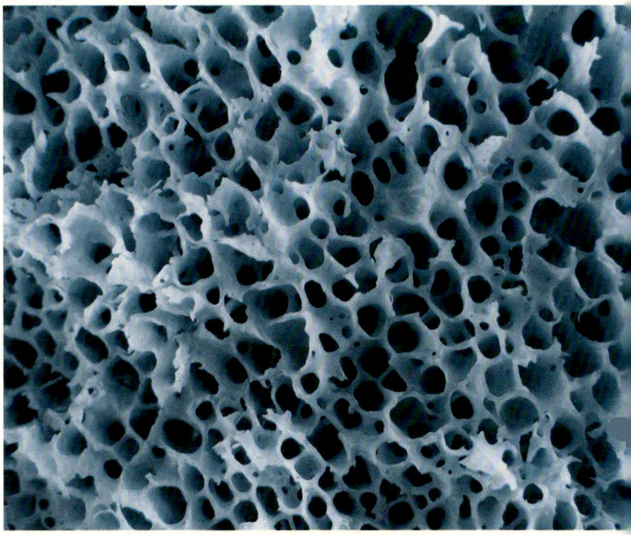

- Bessere Durchblutung fördert die Heilung. Daher wirken warme Packungen, Fango, warme Bäder und Unterwassermassagen, Sauna und Infrarotbestrahlung der Wirbelsäule. Massagen, Osteopathie, Krankengymnastik zum Auftrainieren der Haltemuskulatur ergänzen die Behandlung. Hier sollten Reflex-, Halte und Gleichgewichtsübungen insbesondere die autochtone Rückenmuskulatur (kann nicht bewusst angespannt werden) trainieren.
- Fördern Sie den bewussteren Umgang mit sich selbst. Positive Impulse erzeugen zugleich in der Wirbelsäule heilende Impulse.

SCHLAFSTÖRUNGEN

Wenn es regelmäßig länger als 30 Minuten dauert, bis Sie einschlafen, und/oder wenn Sie öfter als dreimal pro Woche weniger als sechs Stunden schlafen, leiden Sie an Schlafstörungen. In Deutschland sollen 30 Prozent der Erwachsenen davon betroffen sein.

TYPISCHE SYMPTOME

Wer an Schlafstörungen leidet oder regelmäßig Schlafmittel einnimmt (in diesem Fall ist der Schlaf nicht erholsam), leidet häufiger an Leistungsverlust, Konzentrationsschwäche, Stimmungsschwankungen, Kopfschmerzen, Frieren, Müdigkeit und Tagesschläfrigkeit. Der regelmäßige Gebrauch von Schlafmitteln geht zudem mit einer früheren Sterblichkeit einher.

MÖGLICHE URSACHEN

Schlafstörungen können (müssen aber nicht) eine Folge von Krankheiten sein, wie Restless-Legs-Syndrom, Schlafapnoe-Syndrom, Schilddrüsenüberfunktion, Herzerkrankungen, Demenz, Durchblutungsstörungen des Gehirns oder Depressionen. Hauptursachen sind jedoch Vitalstoffmängel, Vergiftungen und Strahlung.

BEHANDLUNGSMÖGLICHKEITEN

Normalerweise empfehlen Ärzte bei Schlaflosigkeit zuerst einmal, ein Entspannungsverfahren einzuüben und ein Schlafprotokoll zu führen, um dem Grund für die Rastlosigkeit nachzuspüren. Auch der Verzicht auf Alkohol, Rauchen und Kaffee sowie etwas Sport (nicht direkt vor dem Schlafengehen!) wird als hilfreich angesehen. Das Gleiche gilt für Pflanzenheilmittel, wie Baldrian, Hopfen, Melisse, Lavendel und Kamille. Bei schweren Fällen werden Schlafmittel (Chloralhydrat, Promethazin), Beruhigungsmittel (Diazepam, Temazepam) oder beruhigende Antidepressiva (Amitryptilin, Doxepin) eingesetzt. Dies wäre in den meisten Fällen gar nicht nötig, denn es gibt sanftere Methoden, die ebenso viel Erfolg versprechen:

- Trinken und essen Sie zwei Stunden vor dem Schlafengehen nichts mehr, insbesondere keine schnell aufnehmbaren Kohlenhydrate, da dadurch vermehrt Insulin ausgeschüttet wird, was wiederum die Bildung von Schlafhormonen und Wachstumshormonen hemmt.
- Gehen Sie rechtzeitig ins Bett. Der beste Schlaf ist der vor Mitternacht, denn in dieser Zeit bildet der Körper verstärkt das Schlafhormon Melatonin (sofern kein Elektrosmog vorhanden ist; schalten Sie also elektromagnetische Felder aus, siehe Seite 44 f.). Ebenso wichtig ist es, morgens frühzeitig aufzustehen und nicht im Bett liegen zu bleiben. Das haben bereits Forschungen von Theodor Stöckmann in den 1930er-Jahren zum Thema Naturschlaf gezeigt.
- Verdunkeln Sie den Schlafraum vollständig oder tragen Sie eine Schlafmaske. Verzichten Sie auch auf Nachtlichter; schon das kleinste Licht behindert die Bildung von Melatonin.
- Tagsüber hingegen fördert viel Licht die Bildung von Serotonin am Tag, woraus in der Nacht Melatonin wird. Als Unterstützung können Sie vor dem Schlafen 5–30 mg Melatonin, 200–1200 mg SAM und 200–1000 mg 5-Hydroxy-Tryphtophan einnehmen. Dies funktioniert jedoch nur bei ausreichender Versorgung mit B-Vitaminen, Magnesium, Zink und Vitamin C. Nehmen Sie daher das Basismittel (siehe Seite 127).
- Arginin kann beruhigend wirken. Baldrian und grünes Hafergraspulver (als Frischpflanzensaft oder als Tee) sind reich daran.
- Wenn Untersuchungen Toxine im Körper nachweisen können, sollten diese ausgeleitet werden (siehe Seite 128 ff.). Mund und Kiefer müssen saniert werden (siehe Seite 92 ff.) Auch eine Borreliose kann Schlaflosigkeit verursachen (sie muss vom Arzt behandelt werden).

VERSTOPFUNG

12 Prozent aller in ärztlichen Praxen vorstellig werdender Patienten leiden an Verstopfung (Obstipation); bei den 60-Jährigen sind sogar rund 30 Prozent der Bevölkerung betroffen. Die Nahrung befindet sich bei ihnen zu lange im Darmtrakt, wodurch noch mehr gesundheitsbelastende Fäulnisgifte entstehen können.

Verstopfung erhöht das Risiko für Darmkrebs und Analerkrankungen (Fissuren, Hämorrhoiden, Analvenenthrombosen). Durch den hohen Druck im Darm kann sich zudem die Darmschleimhaut ausstülpen (Divertikel) und entzünden oder sogar platzen und eine lebensbedrohliche Bauchfellentzündung (Peritenoitis) hervorrufen.

TYPISCHE SYMPTOME

Bei chronischer Verstopfung tritt die Stuhlentlehrung nur mühsam durch Pressen und weniger als dreimal pro Woche auf. Betroffene leiden an Völlegefühl, gespanntem Bauch, manchmal auch unter Atemnot und Herzbeschwerden, weil Lunge und Herz verdrängt werden.

MÖGLICHE URSACHEN

Fehlernährung ist die häufigste Ursache für Verstopfung. Sie enthält zum einen zu wenig Ballaststoffe und behindert somit die natürliche Bewegung der Verdauungorgane. Zusätzlich können sich nach dem Verzehr von Getreide oder Milchprodukten im Darm Gluteomorphine und Kaseomorphine bilden, welche die Darmmuskulatur lähmen und dadurch Darmträgheit und Verstopfung verstärken. Bei chronischer Verstopfung ist meist auch ein Mangel an Kalium vorhanden, das notwendig wäre, damit sich die Darmmuskulatur überhaupt zusammenziehen und den Darminhalt in Richtung Ausgang bewegen kann (Peristaltik). Verstopfung kann aber auch als eine Folge von den Darm eigenen Geschwulsten oder als Nebenwirkung verschiedener Medikamente, wie Anti-Depressiva und Antiparkinsonmittel, auftreten. Manchmal liegt als Ursache der Verstopfung eine Unterfunktion der Schilddrüse, Diabetes oder eine Neuropathie des Darmnervensystems zugrunde. Auch Bewegungsmangel macht den Darm träge. Eine Vergiftung mit Blei verkrampft zudem die Muskulatur der Blutgefäße und der Darmwand und bewirkt damit hartnäckige Verstopfung (oft vergesellschaftet mit Bauchkrämpfen). Nicht zuletzt wirken einige Nahrungsmittel wie Kakao, Schokolade, schwarzer Tee, Rotwein, Salz, Weißbrot beziehungsweise Produkte aus Auszugsmehlen und Käse besonders stopfend.

BEHANDLUNGSMÖGLICHKEITEN

- Etwa 80 bis 90 Prozent aller Fälle lassen sich durch eine Ernährungsumstellung (siehe Seite 98 ff.) innerhalb von Tagen heilen; sie ist somit die wichtigste Maßnahme.
- Folgende Nahrungsergänzungen sind neben der Basisversorgung (siehe Seite 127) täglich zu empfehlen: 400–1000 mg Magnesium als Magnesiumlaktat (vor dem Schlafen), 1–10 g Kalium (nicht bei schwerer Niereninsuffizienz), 100 mg B-Vitamine (insbesondere Vitamin B_5).
- Um die Darmtätigkeit anzuregen, trinken Sie gleich nach dem Aufstehen mindestens ein Glas Wasser mit frisch gepresstem Zitronensaft. Anschließend können Sie 2 Teelöffel Flohsamenschalen oder über Nacht eingeweichte Leinsamen mit weiterem Wasser zu sich nehmen.
- Pro- und prebiotische Medikamente können die Darmflora günstig beeinflussen. Achten Sie jedoch darauf, dass keine Kohlenhydrate, Titandioxid, Farbstoffe und Süßstoffe enthalten sind.
- Auch Laufen, Joggen, Schwimmen und Bauchmuskeltraining kurbeln die Darmtätigkeit an.
- Bei Bleivergiftung ist eine Entgiftung mittels Chlorella und Chelatbildnern, wie DMPS, DMSA, EDTA oder DPTA wichtig (siehe Seite 135 ff.).

Alzheimer

Mögliche Ursachen: Quecksilber, zu viel Fetttransportprotein ApoE4, Rauchen, Pestizide, Lösungsmittel, elektromagnetische Strahlung, Alkoholmissbrauch, Fehlernährung, Stress, Schilddrüsenunterfunktion, Depressionen.

Arteriosklerose

Mögliche Ursachen: Fehlernährung, Vitalstoffmangel, Blei- und Metallbelastung (dadurch erhöhte Blutfette, Bluthochdruck, Diabetes, Übergewicht, erhöhte Entzündungswerte) und Rauchen.

Autoimmunerkrankung

Mögliche Ursachen: Quecksilber (Amalgamfüllungen), Gold, Gifte, Impfen, Fehlernährung und Vitalstoffmängel.

Erhöhte Blutfette

Mögliche Ursachen: Mangelernährung (insbesondere der übermäßige Konsum von isolierten Kohlenhydraten, wie Fabrikzucker, Fruktose und geschälten Getreidearten beziehungsweise Produkten daraus).

Bluthochdruck

Mögliche Ursachen: Falsche Ernährungsweise, Kalium- und Magnesiummangel (dadurch Übergewicht, chronische Entzündungen, zu viel LDL-Cholesterin, erhöhter Bauchumfang, Insulinresistenz), Schwermetallbelastung, Zahn-und Kieferentzündungen, Elektrosmog, Rauchen, viel Kochsalz, Alkohol, Stress.

Depressionen

Mögliche Ursachen: Psychische Faktoren, Belastung mit Schwermetallen und Kiefergiften, Mangel an Vitalstoffen, Fruktoseunverträglichkeit, genetischer Defekt eines Serotonintransporters, Störung der Häm-Bildung.

Diabtetes

Mögliche Ursachen: Fehlernährung, Vitalstoffmangel, Umweltgifte, Sonnen- und Bewegungsmangel, Schäden an beziehungsweise Gifte in der Bauchspeicheldrüse.

Kopfschmerzen

Mögliche Ursachen: Vitalstoffmangel, Nahrungsmittelunverträglichkeiten, Belastung des Mundraums und/oder Kiefers mit Zahnmetallen, Knochenentzündungen im Kiefer, wurzeltote Zähne, elektromagnetische Felder, Giftbelastung der Nervenganglien im Kopf- und Nackenbereich.

Krebs

Mögliche Ursachen: Fehlernährung, Vitalstoffmangel, Rauchen, Asbest, Strahlung, Kiefer-, Zahnfleisch- und chronische Entzündungen, Amalgam, tote Zähne, Pestizide, Trans-Fett-Säuren, Acrylamid, Aspartam, Lösemittel, Farbstoffe, Aluminium, Fluor, Feinstäube, Hormonpräparate und bestimmte Impfstoffe.

Lebererkrankungen

Mögliche Ursachen: Fehlernährung, Vitalstoffmangel, Gifte (dadurch Übergewicht, Diabetes), Alkoholmissbrauch, Infektionen, Medikamente, Autoimmunerkankungen, Eisen- oder Kupferspeicherkrankheit, Lebertumoren.

Lungenkrankheiten

Mögliche Ursachen: Rauchen, Vitalstoffmangel, Luftverschmutzung, Schwermetalle, wiederkehrende Infekte.

Magenentzündung und Magengeschwür

Mögliche Ursachen: Fehlernährung, Vitalstoffmangel (dadurch Infektion mit Helicobacter-pylori-Bakterien), Medikamente (vor allem Schmerzmittel).

Osteoporose

Mögliche Ursachen: Vitalstoffmangel, Gifte, Rauchen, Untergewicht, niedrige körperliche Aktivität, Verdauungskrankheiten, Östrogenmangel bei Frauen.

Refluxkrankheit

Mögliche Ursachen: Vitalstoffmangel und Schwermetalle (dadurch Erschlaffung der Speiseröhre, gestörte Vorwärtsbewegung des Speisebreis).

Rückenschmerzen

Mögliche Ursachen: Vitalstoffmangel, Schwermetalle, giftige Zahnmaterialien, wurzeltote Zähne und Kieferknochenentzündungen.

Schlafstörungen

Mögliche Ursachen: Vitalstoffmangel, Gifte, Strahlung (dadurch Restless-legs- und Schlafapnoe-Syndrom, Herzerkrankungen, Demenz, Durchblutungsstörungen des Gehirns, Depression), Schilddrüsenüberfunktion, Lärm.

Verstopfung

Mögliche Ursachen: Fehlernährung, Magnesium- und Kaliummangel, Bewegungsmangel, Geschwulste, Medikamente, Schilddrüsenunterfunktion, Diabetes.

Bücher, die weiterhelfen

Fleischhauer, S./Guthmann, J./Spiegelberger, R.: **Essbare Wildpflanzen: 200 Arten bestimmen und verwenden.** AT Verlag, Aarau

Gröber, Dr. U.: **Orthomolekulare Medizin.** Wissenschaftliche Verlagsgesellschaft, Stuttgart

Guth, Dr. Ch./Hickisch, B.: **Grüne Smoothies.** GRÄFE UND UNZER VERLAG, München

Hofmann, Helga: **Wildkräuter und Beeren.** GRÄFE UND UNZER VERLAG, München

Mutter, Dr. J.: **Amalgam – Risiko für die Menschheit.** Natura Viva Verlags GmbH, Weil der Stadt

Mutter, Dr. J.: **Gesund statt chronisch krank.** Natura Viva Verlags GmbH, Weil der Stadt

Mutter, Dr. J.: **Grün essen!** VAK Verlags GmbH, Kirchzarten

Schaenzler, Dr. Nicole/Koppenwallner, Dr. Christoph: **Leber und Galle revitalisieren und reinigen.** GRÄFE UND UNZER VERLAG, München

Vormann, Prof. Dr. J./Tiedemann, Dr. K.: **Die Anti-Alzheimer-Formel.** GRÄFE UND UNZER VERLAG, München

Adressen, die weiterhelfen

ELEKTROMAGNETISCHE STRAHLUNG

www.aerzte-und-mobilfunk.net
Zusammenhang zwischen Gesundheitsstörungen und dem Einsatz von Mobilfunktechnologie

www.kompetenzinitiative.net
Die Kompetenzinitiative engagiert sich für zeitgemäße Gesundheits- und Umweltpolitik (vor allem Mobil- und Kommunikationsfunk).

www.diagnose-funk.org
Umwelt- und Verbraucherorganisation, die sich für den Schutz vor elektromagnetischen Feldern und Strahlung einsetzt.

www.aaronia.de
www.endotronic-gmbh.de
www.yshield.de
Hier erhalten Sie Messgeräte und Abschirmung.

IMPFEN

www.impf-kritik.de
Portal für unabhängige Impfaufklärung

www.rki.de
Homepage des Robert-Koch-Instituts; Empfehlungen der Ständigen Impfkommission (STIKO)

LABORE

www.ganzimmun.de
www.imd-berlin.de
www.microtrace.de
www.mlhb.de
Spezielle Labor-Diagnostik für unterschiedliche medizinische Bereiche; viele Patienteninfos

ERNÄHRUNG

www.alkamura.eu
www. geovis.de
www.nutricosmos.de
Hier können Sie Graspulver, Algen, Bio-Lezitin, natürliche Nahrungsergänzungen etc. beziehen.

www.essbarelandschaften.de
www.wilde-7.de
Seltene Wild- und Würzkräuter, essbare Blüten

Register

Impressum

Projektleitung: Barbara Fellenberg

Lektorat: Sylvie Hinderberger

Bildredaktion: independent Medien-Design, Horst Moser, München

Umschlaggestaltung und Layout: independent Medien-Design, Horst Moser, München

Herstellung: Susanne Mühldorfer

Satz: Christopher Hammond

Lithos: Longo AG, Bozen

Druck: aprinta, Wemding

Bindung: sellier, Freising

ISBN 978-3-8338-2499-9

4. Auflage 2015

GRÄFE UND UNZER

Ein Unternehmen der GANSKE VERLAGSGRUPPE

BILDNACHWEIS

Corbis: Seite 2; Doc Stock: Seite 68; Fotofinder: Seite 75, 110; Getty Images: Cover; Okapia: Seite 148; Shutterstock: Cover-Innenklappen, Seite 6, 8, 10, 28, 31, 36, 42, 46, 56, 61, 66, 76, 78, 80, 85, 88, 91, 92, 98, 117, 124, 128, 132, 137, 140, 153, 154, 158, 160, 167, 177, 182, 192, 199.

Syndication: www.jalag-syndication.de

WICHTIGER HINWEIS

Alle Ratschläge und Hinweise in diesem Buch wurden vom Autor nach bestem Wissen erstellt und mit größtmöglicher Sorgfalt geprüft. Sie bieten jedoch keinen Ersatz für kompetenten persönlichen medizinischen Rat. Jede Leserin, jeder Leser ist für das eigene Tun selbst verantwortlich. Weder Autor noch Verlag können für eventuelle Nachteile oder Schäden, die aus den im Buch gegebenen praktischen Hinweisen resultieren, eine Haftung übernehmen.

UMWELTHINWEIS

Dieses Buch ist auf PEFC-zertifiziertem Papier aus nachhaltiger Waldwirtschaft gedruckt.

Die GU-Homepage finden Sie unter www.gu.de

www.facebook.com/gu.verlag

QUALITÄTS G|U GARANTIE

DIE GU-QUALITÄTS-GARANTIE

Liebe Leserin, lieber Leser,
wir möchten Ihnen mit den Informationen und Anregungen in diesem Buch das Leben erleichtern und Sie inspirieren, Neues auszuprobieren. Alle Informationen werden von unseren Autoren gewissenhaft erstellt und von unseren Redakteuren sorgfältig ausgewählt und mehrfach geprüft. Deshalb bieten wir Ihnen eine 100 %ige Qualitätsgarantie. Sollten wir mit diesem Buch Ihre Erwartungen nicht erfüllen, lassen Sie es uns bitte wissen. Sie erhalten von uns kostenlos einen Ratgeber zum gleichen oder ähnlichen Thema. Wir freuen uns auf Ihre Rückmeldung, auf Lob, Kritik und Anregungen, damit wir für Sie immer besser werden können.

GRÄFE UND UNZER Verlag
Leserservice
Postfach 86 03 13
81630 München
E-Mail:
leserservice@graefe-und-unzer.de

Telefon: 00800 / 72 37 33 33*
Telefax: 00800 / 50 12 05 44*
Mo–Do: 8.00–18.00 Uhr
Fr: 8.00–16.00 Uhr
(gebührenfrei in D, A, CH)*

Ihr GRÄFE UND UNZER Verlag
Der erste Ratgeberverlag – seit 1722.